U0297640

重症医学科诊疗常规

（2019年版）

席修明　主　　编

北京医师协会　组织编写

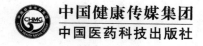

中国健康传媒集团

中国医药科技出版社

内 容 提 要

本书是重症医学科临床工作规范指南，根据原卫生部《医师定期考核管理办法》的要求，由北京医师协会组织全市重症医学科专家、学科带头人及中青年业务骨干共同编写而成，介绍了重症医学科日常工作的基本理论、基本知识和基本技能。体例清晰、明确，内容具有基础性、专业性、指导性及可操作性等特点，既是重症医学科应知应会的基本理论、知识和技能的指导用书，也是北京市重症医学科领域定期考核业务水平的唯一指定用书。本书适合广大执业医师、在校师生参考学习。

图书在版编目（CIP）数据

重症医学科诊疗常规 / 席修明主编. —北京：中国医药科技出版社，2020.7
（临床医疗护理常规：2019 年版）
ISBN 978-7-5214-1906-1

Ⅰ. ①重… Ⅱ. ①席… Ⅲ. ①险症–诊疗 Ⅳ. ①R459.7

中国版本图书馆 CIP 数据核字（2020）第 105231 号

美术编辑　陈君杞
版式设计　易维鑫

出版　**中国健康传媒集团** | 中国医药科技出版社
地址　北京市海淀区文慧园北路甲 22 号
邮编　100082
电话　发行：010-62227427　邮购：010-62236938
网址　www.cmstp.com
规格　787×1092mm　1/16
印张　13¾
字数　294 千字
版次　2020 年 7 月第 1 版
印次　2020 年 7 月第 1 次印刷
印刷　三河市万龙印装有限公司
经销　全国各地新华书店
书号　ISBN 978-7-5214-1906-1
定价　**69.00 元**

获取新书信息、投稿、
为图书纠错，请扫码
联系我们。

《临床医疗护理常规（2019年版）》
编委会

主　　任　郭积勇

副 主 任　周保利　张永利　许　朔　吕　鹏　邱大龙
　　　　　赵玉沛　董家鸿　邱贵兴

办公室主任　许　朔（兼）

办公室成员　赵艳华　徐殿祥　许东雷　陈　平　郭建平

编　　委　（以姓氏笔画为序）

王　杉　王　硕　王宝玺　王建六　王贵强

王保国　尹　佳　左明章　吕　鹏　乔树宾

刘元波　刘昌伟　刘晓红　刘惠亮　刘福全

孙　正　孙立忠　杨云生　杨仕明　李　宁

李　简　李汉忠　李佑祥　李宏军　李建初

李春盛　李高峰　吴永浩　何权瀛　邱贵兴

宋维群　张　俊　张　煊　张文中　张奉春

张国安　陆　林　陈　杰　陈有信　罗　毅

罗成华　金征宇　周福德　郑加生　封志纯

赵玉沛　席修明　姜玉新　钱素云　郭立新

黄　力　崔　巍　崔丽英　屠志涛　路　瑾

《重症医学科诊疗常规（2019 年版）》
编委会

主　　编　席修明

主　　审　段美丽

副主编　杜　斌　周建新　李文雄

编　　者　（以姓氏笔画为序）

马朋林　石广志　宁　波　朱世宏　刘亚林

安友仲　许　媛　杜　斌　李　彤　李　昂

李文雄　李双玲　李慧珍　周飞虎　周建新

段美丽　侯晓彤　姜　利　晁彦公　翁　利

翁以炳　席修明　隆　云　詹庆元

Foreword

序 言

　　为适应现代医疗卫生事业的发展需要，及时更新医学知识，北京医师协会 2018 年 10 月决定对北京市《临床医疗护理常规（2012 年版）》的内容进行补充修订。北京医师协会与北京地区 52 个专科医师分会组织医学专家和业务骨干，以现代医学理论为指导，致力于促进北京地区医疗质量与患者安全的持续改进和提高。经过有关专科医师分会和专家的共同努力，修编后的《临床医疗护理常规（2019 年版）》内容更加丰富，相关知识、技能更加先进，更能满足北京地区临床一线医师的需求。作为北京市各级各类医疗机构医务人员日常医疗护理工作规范，各类专科医师应知应会的基本知识与技能，北京市执业医师定期考核唯一指定用书，《临床医疗护理常规（2019 年版）》必将有效地帮助医疗机构提高工作质量，规范医疗行为，维护医务人员合法权益，推动北京地区临床医疗护理工作的持续改进和提高，为实现健康中国的宏伟目标作出积极的贡献。

　　在此，也向积极参与《临床医疗护理常规（2019 年版）》修编工作的各位专家和业务骨干表示衷心的感谢。

郭积勇

2019 年 12 月

《临床医疗护理常规（2019 年版）》
修 编 说 明

  2012 年 3 月北京医师协会受北京市原卫生局委托，组织北京地区 35 个专科医师分会的医学专家和业务骨干，以现代医学理论为指导，结合北京地区临床实践经验，对《临床医疗护理常规（2002 年版）》进行了认真修编，推出了《临床医疗护理常规（2012 年版）》。

  《临床医疗护理常规（2012 年版）》是按照北京医师协会已经成立的各专科医师分会所涉及的医疗专业类别进行编写的。推出 7 年来，对提高各级各类医疗机构医疗质量，规范医护人员医疗行为，保障医务人员及患者安全方面发挥了重要作用。

  随着我国医疗卫生事业的快速发展，涌现出许多新的医疗技术手段，北京医师协会的专科医师分会也由 2012 年的 35 个发展到目前的 59 个。为了更好地规范医疗服务行为，适应现代医疗卫生工作的需要，借鉴、吸收国内外先进经验，紧跟医学发展步伐，自 2018 年 10 月开始，北京医师协会组织专科医师分会对《临床医疗护理常规（2012 年版）》有关内容进行补充修编，现共计推出 33 个专科的《临床医疗护理常规（2019 年版）》。《临床医疗护理常规（2019 年版）》凝聚着有关专家和业务骨干的心血，是北京地区临床医疗护理工作的一份宝贵财富。

  尚需说明：

  1. 关于《临床医疗护理常规（2019 年版）》的修编，内科医师分会、康复医学科医师分会、泌尿外科医师分会、烧伤科医师分会、耳鼻咽喉科医师分会认为本专科技术变化不大，未进行修编。原《儿科诊疗常规》分为《儿内科诊疗常规》和《儿外科诊疗常规》两册。由于北京医师协会近期成立了重症专科医师分会和疼痛专科医师分会，故本次修订增加了《重症医学科诊疗常规》和《疼痛科诊疗常规》。全科医学医师分会提前对《全科医学科诊疗常规》进行了修订，已于 2018 年 7 月出版。老年专科医师分会于 2017 年成立后即出版了本专科的《老年医学诊疗常规》。

  2. 为进一步完善北京市医师定期考核工作，保证医师定期考核工作取得实效，修编后的《临床医疗护理常规（2019 年版）》旨在积极配合专科医师制度的建设，各专科分册独立程度高、专业性强，为各专科医师提供了应知应会的基本知识和技能。《临床医疗护理常规（2019 年版）》将成为各专科执业临床医师定期考核业务水平测试的重要内容。

  3.《临床医疗护理常规（2019 年版）》的修编仍然是一项基础性工作，目的在于为各级医护人员在临床医疗护理工作中提供应参照的基本程序和方法，以利于临床路径工作的开展，促进医学进展的学术探讨和技术改进。

  4. 本次修编仍不含中医专业。

北京医师协会

2019 年 10 月

重症医学起源于 20 世纪中期西方发达国家，我国 20 世纪 80 年代初在北京协和医院建立了第一个与国际理念接轨的 ICU 病房，陈德昌教授成为中国重症医学的奠基人。经过近 40 年的发展和建设，我国的重症医学取得了长足进步，已经成为我国临床医学众多学科中一个不可替代的学科，无论是住院危重症患者还是灾难救援中危重症患者的救治和长时间的生命支持都体现了重症医学优势。年轻的重症医学在临床研究和基础理论研究方面也取得了优异的成绩，特别是 2019 年开始了重症医学的专科医师培训，今年将开展住院医师培训，这将极大地推动该学科的建设和发展。

本书是北京医师协会重症医学医师分会组织编写的第一本该学科的临床诊疗常规。它凝聚了北京重症医学科专家的心血和智慧，各位专家根据自己多年的从医经验结合参阅大量国内外文献精心编写，认真校对，完成了北京医师协会交给的重要任务。本书内容权威、翔实，有助于提高重症医学科临床诊疗的规范性，也可以起指导作用，有较强的临床实用性。

受编者水平所限，再加上编写时间仓促，本书难免存在一些疏漏或不足之处，请广大专家学者提出宝贵意见，以便再版修正。

编 者

2020 年 5 月

Contents

目 录

第二篇　常用监测治疗技术操作规范　/ 075

第三篇　ICU 常见危重症诊疗规范　/ 161

第一篇
各器官功能损伤诊疗常规

第一章　脓毒症与感染性休克

一、从 Sepsis 3.0 理解脓毒症和感染性休克的定义与诊断

Sepsis 1.0 版和 2.0 版分别于 1992 年和 2001 年发表，Sepsis1.0 将脓毒症定义为在感染的基础上符合全身性炎症反应（SIRS）诊断的两条及以上标准，而 Sepsis 2.0 在 Sepsis 1.0 的基础上增加了 21 条诊断指标。后来人们一致认为 SIRS 的几条标准内容过于宽泛，缺乏特异性，大数据研究指出约有 35% 以上的疑诊脓毒症患者不存在两条及以上 SIRS 表现。所以在 2016 年美国和欧洲重症医学会新指南（下称《指南》）中提出了 Sepsis3.0 的概念，摒弃了以往 SIRS 的核心地位，目前的脓毒症定义为严重感染引起的机体应答反应失控，引起的继发器官功能衰竭，其核心为感染引起的器官功能衰竭。

当一名患者出现继发于感染的呼吸困难、低血压和意识障碍，即快速序贯器官衰竭评分（qSOFA）评分 ≥2 分时，需进一步对患者进行序贯器官衰竭评分（SOFA）评分。SOFA 评分内容共包含六大系统，总分为 24 分，一般每日评估时采取每日最差值（表 1-1-1）。当发现继发于感染的 SOFA 评分急性升高 ≥2 分时即可诊断脓毒症。在脓毒症基础上出现补液无法纠正的低血压（需要血管活性药物以维持平均动脉压 ≥65mmHg）以及血乳酸水平 >2mmol/L 时，即可诊断感染性休克。现有研究提示脓毒症患者住院死亡率 >10%，感染性休克患者住院死亡率 >40%，是临床中的紧急情况，应立刻采取相应的监测和治疗。

表 1-1-1　序贯器官衰竭评分（SOFA）

系统	变量（单位）	0分	1分	2分	3分	4分
呼吸	PaO_2/FiO_2（mmHg）	>400	≤400	≤300	≤200	≤100
	呼吸机支持				是	是
血液	血小板（10^9/L）	>150	≤150	≤100	≤50	≤20
肝脏	胆红素（μmol/L）	<20.5	≤34.1	≤102.5	≤205.1	>205.2
循环	平均动脉压（mmHg）	≥70	<70			
	多巴胺［μg/(kg•min)］				≤5	>5	>15
	多巴酚丁胺［μg/(kg•min)］			任何剂量		
	肾上腺素［μg/(kg•min)］				≤0.1	>0.1
	去甲肾上腺素［μg/(kg•min)］				≤0.1	>0.1
神经	GCS 评分	15	13～14	10～12	6～9	<6
肾脏	肌酐（μmol/L）	<106	≤176	≤308	≤442	>442
	尿量（ml/d）				≤500	≤200

注：1. 每日评估应采取每日最差值；2. 评分越高，预后越差。

二、血流动力学支持

1. 持续血流动力学与脏器功能监测

面对突发脓毒症或感染性休克患者，我们需要进行心电监护和持续动脉血压的监测，

并建立充足的静脉通路，同时进行每日液体出入量的记录。感染严重影响循环者可更进一步行脉搏指示持续心输出量监测（PiCCO）或肺动脉漂浮导管（PAC）持续心输出量监测。由于脓毒症和感染性休克还会造成多脏器功能受累，所以每日至少监测一次凝血、肝、心脏、脑、肾脏功能亦是治疗中的必要环节。

2. 液体复苏

脓毒症与感染性休克是紧急医疗情况，感染的治疗与循环复苏应立即启动。延续 2012 年的液体复苏策略，2016 年《指南》仍推荐 3 小时内输注 30ml/kg 晶体以进行液体复苏，同时按情况应用血管活性药物使平均动脉压（MAP）≥65mmHg。初始复苏的目标需达到 MAP≥65mmHg 和乳酸下降至正常趋势。

需要补充的是，已有众多研究指出复苏过程中过多的液体负荷与治疗不良事件的发生具有显著相关性，《指南》中制定的 3 小时液体复苏方案是基于早期研究结果得来，因此 3 小时内 30ml/kg 晶体入量只能作为经验性参考。液体复苏过程中所需的液量具有个体化的差异，液体复苏过程应该由临床医生反复进行血流动力学评估从而决定下一步是否继续补液。《指南》特别强调评估内容应参照动态的前负荷指标，而非局限于静态的前负荷指标（如 CVP、PAWP 和 GEDVI 等）。动态前负荷指标指通过一个可控、可逆的方法诱导前负荷改变，从而观察心脏对该变化的反应性。动态前负荷指标通过容量负荷试验、被动抬腿试验以及机械通气患者的每搏输出量变异率（SVV）、收缩压变异率（SPV）或脉压变异率（PPV）等方式评估。

（1）容量负荷试验　传统的容量负荷试验是由 Weil 和 Henning 等提出的，CVP、PAWP 遵循 "2-5" "3-7" 法则。近几年出现了一些改进后的容量负荷试验，其方法为 15 分钟内快速输注 250ml 或 500ml 晶体液，容量有反应者心输出量可增加 10% 以上。当患者处于心功能曲线的上升段时，输液可以明显增加心输出量，增加氧输送，改善组织灌注；当处于心功能曲线平台段时，输液不能明显增加心输出量，不能改善组织灌注，反而增加左心舒张末期压力，有加重肺水肿的风险。

（2）被动抬腿试验　被动抬腿（PLR）试验作为容量负荷试验的替代方式，具有可逆性、可重复性、不需要额外增加容量的特点。PLR 通过抬高患者的双下肢，可以使双下肢 300～400ml 的血液回流至心脏，增加心脏前负荷。PLR 后心输出量增加 10% 以上，定义为容量有反应。在试验过程中需注意不能触碰患者的双下肢以免引起交感兴奋从而影响观测的准确性，此外 PLR 效应短暂，从技术上要求能实时监测心输出量的变化。

（3）SVV、SPV 及 PPV　心肺交互作用的存在使 SVV、SPV 及 PPV 可作为动态的容量负荷指标。当容量缺乏时，机械通气（即正压通气）吸气末跨肺压增加使左心前负荷增加，同时胸腔内压增加导致左心后负荷减少，心输出量增加，从而导致 SVV、SPV 以及 PPV 数值上的改变。SVV>13%，SPV>12mmHg，或是 PPV>13% 都提示容量不足的状态。但是在应用以上数值做动态容量反应性评估时需要注意其先提条件，即无自主呼吸的完全控制通气，且保持潮气量稳定，通常设置潮气量为 8～10ml/kg（理想体重），心律失常或心动过速患者不适用以上方法。

3. 血管活性药物的应用

去甲肾上腺素具有兴奋 α 和 β 受体的双重效应。其兴奋 α 受体的作用较强，通过提升 MAP 而改善组织灌注；对 β 受体的兴奋作用为中度，可以提高心率和增加心脏做功，但由于其增加静脉回流充盈和对右心压力感受器的作用，可以部分抵消心率和心肌收缩力的增加，从而相对减少心肌氧耗。去甲肾上腺素是感染性休克中升压治疗应用的一线药物，其相较于多巴胺和肾上腺素不易致心律失常的发生，常用剂量为 $0.1\sim2.0\mu g/(kg\cdot min)$，剂量超过 $1.0\mu g/(kg\cdot min)$ 时，可由于对 β 受体的兴奋加强而增加心肌做功与氧耗。血管加压素和肾上腺素是被 SCC 推荐的二线血管活性药物，现有研究提示小剂量应用血管加压素 $(0.2\sim0.4U/min)$ 可以减少去甲肾上腺素的用量，但不能改善病死率。

4. 脓毒症心肌抑制及强心药物使用

脓毒症及感染性休克中常伴随心肌抑制的发生，其发生机制与心肌水肿，心肌细胞凋亡，IL-1、IL-6 和 TNF-α 等细胞因子的作用相关，一般无冠脉的受累。其一般表现为全心的可逆性收缩和舒张功能的受累，诊断依赖于肺动脉漂浮导管或者超声心动图。

目前尚没有针对脓毒性心肌抑制特异性的治疗，重症患者脓毒性心肌病的治疗原则着重强调基于持续心脏功能的监测前后负荷的调整以及心脏泵功能的调整以维持血流动力血的稳定。《指南》推荐在充分液体复苏后仍存在低心排血量综合征的患者应用多巴胺来提高心输出量，其他正性肌力药物如磷酸二酯酶抑制剂米力农、钙离子增敏剂左西孟旦等亦被报道应用于脓毒性心肌抑制的治疗，然而目前尚无明确循证医学证据提示哪种正性肌力药物更适用于脓毒性心肌抑制的治疗。

三、感染灶的筛查与清除

感染灶的筛查与清除应并行于血流动力学支持治疗，为脓毒症和感染性休克发生时第一时间的治疗内容。对于可疑的脓毒症或感染性休克患者，在应用抗生素前应留取相关病原学培养，血培养应抽取至少两套静脉血标本（需氧和厌氧培养基）。

一旦确认脓毒症或感染性休克应在 1 小时内开始抗菌药物治疗，抗菌药使用的时机明显影响严重感染患者预后。对于感染性休克中有较高耐药风险的患者应采用联合用药策略，针对假定的病原至少联合两种均敏感的具有不同抗菌机制的药物（例如 β-内酰胺类联合氟喹诺酮类、氨基糖苷类或大环内酯类药物）；而对于引起休克的脓毒症感染预计病死率小于 25% 者和菌血症患者，《指南》不建议常规联合用药治疗，但不除外多药治疗以增加其抗微生物的活性。临床医生应每日评估抗感染治疗的效果，一旦获得病原微生物培养结果应选择目标性的抗菌药物降阶梯治疗；在启动"联合治疗"后，无论是细菌培养阳性或阴性，只要症状改善和（或）感染消散就应该通过降阶梯停止联合用药。对于大多数最严重的感染，《指南》推荐上述抗生素治疗时间周期为 7～10 天，治疗反应较慢、感染部位难以引流、金黄色葡萄球菌引起的菌血症、一些病毒及真菌感染或免疫缺陷人群可适当延长抗生素使用时间。而在一些感染灶得以快速控制的临床情况中，抗生素应为短期应用治疗。此外，值得注意的是，我们可以结合血清降钙素原检查，来指导抗生素的降阶梯治疗，但这不意味着靠单一指标来调整抗生素的应用。另外，若怀疑感染性休克由病毒感染所致，则应尽早进行抗病毒治疗。

急性梗阻性化脓性胆管炎、脓肿及组织坏死等引起的感染性休克具有外科治疗的指征。尽管积极的抗菌药物治疗及其他支持治疗可能使患者病情稳定，但是积极而有效的外科引流是最关键的。初始复苏和早期广谱抗生素应用后，患者循环仍不稳定并不是延迟外科处理的理由，相反是外科治疗的指征，这在溶血性链球菌引起的组织坏死中尤为突出。此外，外科探查可为感染灶早期筛查、诊断提供依据，而且能够准确、彻底地清除感染灶和坏死组织。

四、其他支持治疗

1. 糖皮质激素应用

脓毒症和感染性休克患者往往相对肾上腺皮质功能不足，血清游离皮质醇正常或升高，机体对促肾上腺皮质激素释放激素反应改变并失去对血管活性药物的敏感性。曾有学者主张根据机体接受促肾上腺皮质激素（ACTH）刺激试验后血清皮质醇的变化区分"有反应组"与"无反应组"，并将"无反应组"视为相对肾上腺功能不足，建议补充糖皮质激素。但近年来有研究发现，对感染性休克患者是否需要补充糖皮质激素和 ACTH 试验结果并没有相关性，因此目前对感染性休克不建议行 ACTH 试验。而对于糖皮质激素的应用，《指南》推荐经充分液体复苏及血管活性药物治疗后能达到血流动力学稳定的患者不推荐应用静脉氢化可的松，仅在上述治疗后无法达到血流动力学稳定时才使用激素治疗，推荐静脉应用氢化可的松最大剂量为 200mg/d。

2. 呼吸支持治疗

对于脓毒症与感染性休克引起的急性呼吸窘迫综合征（ARDS）成人患者，机械通气时同样要遵循小潮气量的策略，目标潮气量为 6ml/kg（理想体重），并限制平台压≤30cmH$_2$O 以避免呼吸机相关的肺损伤和肺外损伤。选取最低限度的呼气末正压（PEEP）以利于肺开放和氧合维持。对于严重顽固性低氧的患者进行肺复张治疗，以及对于氧合指数＜150mmHg 的患者应进行俯卧位的治疗，并按需使用肌松剂。

3. 镇静镇痛策略

镇静镇痛治疗可以降低危重症患者的全身耗氧量，减轻疼痛和焦虑，提高患者的舒适感。镇静药物通过心肌抑制和全身血管舒张加剧低血压的过程，微循环血流也可能因此受损加重，因此在脓毒症与感染性休克者中，目前主张最小化、间断镇静策略。此外，脓毒性休克患者由于脓毒性脑病而意识水平下降，镇静需求亦低于一般 ICU 脓毒症人群。另外，肝脏代谢功能和肾脏清除率的降低可能导致休克患者体内镇静剂的蓄积，这一点应引起临床医生的重视。

4. CRRT 治疗

所有脓毒症及感染性休克者都必须监测尿量及肾功能。血肌酐升高或明显少尿应首先考虑血容量是否合适以及血管活性药物的使用是否合适。因为除了感染，低血压和低心输出量引起的肾脏低灌注是引起少尿不可忽视的原因之一。对于脓毒症合并急性肾损伤患者，《指南》推荐使用持续或间断的肾脏替代治疗（RRT），并建议将 CRRT 治疗用于血流动力学不稳定的感染性休克患者的容量管理。若仅为肌酐升高或少尿的 AKI 脓毒症患者无明确透析指征则不建议使用 RRT。

5. 营养支持治疗、DVT 的预防和抑酸药物应用

营养支持也是脓毒症及感染性休克者的重要支持手段之一。诊断脓毒症或感染性休克患者除外有消化道梗阻或者急性出血等肠内营养禁忌，均应启动早期（24～48 小时内）肠内营养，并根据患者的耐受情况给予足量肠内营养（25～30kcal/kg）。

缺血和感染会抑制胃肠道的蠕动，另外镇静、镇痛剂的应用也可能导致为胃肠道蠕动

减弱，引起胃排空障碍和胃肠胀气，适当应用胃肠道动力药物，可使部分患者的胃肠动力恢复。对于胃排空障碍不能改善者或有误吸风险者，可放置空肠营养管进行肠内营养治疗。

在脓毒症与感染性休克患者中非常规应用抑酸药物，预防性应用抑酸药物只针对那些有消化道出血危险因素的患者(PPI 与 H_2 受体拮抗剂均可)。

6. 深静脉血栓的预防

脓毒症及感染性休克患者是下肢深静脉血栓(DVT)发生的高危人群，因此《指南》推荐对没有禁忌证的患者应进行静脉血栓的药物预防，并推荐应用低分子肝素进行抗凝，药物和机械辅助装置可联合应用预防 DVT 的发生。

第二章　急性呼吸衰竭

第一节　总　　论

呼吸衰竭是由于肺通气不足、弥散功能障碍、肺通气/血流比例失调和肺内分流增加等原因，不能进行有效的气体交换，以致出现低氧血症和(或)二氧化碳潴留，从而引起一系列生理和代谢紊乱的临床综合征。目前对于呼吸衰竭的定义尚无统一标准，临床诊断主要基于动脉血气分析结果：患者在海平面、静息状态及呼吸空气的情况下，动脉血氧分压(PaO_2)＜60mmHg 和(或)动脉血二氧化碳分压($PaCO_2$)＞50mmHg。

根据病理生理及动脉血气分析结果，可将呼吸衰竭分为以下两种类型：①Ⅰ型呼吸衰竭：又称低氧性呼吸衰竭，血气分析表现为 PaO_2＜60mmHg，$PaCO_2$ 正常或降低。其主要的病理生理机制是肺内分流增加和肺泡通气/血流比例失调。②Ⅱ型呼吸衰竭：又称高碳酸性呼吸衰竭，血气分析表现为 PaO_2＜60mmHg 伴有 $PaCO_2$＞50mmHg。其病理生理机制为有效肺泡通气量不足。此外，根据呼吸衰竭起病缓急以及病程的长短，又可分为急性和慢性呼吸衰竭，二者之间无确切的时间界限。①急性呼吸衰竭：常在数分钟至数天内发生，从中枢神经系统至肺泡之间任何急性损伤和功能障碍均可导致急性呼吸衰竭，病情危重，常需要及时、有效的抢救(如紧急气道管理、机械通气治疗、稳定循环等)才能挽救患者的生命；②慢性呼吸衰竭：进展缓慢，病程常大于数月甚至更长时间，机体可产生代偿，表现为血浆 HCO_3^- 代偿性升高。

【诊断标准】

1. 临床表现

(1) 呼吸困难　呼吸困难是呼吸衰竭最早出现的症状。可表现为呼吸频率、节律和幅度的改变。较早表现为呼吸频率增快，病情加重时出现辅助呼吸肌活动加强，出现"三凹征"，胸腹矛盾运动提示呼吸肌疲劳。中枢性疾病或中枢神经抑制性药物所致的呼吸衰竭表现为呼吸节律改变，如潮式呼吸、比奥呼吸等。

(2) 发绀　当动脉血氧饱和度低于 90%时，可在口唇、指甲等处出现发绀。

(3) 精神症状　急性缺氧可出现精神错乱、躁狂、昏迷、抽搐等症状。如合并急性 CO_2 潴留，可出现嗜睡、淡漠、扑翼样震颤甚至呼吸骤停。

(4) 循环系统表现　多数患者表现出心动过速，当出现严重低氧血症和酸中毒时，可出现心肌损害，亦可引起周围循环衰竭、血压下降、心律失常、心脏骤停等。此外，二氧化碳潴留可使血管扩张，表现为皮肤温暖、红润、多汗。

(5) 消化和泌尿系统表现　严重呼吸衰竭对肝、肾功能都有影响，部分患者可出现丙氨酸氨基转移酶与血浆尿素氮升高，个别患者尿中可出现蛋白、红细胞和管型。因胃肠道黏膜屏障功能受损，导致胃肠道黏膜充血水肿、糜烂渗血或发生应激性溃疡，引起上消化道出血。

2. 实验室检查

动脉血气分析对呼吸衰竭的诊断、急性/慢性呼吸衰竭的鉴别、严重程度评估及指导治疗均具有重要参考价值。血、尿、便常规，心、肝、肾功能，血、电解质，D-二聚体等化验检查应在临床诊疗过程中常规开展，以辅助呼吸衰竭病因鉴别及严重程度评估。

3. 辅助检查

(1) 胸部影像学检查 胸部 X 线片、胸部 CT 有助于发现引起呼吸衰竭的气道疾病、肺实质疾病、肺间质疾病、胸膜疾病等病因；肺动脉 CT (CTPA)、肺通气/灌注显像、右心导管及肺动脉造影检查有助于发现或排除引起急性呼吸衰竭的肺血管疾患。

(2) 肺功能检测 肺功能检测可判断通气功能障碍的性质(阻塞性、限制性或混合性)、是否存在换气功能障碍，并对通气和换气功能障碍的严重程度进行判断。可根据患者具体情况酌情开展。

(3) 支气管镜检查 可用于明确大气道情况，获取下呼吸道病原学标本及病理标本。

(4) 心电图及超声心动图 有助于明确是否存在引起呼吸衰竭的左心/右心疾患及肺血管疾患。心电图应在临床诊查中常规开展，超声心动图可根据临床线索酌情开展。

(5) 头颅 CT、MRI 或脑脊液穿刺 有助于脑血管疾病等神经系统疾病的发现，若临床考虑呼吸衰竭病因与此相关，建议完善此项检查进一步确诊。

【治疗原则】

1. 一般支持治疗

(1) 保持气道通畅 是治疗呼吸衰竭最基本的措施。其主要方法包括：①开放气道；②清除气道内分泌物及异物；③必要时应建立人工气道。

(2) 维持内环境稳定 纠正电解质紊乱和酸碱平衡失调，加强液体管理及营养治疗等。

2. 呼吸支持治疗

(1) 氧疗 确定吸氧浓度的原则是在保证 PaO_2 迅速提高到 60mmHg 或 SpO_2 达到 90% 以上的前提下，尽可能降低吸氧浓度。

①鼻导管吸氧：高流量时对局部鼻黏膜有刺激，氧流量不能大于 7L/min。吸入氧浓度 (FiO_2) 与氧流量的关系：$FiO_2(\%) = 21 + 4 \times$ 氧流量 (L/min)。

②面罩吸氧：主要包括简单面罩、带储气囊无重复呼吸面罩和文丘里面罩。主要优点为吸氧浓度相对稳定，可按需调节，且对鼻黏膜刺激小；缺点为在一定程度上影响患者咳痰、进食，无加温加湿功能。

③经鼻高流量氧疗：经鼻高流量氧疗(HFNC)具有吸入氧浓度恒定且可调节，高流量冲刷死腔，耐受性好，气道温湿化效果较好，不影响咳痰及进食等优势。研究表明，在低氧性呼吸衰竭的治疗效果上，HFNC 优于传统氧疗，不劣于无创正压通气；而在患者耐受性上，HFNC 优于无创正压通气。目前，HFNC 主要应用于轻中度Ⅰ型呼吸衰竭患者中；对于伴有严重通气功能障碍的Ⅱ型呼吸衰竭患者，由于 HFNC 无明显的通气辅助功能，且临床疗效仍不明确，此时应慎重选择 HFNC。目前国内指南推荐的适应证为：轻中度低氧血症($100mmHg \leqslant PaO_2/FiO_2 \leqslant 300mmHg$)、没有紧急气管插管指征、生命体征相对稳定的患者；对轻度通气功能障碍($pH \geqslant 7.30$)患者也可以谨慎应用，但要做好更换为无创正压通气或气管插管有创正压通气的准备。其禁忌证为：心跳呼吸骤停、重度Ⅰ型呼吸衰竭、中重度呼吸性酸中毒、高碳酸血症($pH < 7.30$)、合并多脏器功能不全等。

(2) 正压机械通气治疗

①无创正压通气(NPPV)：对于急性呼吸衰竭患者，NPPV 应用的参考指征主要从以下

几个方面考虑。

a. 患者的病情严重程度：当患者出现呼吸窘迫和通气或换气异常时，通常就需要应用 NPPV。呼吸窘迫表现为动用辅助呼吸肌或胸腹矛盾运动、呼吸频率≥ 25 次/分、明显的呼吸困难。通气或换气异常表现为动脉血气 pH<7.35 且 $PaCO_2>45mmHg$；或氧合指数$<200mmHg$。

b. 对 NPPV 治疗的反应性：症状和血气改善，基础疾病控制；症状和血气保持稳定，基础疾病有所进展，但无紧急插管的指征。符合以上条件者均可继续应用 NPPV 治疗。通常 $1\sim2$ 小时足以观察患者对 NPPV 的治疗反应。

c. 应用 NPPV 的禁忌证：如表 1-2-1 所示。

表 1-2-1 无创正压通气禁忌证

绝对禁忌证	相对禁忌证
心跳或呼吸停止	血流动力学不稳定(如休克、严重心律失常)
自主呼吸微弱、昏迷	未引流的气胸或纵隔气肿
严重呕吐及消化道大出血/穿孔者	近期面部、颈部、口腔、咽腔、食管及尾部手术者
误吸风险高及不能清除口咽及上呼吸道分泌物、呼吸道保护能力差	明显不合作或极度紧张
颈部面部创伤、烧伤及畸形	严重低氧血症($PaO_2<45mmHg$)、严重酸中毒(pH≤7.20)
上呼吸道梗阻	严重感染、气道分泌物多或排痰障碍

②有创正压通气

a. 指征：符合下述条件应实施机械通气：经积极治疗后病情恶化；意识障碍；呼吸形式严重异常，如呼吸频率$>35\sim40$ 次/分或$<6\sim8$ 次/分，呼吸节律异常，或自主呼吸微弱或消失；血气分析提示严重通气和(或)氧合障碍：$PaO_2<50mmHg$ 尤其是充分氧疗后仍$<50mmHg$；$PaCO_2$ 进行性升高，pH 动态下降。

由于病种不同，其机械通气的时机有所不同，以下为常见病种所致呼吸衰竭机械通气的指征。

急性呼吸窘迫综合征：$PaO_2/FiO_2<200mmHg$；伴有明显呼吸窘迫，或 $PaCO_2>45mmHg$ 或 pH<7.3，或有呼吸肌疲劳的临床表现；氧疗中 PaO_2 进行性下降，对增加 FiO_2 反应不佳。

慢性阻塞性肺疾病急性加重：严重意识障碍，如昏睡、昏迷或谵妄；呼吸频率$>30\sim40$ 次/分或$<6\sim8$ 次/分，呼吸节律不规则、呼吸暂停；pH$<7.20\sim7.25$，且治疗中 $PaCO_2$ 进行性上升，或低氧难以纠正(充分氧疗 $PaO_2<50mmHg$)。

重症支气管哮喘：绝对适应证：意识障碍；心跳、呼吸骤停，或呼吸减慢、不规则。相对适应证：虽积极治疗，出现 CO_2 潴留或呼吸性酸中毒并有继续恶化趋势；或伴发严重代谢性酸中毒；或有顽固性低氧血症；或出现心肌严重缺血、心律失常。参考指标：不能讲话，沉默肺，奇脉，呼吸频率$>30\sim40$ 次/分伴大汗，出现呼吸肌疲劳征象。

急性心源性肺水肿：高浓度氧疗($FiO_2>50\%$)下 $PaO_2<60mmHg$，$SaO_2<90\%$，代谢性酸中毒，或出现明显 CO_2 潴留/呼吸性酸中毒；意识障碍；呼吸节律不齐、暂停、抽泣样呼吸，心搏骤停；出现休克时应在纠正休克同时尽快插管。

休克：机械通气通过改善氧合增加 DO_2 和降低 VO_2 来改善组织缺氧，对于防止 MODS 的发生具有重要意义，是治疗休克不可或缺的手段。因此，对这类患者不必在其出现明显呼吸衰竭时才考虑应用机械通气。

b. 机械通气模式：根据呼吸机通气的目标可将基本通气模式分为定容型和定压型。根据呼吸机通气的机制，可将呼吸机的基本通气支持方式分为控制通气和辅助通气。控制通气能最大限度地缓解呼吸机疲劳、降低氧耗，仅适用于自主呼吸完全停止或极其微弱者；辅助通气适用于有自主呼吸能力、通气阻力相对较低而需辅助通气患者或存在呼吸肌疲劳患者，可以作为撤机模式。目前常用的通气模式包括：压力控制通气(PCV)、容量控制通气(VCV)、控制/辅助通气(A/CV)、间歇指令通气(IMV)、压力限制通气(PLV)以及压力支持通气(PSV)等。

c. 初始通气参数设置：潮气量：6～10ml/kg；呼吸频率：10～20次/分；峰流速：40～80L/min；吸呼比：1:2～1:3；吸氧浓度：初始设置100%，以后调节为能维持$SpO_2 > 90\%$的最低氧浓度；压力支持：8～20cmH₂O；PEEP：3～5cmH₂O；触发灵敏度：流量触发1～3L/min；压力触发−1～−2cmH₂O。

d. 呼吸机参数调节：机械通气过程中应根据血气分析和临床资料调整呼吸机参数。$PaCO_2 < 35mmHg$提示过度通气，$PaCO_2 > 50mmHg$提示通气不足。过度通气时，可降低f或者Vt；通气不足时，保持呼吸道通畅，增加Vt、f和延长呼气时间。当$PaO_2 > 60mmHg$，PEEP在相对较低的水平时，可逐渐降低FiO_2至相对安全的水平(40%～50%)。当低氧血症未被纠正时，可从以下三个方面着手调整机械通气参数：分析低氧血症的原因调整相应参数，如弥散障碍可选择适当提高FiO_2，尽快纠正严重缺氧；通气/血流比例失调可加用适当的PEEP，从3～5cmH₂O开始逐渐增加，直至达目标值；通气功能障碍需去除呼吸道分泌物，保持呼吸道通畅，适当增加通气量，延长吸气时间，增加吸呼比。临床上低氧血症往往由多种原因造成，同时合并通气/血流比例失调及弥散障碍，因此可同时提高FiO_2及PEEP纠正低氧血症。

e. 机械通气的主要并发症：通气过度，造成呼吸性碱中毒；通气不足，加重原有的呼吸性酸中毒和低氧血症；血压下降、心输出量下降、脉搏增快等循环功能障碍；气道压力过高或潮气量过大导致气压伤，如气胸、纵隔气肿或间质性气肿；人工气道长期存在可并发呼吸机相关肺炎(VAP)。

f. 机械通气的撤离：包括以下三方面内容。

判断是否具备撤机条件：患者原发病得到控制或明显好转；吸氧浓度≤40%，氧合指数≥200mmHg；$SpO_2 \geq 94\%$且pH≥7.25；PEEP≤5cmH₂O；呼吸频率<35次/分；心率<120次/分；浅快呼吸指数(f/Vt)<105；血流动力学稳定，没有活动性的心肌缺血，多巴胺或多巴酚丁胺用量<5μg(kg·min)，去甲肾上腺素用量<5μg/min；疼痛评分<4分；患者静态呼吸系统顺应性>25ml/H₂O，且分钟通气量<10L/min；患者清醒或容易唤醒，能够听从指令。

评估患者自主呼吸能力：目前推荐应用30分钟低水平PSV(5～8cmH₂O)行自主呼吸实验(SBT)。SBT通过标准为：呼吸频率<35次/分；$FiO_2 < 40\%$的情况下$SaO_2 > 90\%$或$PaO_2 > 60mmHg$；心率<140次/分或心率变异性持续性增加或降低>20%；80mmHg<收缩压<180mmHg或较基线变化幅度<20%；无呼吸功增加表现；无呼吸窘迫的其他表现。

评估能够拔除气管插管：对于拔管后上气道梗阻高危患者(拔管损伤、插管时间>6天、气管插管口径过大、女性、非计划性拔管后的再次插管)，应在拔管前行气囊漏气试验

（CLT）。CLT 阳性者（呼气量差值≥110ml，或呼气量差值与气囊充气时呼气量的比值≤15%）全身使用糖皮质激素可能会降低再次插管率和拔管后上气道阻塞发生率。除 CLT 外，还应评估患者气道保护能力以及确保 GCS 评分>8 分。

（3）体外膜氧合技术（ECMO）　是近年来新兴的终极有创心肺支持手段。根据支持需求不同，分为 V–A 模式和 V–V 模式，后者主要用于原发病可逆的呼吸衰竭的支持治疗中，可以起到改善氧合及清除二氧化碳的作用。

3. 原发病治疗

针对病因的治疗是急性呼吸衰竭治疗的根本所在。图 1–2–1 从呼吸生理的角度对急性呼吸衰竭的病因诊断做出梳理。

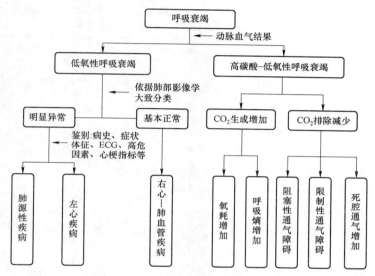

图 1–2–1　急性呼吸衰竭的病因鉴别

4. 并发症治疗及其他脏器的支持

呼吸衰竭往往会累及其他重要脏器，因此应及时将重症患者转入 ICU，加强对重要脏器功能的监测与支持，预防和治疗肺动脉高压、肺性脑病、肝功能不全、肾功能不全和 DIC 等并发症。

第二节　急性呼吸窘迫综合征

急性呼吸窘迫综合征（ARDS）是指短时间内（1 周内），由严重感染、创伤、休克等各种肺内外致病因素所导致的以肺毛细血管内皮细胞及肺泡上皮细胞损伤为主要表现的临床综合征。主要病理特征是肺毛细血管通透性增高，液体渗漏进入肺间质和肺泡，进而导致肺水肿及透明膜形成，常伴有肺泡出血。主要病理生理改变是肺容积减少、肺顺应性降低和严重通气/血流比例失调和肺内分流增加。临床表现为呼吸窘迫、顽固性低氧血症和呼吸衰竭，肺部影像学表现为双肺弥漫渗出性病变。一项涉及全世界 50 个国家的大型流行病学调查表明，ARDS 患病率占所有 ICU 患者的 10.4%。

【诊断标准】

目前国际国内通用柏林定义作为 ARDS 的诊断标准，需满足以下条件（表 1-2-2）。

表 1-2-2　ARDS 诊断的柏林定义

柏林定义	ARDS		
	轻度	中度	重度
起病时间	明确诱因下，1 周内出现的急性或进展性呼吸困难		
双肺弥漫浸润	胸部 X 线平片/胸部 CT 显示双肺浸润影，不能完全用胸腔积液、肺叶/全肺不张和结节影解释		
排除心脏原因	呼吸衰竭不能完全用心脏衰竭和液体负荷过重解释。如果临床没有危险因素，需要用客观检查（如超声心动图）来评价心源性肺水肿		
低氧血症（PEEP/CPAP≥5cmH$_2$O）	200mmHg<PaO$_2$/FiO$_2$≤300mmHg	100mmHg<PaO$_2$/FiO$_2$≤200mmHg	PaO$_2$/FiO$_2$≤100mmHg

【治疗原则】

治疗原则与一般急性呼吸衰竭相同。主要治疗措施包括：积极治疗原发病、呼吸支持以及液体管理等。

1. 原发病治疗

原发病治疗是治疗 ARDS 的基础，应积极寻找原发病因子以彻底治疗。感染是 ARDS 的常见原因，也是 ARDS 的首位高危因素，而 ARDS 又易并发感染，所以对所有患者都应怀疑有感染的可能，除非有明确的其他导致 ARDS 的原因存在。

2. 呼吸支持

(1) 无创正压通气　对于轻、中度 ARDS 患者可谨慎试用无创正压通气（NPPV），但应尽可能满足以下条件。

①具备 ICU 严密的监测条件，一旦出现病情恶化，可立即进行气管插管和有创正压通气；

②NPPV 应选择在原发病已得到有效控制，处于低氧血症恢复期、氧合状态恶化可能性不大的患者；

③患者不合并其他严重器官功能障碍。

具备上述条件的 ARDS 患者可试用 NPPV，如 1～2 小时后氧合指数仍不能维持在 200mmHg 以上，或呼吸频率超过 35 次/分或 pH<7.30 应立即转为有创正压通气。

(2) 有创正压通气（IPPV）及体外生命支持（ECLS）　2019 年 ARDS 管理指南根据 ARDS 严重程度不同给出了相应的呼吸支持策略（图 1-2-2），其主要推荐意见可归纳为以下七个方面。

①评估 ARDS 管理：建议至少每 24 小时评估与 ARDS 管理相关的所有通气参数和治疗方法的有效性和安全性。

②肺保护性通气：在没有严重代谢性酸中毒（包括轻度 ARDS 患者）的情况下，对于诊断的 ARDS 患者，应使用 6～8ml/kg（理想体重，下称 PBW）的潮气量；同时连续监测平台压，平台压不应超过 30cmH$_2$O；使用呼吸末正压（PEEP）和 FiO$_2$ 维持动脉血氧饱和度（SaO$_2$）大于 93%。PBW 的计算方法：男性 PBW（kg）=50+0.91×[身高（cm）-152.4]；女性 PBW（kg）=45.5+0.91×[身高（cm）-152.4]。

③肺复张：PEEP 是 ARDS 机械通气的重要组成部分，建议在所有 ARDS 患者中使用高于 5cmH$_2$O 的 PEEP；高 PEEP 应该用于中度或重度 ARDS 患者，但不应用于轻度 ARDS

患者；当高 PEEP 能改善氧合而不显著降低呼吸系统顺应性或血流动力学状态时，应继续给予高 PEEP，PEEP 设置应该个性化。ARDS 患者不应使用高频振荡通气。

④自主通气：在 $PaO_2/FiO_2<150mmHg$ 的 ARDS 患者中应考虑使用神经肌肉阻滞剂以降低病死率。神经肌肉阻滞剂应通过早期（ARDS 开始后 48 小时内）连续输注给药，持续时间不超过 48 小时，至少每日评估一次。ARDS 急性期后，在确保产生的潮气量接近 6ml/kg（PBW）且不超过 8ml/kg（PBW）时，可采用允许自主通气的压力模式进行通气。

⑤俯卧位：$PaO_2/FiO_2<150mmHg$ 的 ARDS 患者应使用俯卧位，以降低病死率。俯卧位应至少持续 12 小时。

⑥体外生命支持：在优化 ARDS 管理后（包括高 PEEP、神经肌肉阻滞剂和俯卧位），$PaO_2/FiO_2<80mmHg$ 的严重 ARDS 和（或）机械通气因平台压增加而变得危险时应该考虑使用静脉体外膜肺氧合（V-V ECMO）。应通过与专业中心联系，尽早评估使用 ECMO 的决定。

⑦吸入一氧化氮：对尽管实施了保护性通气策略和俯卧位仍有重度低氧血症的 ARDS 患者，在准备使用 V-V ECMO 之前，可以吸入一氧化氮。

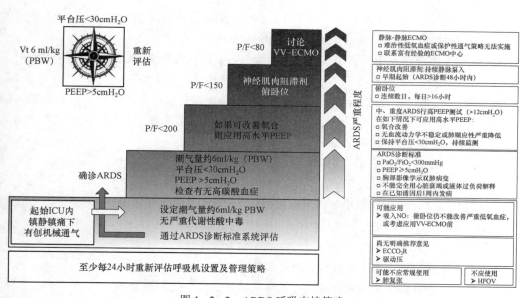

图 1-2-2　ARDS 呼吸支持策略

3. 液体管理

对于存在血流动力学不稳定的 ARDS 患者，早期积极的液体复苏能够改善预后。为减轻肺水肿，应合理限制液体入量，以可允许的较低循环容量来维持有效循环，保持肺脏处于相对"干"的状态。在血压稳定和保证脏器组织灌注前提下，液体出入量宜轻度负平衡，可使用利尿药促进水肿的消退。

4. 其他治疗

其他治疗包括营养支持与监护等。糖皮质激素、β_2肾上腺素受体激动剂、他汀类药物、肺泡表面活性物质、鱼油和吸入一氧化氮等，在 ARDS 中的治疗价值尚不确定。

第三章 急性上消化道出血

屈氏韧带以上消化道为上消化道，做过胃肠吻合术后的上段空肠也属于上消化道，因此上消化道出血包括食管、胃、十二指肠、胰管、胆管的出血，胃空肠吻合术后吻合口附近疾病引起的出血，表现为呕吐物咖啡样胃内容物或者呕血。短时出血量超过 1000ml，为上消化道大出血。可出现循环衰竭表现，主要表现为血压偏低及心率加快。

【诊断标准】

1. 临床表现

(1) 呕血、黑便和便血　患者出现呕血及黑便症状，潜血试验阳性，但需要鉴别假性呕血及咯血。假性呕血是指来自鼻腔、口腔、咽腔部位的出血或咯血咽下后，刺激胃黏膜引起呕吐，被误认为呕血。咯血颜色鲜红，血中混有痰及气泡，多有呼吸系统病史及伴随症状。鼻咽部出血或咯血时咽下较多可出现黑便。此外，口服动物血液、骨炭、铋剂及部分中药可使粪便发黑。

(2) 循环衰竭征象　清醒患者出现头晕、心悸、面色苍白等症状。镇静状态下患者出现心率下降、血压降低时考虑是否为上消化道出血导致循环改变。

(3) 区别上消化道及下消化道出血　一般来讲，上消化道出血以呕血+黑便为主，下消化道出血以血便为主。幽门以下部位出血常以黑便为主，幽门以上病变出血为呕血伴黑便，但是幽门以上病变如食管或胃的病变出血量小或出血速度较慢，常无呕血，仅见黑便，幽门以下病变如十二指肠病变出血量大、速度快，血液可反流入胃，出现黑便伴呕血。上消化道大出血时，也可出现暗红色血便。

(4) 判断出血量　便潜血试验阳性提示每日出血量在 5ml 以上；一次出血 50ml 以上发生柏油便；胃内储积血量 250～300ml 可引起呕血，一次出血量不超过 400ml 可不引起全身症状。上消化道大出血指在数小时内失血量超过 1000ml 或循环血容量的 20%，可出现周围循环衰竭表现。

2. 常见病因

(1) 消化性溃疡、上消化道肿瘤、应激性溃疡。

(2) 药物　非甾体抗类药尤其是阿司匹林或其他抗血小板聚集药物。

(3) 内镜检查治疗后，包括内镜黏膜下剥离术，活体组织检查，激光、电烧灼术后，支架植入术后等。

3. 辅助检查

(1) 内镜检查　内镜检查是消化道出血定位、定性诊断的首选方法。一般确定上消化道出血后 24～48 小时内进行检查。上消化道大出血患者经补液输血治疗后一旦循环稳定应立即行内镜检查，并行内镜下止血治疗。由于出血导致的血流动力学不稳定，提示出血威胁生命者，积极液体复苏后应尽快内镜检查，内镜检查应在 12 小时内完成。

(2) 血管造影　上消化道大出血首选内镜检查，如果内镜检查未发现出血部位或者止血效果差，应行血管造影，上消化道大出血可通过动脉血管栓塞治疗止血。

（3）剖腹探查　内镜检查、血管造影均失败，可选择晋级剖腹探查，也可配合术中内镜检查，可使发现出血部位成功率大大提高。

【治疗原则】

1. 一般治疗

平卧位吸氧，保持气道通畅，注意将呕血患者头部偏向一侧，避免误吸。上消化道大出血需要心率、血压、经皮氧饱和度等生命体征监测，迅速建立静脉通路，快速补液；必要时在扩容基础上给予血管活性药物维持生命体征。

2. 迅速补充血容量

快速补充晶体液体及胶体液，维持血液循环。血红蛋白<70g/L，红细胞比容<25%，应输血或悬浮红细胞。

3. 全身止血治疗

静脉止血药物疗效尚未证实，不推荐作为一线药物使用，以免加重血栓风险。临床常用药包括酚磺乙胺、氨甲苯酸、注射用血凝酶等。使用时要注意防止出现血栓并发症。局部用药包括云南白药、肾上腺素片等。

4. 抑制胃酸分泌

非曲张静脉上消化道出血需要抑制胃酸分泌治疗，使用常用药物有 H_2 受体拮抗剂、质子泵抑制剂、生长抑素及其衍生物。推荐使用奥美拉唑首剂 80mg，8mg/h 维持，内镜止血后需要维持 72 小时，防止再出血。

5. 内镜直视下止血治疗

可向出血部位喷洒止血凝胶，8%去甲肾上腺素，1:1000 肾上腺素。内镜直视下可行高频点灼、热探头、止血夹等治疗。

6. 介入治疗

经内科积极治疗及内镜检查治疗后仍有大量出血，内镜止血失败，且出现危及生命时可安排血管造影，确定出血部位，并血管栓塞治疗。

7. 手术治疗

综合治疗后仍不能有效止血并出现威胁生命迹象时应安排手术探查，可在术中结合内镜检查，明确出血部位后进行治疗，包括血管结扎和出血部位切除等。

8. 纠正凝血功能异常

服用抗血小板活性药物、阿司匹林、华法林药物时应检查凝血功能及血小板活性，异常时可补充凝血酶原复合物、维生素 K、血浆等治疗。服用华法林药物导致上消化道出血，建议首选凝血酶原复合物治疗，并监测 INR，指导药物治疗。

此外，可通过以下两个方面判断治疗效果。

（1）有活动性出血或再出血

①仍有呕血；

②胃管内抽出较多新鲜血；

③经积极补充血容量循环衰竭仍未明显改善；

④血红蛋白浓度、红细胞计数与血细胞压积继续下降。

（2）判断出血是否停止

①血液循环稳定，血管活性药物减量，血压上升，心率逐渐减慢，尿量>30ml/h；

②血色素开始上升，贫血貌改善；

③胃管引流明显减少，无鲜血出现；

④血流动力学监测数据保持稳定，必要的监测手段如有创血压、CVP 等；同时可防止容量负荷过高。

第四章　急性肠衰竭

急性胃肠功能障碍是危重患者常见的器官功能损伤之一，并成为多器官功能障碍综合征（MODS）发生和发展的中心环节，急性胃肠功能障碍是影响危重症患者的预后及转归的重要决定性因素之一。但由于缺乏敏感、特异的预警指标，以及定量诊断胃肠道功能障碍，使得临床上对该疾病的发生、发展缺少必要的警惕，最终可能因发生胃肠道功能衰竭而使患者失去救治机会。

一、肠衰竭的定义

1956 年 Irving 即提出肠衰竭一词，定义为"功能性肠道减少，不能满足食物的充分消化吸收"；1981 年 Flaming 和 Remington 对肠衰竭的定义为"肠功能下降至难以维持消化、吸收营养的最低需要量"；2001 年 Nightingale 将肠衰竭的标准定义为"由于肠吸收减少，需要补充营养、水和电解质等，以维持健康和(或)生长发育"；Deitch 提出应将"肠功能障碍"和"肠衰竭"的定义区分开来，"肠功能障碍"定义为腹胀，不能耐受食物 5 天以上，而"肠衰竭"则定义为应激性溃疡出血与急性胆囊炎。2004 年黎介寿院士认为，从概念上来说，以"肠功能障碍"一词代替"肠衰竭"更适合临床需要，肠功能障碍的含义应是"肠实质与(或)功能的损害，导致消化、吸收营养与(或)黏膜屏障功能产生障碍"。2012 欧洲腹部疾病工作组（WGAP）制定了关于"急性胃肠道功能损害（AGI）"即"AGI"的工作指南，对危重症 AGI 患者进行了定义和分级。

二、肠衰竭的病理生理基础

小肠上端起于胃幽门口，下端止于回盲瓣，是消化管中最长的一部分，在成人中全长 5～7m，是食物消化与吸收的主要场所。食糜由胃进入小肠，开始小肠的消化，由于胰液、小肠液及胆汁的化学性消化作用以及小肠运动的机械性消化作用，食物的消化过程在小肠内基本完成，经过消化的营养物质也大部分在小肠被吸收，因此小肠是消化吸收的最重要部位。肠道是维持人体营养、生存的重要器官之一。危重病患者会因腹部或腹部外器官的疾病与创伤出现胃肠功能障碍。

三、肠黏膜屏障与多器官功能障碍综合征

早在 20 世纪 80 年代研究人员就发现：肠道除了有消化、吸收、蠕动功能，还具有屏障功能，即具有免疫调节、激素分泌、黏膜屏障等功能。

肠黏膜屏障功能包含机械屏障、免疫屏障和生物屏障三大部分。机械屏障包括肠黏膜细胞体、黏膜细胞间隙紧密连接蛋白和淋巴细胞；免疫屏障由肠腔内分泌型免疫球蛋白A（SIgA）、肠黏膜层、黏膜下层淋巴细胞、肠壁集合淋巴滤泡和肠系膜淋巴结以及肝、脾等所组成。肠道系统所包含的淋巴细胞占全身淋巴细胞的 60%。生物屏障包括胃液、胃酸、胆液、胰液、胃肠道黏液、肠道益生菌及肠蠕动。消化液的 pH 值和消化功能，不利于细菌

生长。胃酸是胃肠道内最佳的杀菌剂。肠蠕动促使肠道内的废物包括细菌排出体外。其中黏膜屏障功能是肠道具有的特定功能，是由上皮/分子与免疫组成的复杂功能，能阻止肠道细菌及毒素经肠壁转移至机体内。肠道细菌易位是肠腔内固有菌群在肠道外的内环境中重新分布，肠道细菌可经淋巴系统、门静脉系统易位至全身，伴随细胞因子的产生可导致全身炎症反应综合征（SIRS）、脓毒症甚至多器官功能障碍综合征（MODS）。同时，肠功能障碍也是 MODS 的一部分。

四、急性胃肠道功能损害（AGI）定义、分级及治疗

1. 定义

AGI 是指危重症患者因急性疾病导致胃肠功能不正常，可分为原发性与继发性。原发性 AGI 是指由胃肠道原发疾病或直接损伤导致的 AGI，常见于胃肠道损伤初期，如腹膜炎、腹部手术、腹部创伤所致的胃肠道损伤。继发性 AGI 是胃肠以外其他组织器官严重病变或损伤导致的胃肠道损伤。疾病初期无胃肠道原发疾病，为二次打击所致，如发生肺炎、心脏疾病、非肺部手术或创伤、心肺复苏后的 AGI。

2. 分级

（1）0 级　无胃肠功能障碍。

（2）Ⅰ级　存在发生胃肠功能障碍或衰竭的风险，胃肠道部分功能损害。患者受到某次打击后，胃肠道功能部分受损，引起的胃肠道症状原因明确、症状持续、时间短暂且具有自限性。临床表现为腹部手术后前几天的恶心、呕吐、肠鸣音消失，休克早期肠道运动功能减退等。

（3）Ⅱ级　胃肠道功能障碍。胃肠道无法完成消化吸收功能，不能满足机体对营养物质与液体的需要，但全身情况还未因胃肠功能障碍而恶化。临床表现为潴留量较大的胃瘫、下消化道麻痹、腹内高压Ⅰ级、胃液或大便中含有血液、肠内营养不耐受[72 小时内无法经受肠道接受 20kcal/（kg·d）热量]等。

（4）Ⅲ级　胃肠道功能衰竭。胃肠道功能完全丧失，经过治疗胃肠道功能仍不能恢复，全身状况没有改善。临床表现为经红霉素等胃肠动力药物治疗后或经幽门后肠内营养，机体对肠内营养不耐受情况仍没有改善，导致 MODS 持续存在或进行性加重。这包括胃潴留量增多、下消化道麻痹持续存在、肠管扩张、腹内压升高到Ⅱ级（15～20mmHg）、腹腔灌注压下降（<60mmHg）等。

（5）Ⅳ级　胃肠道功能衰竭伴有远隔器官功能障碍。临床表现为 AGI 病情发展快，伴有进行性加重的 MODS 和休克，危及生命。如肠缺血致肠坏死、胃肠出血伴失血性休克、结肠假性梗阻和需要开腹减压的腹腔间室综合征。

3. 症状与对症治疗

（1）呕吐与反流　是 AGI 的常见症状，反流更多地发生于神志不清患者。这两者的发生与上消化道运动功能障碍和消化液潴留有关。有效的治疗措施包括胃肠减压、减少消化液分泌和防止呕吐物误吸。

（2）胃潴留　胃内容物一次抽吸量>200ml 即有胃潴留。部分临床医师认为胃内容物一次抽吸量为 200～500ml 时不需要停止肠内营养；胃内容物一次抽吸量>500ml 时，则应停止经胃的肠内营养，可尝试经幽门后肠内营养。当 24 小时胃内容物抽吸量>1000ml 时存

在胃的排空障碍，可尝试使用红霉素等胃肠动力药物，避免使用鸦片类胃肠道运动药物。

（3）腹泻　液体粪便>3 次/天或 250g/天即为腹泻。腹泻可分为分泌性、渗透性、动力性和消化不良性腹泻。对危重患者亦可按疾病、喂养和药物相关性腹泻进行分类。首先应对症治疗，补充充足的水与电解质，避免低血容量发生，确保组织有效灌注。要认真分析并排除引起腹泻的原因，如停用缓泻剂、广谱抗生素和乳果糖等药物。对于喂养相关性腹泻，可调整肠内营养液的温度、浓度、输注速度和配方，还可考虑加用膳食纤维来减轻腹泻症状。

（4）消化道出血　呕吐物、胃肠减压吸出胃内容物或粪便中出现血液即为消化道出血，是 AGI 的重要症状之一。这表明胃肠道黏膜有明显的损伤，其中 ICU 患者的发病率达 5%～25%。根据出血对循环系统的影响来决定诊断和治疗措施。对于消化道出血伴循环系统轻度不稳定患者，可采取内镜检查；对于消化道大出血伴循环系统不稳定患者，血管曲张出血患者可采用内镜下注射肾上腺素、硬化剂或钛夹止血和电凝止血；对于内镜检查阴性的出血患者可使用结肠镜与小肠镜检查来明确出血部位，还可行剖腹探查，术中采用内镜检查或介入放射学检查。

（5）麻痹性肠梗阻　因肠麻痹致肠道停止排气、排便>3 天的危重患者即诊断为麻痹性肠梗阻。停用抑制肠道运动的药物（儿茶酚胺类、镇静类和鸦片类药物）；纠正高血糖、低钾血症；因为药物起效缓慢，对肠麻痹患者可预先给予缓泻剂；对于以上消化道为主的麻痹性肠梗阻，可尝试使用红霉素等胃肠动力药，还可使用新斯的明促进小肠与结肠的运动。

（6）肠鸣音异常　肠鸣音<5 次/分或>35 次/分即为肠鸣音异常。为获得真实的肠鸣音，应连续听诊，至少听取两个象限，持续时间>1 分，并且短时间内要复听 1 次。肠鸣音异常多提示 AGI。研究发现：长时间无肠内容物也会导致肠鸣音减弱或消失。通常肠鸣音亢进提示肠梗阻。需注意听诊前的触诊可能引发肠鸣音活跃，并且肠鸣音恢复与肠麻痹的改善并不呈正相关。

（7）肠扩张　通过腹部 X 线片或腹部 CT 检查测量肠道直径，当小肠直径>3cm、结肠直径>6cm、盲肠直径>9cm 时，即诊断为肠扩张。肠梗阻常伴有肠扩张，但肠扩张不一定伴有肠梗阻。文献中常用中毒性巨结肠、结肠假性梗阻和 Ogilvie 综合征来描述结肠扩张。虽然在择期手术后已不推荐使用胃肠减压，但是对肠扩张的患者仍应采用胃肠减压，同时注意纠正水、电解质失衡。对于盲肠直径>10cm 且持续 24 小时无改善者，在排除机械性肠梗阻后，可考虑采用新斯的明或结肠镜减压治疗。若以结肠镜减压为主的保守治疗持续48～72 小时后肠扩张仍无缓解，可考虑开腹手术治疗，以防止肠穿孔发生。

五、肠衰竭的分类、分期、分型

1. 分类

以往临床上根据原发疾病的不同，将肠衰竭分为两大类：①继发于肠道疾病的肠功能障碍，包括炎性肠道疾病、肠外瘘、术后早期炎性肠梗阻、短肠综合征、放射性肠炎；②继发于肠道外疾病的肠功能障碍，包括重症急性胰腺炎、腹腔感染、创伤、烧伤等。

2. 分期

（1）急性肠衰竭　常见病因为炎症性肠病的急性发作期出现中毒性巨结肠，消化性溃疡大出血，重症急性胰腺炎，急性肠系膜血管病变，肠道恶性肿瘤，腹腔外瘘，长期化疗、放疗和骨髓移植应用免疫抑制剂，艾滋病，其他如肠梗阻、胃轻瘫、肠道炎性梗阻、志贺痢疾、霍乱、腹外伤等。

(2) 慢性肠衰竭(病程＞6个月)　常见病因为假性肠梗阻，放射性肠炎，全胃切除后，短肠综合征，腹部减肥手术，各种原因引起的顽固性便秘。

3. 分型

(1) Ⅰ型肠衰竭　即功能性小肠长度绝对减少型(＜200cm)，如短肠综合征。

(2) Ⅱ型肠衰竭　即小肠实质广泛损伤型，如放射性肠损伤、炎性肠病所致肠功能障碍。

(3) Ⅲ型肠衰竭　即以肠黏膜屏障功能损害为主，可同时伴有肠消化吸收功能障碍，如严重创伤、出血、休克所致的肠功能障碍。

六、肠衰竭的治疗原则

肠衰竭治疗应遵循"及早处理"这一原则。总体来说，应从以下几方面进行预防、治疗：①调整内稳态、循环及氧供；②最佳的营养支持；③维护肠黏膜屏障；④治疗原发病；⑤重建肠道的连续性；⑥小肠移植。

1. 营养支持

临床营养支持被誉为20世纪后1/4世纪医学上的一大进展。1968年Dudrick和Wilmore倡导应用腔静脉置管输注营养液。1970年太空饮食(要素膳)应用于临床后，改变了以往患者因胃肠功能障碍而无法供给营养的状况，带动了患者代谢改变的研究，改善了危重症患者的康复。经过半个世纪的临床应用，证实肠外营养(PN)支持能在患者胃肠道无功能或有障碍时，提供患者能赖以维持生命的所需营养，如超短肠(＜30cm)患者。实践证明，肠内营养(EN)支持能改善门静脉系统循环，有利于恢复肠蠕动、维护肠屏障功能、改善肝胆功能，促进蛋白质的合成、肠襻组织的康复、免疫功能的调控，特别是维护肠屏障功能，弥补了PN支持的不足。因此，当前临床营养支持途径原则是"当肠道有功能且能完全应用时，应用它"。PN与EN各有优缺点，在临床应用时，常常两者兼用，互补不足。

肠康复的总体思想是将各种可以使用的药物与营养制剂，通过肠内途径或肠外途径，应用于短肠综合征患者，促进残存肠道多功能的代偿，以满足机体对营养物质消化吸收的需要。肠康复的步骤包括全肠外营养、肠外＋肠内营养、全肠内营养、要素饮食四个阶段。临床上应该根据AGI损伤的程度决定肠康复的起始措施，尽早恢复肠内营养。对于AGI较重患者，肠内营养不是唯一治疗手段，不一定追求全量的肠内营养，当肠内营养不能满足营养物质需要量时可由肠外营养补充。在实施肠康复的过程中，需要注意以下两个方面。

(1) 肠外与肠内营养　古老的"胃肠休息"概念在近30年来因肠道菌群异位理论的流行而受到冷落。长时间"胃肠休息"使肠黏膜缺乏腔内营养进而引起肠道黏膜屏障功能障碍。但对于因肠壁炎性水肿、小肠广泛粘连和肠道持续麻痹等以胃肠运动功能障碍为主的患者，短暂的"胃肠休息"——停止肠内营养不失为一种明智的选择。对于这类患者强行实施肠内营养，特别是全量使用肠内营养，反而可能加重胃肠的负担，加重AGI，引起肠穿孔、肠坏死等并发症。此时，可采取全肠外营养补充营养底物，联合使用生长抑素和胃肠减压，不仅有助于肠壁水肿的消退，减少肠液分泌，还有利于减少肠内容物，降低腹内压，从而达到让"胃肠短暂休息"并最终恢复胃肠道功能的目的。

值得注意的是，不能因为早期肠外营养会增加感染并发症发生率就放弃肠外营养支持治疗。

对于病程可能较长的患者，如无法实施肠内营养，要设法使用肠外营养，避免因为能量和蛋白质供给不足而引起营养不良，进而影响患者康复。通过分析早期肠外营养合并感染的原因，采取相应措施减少感染并发症的发生。

无限制的长期禁食可能会导致肠道屏障功能障碍，使 AGI 复杂化。肠内营养是肠康复的法宝。因此，对 AGI 患者要反复尝试肠内营养。应用肠内营养时不一定追求全量，经肠道提供的营养占机体总能量需要的 1/4，即可达到肠内营养改善肠道屏障功能的药理作用。在恢复全量肠内营养后，维持一段时间，不要急于恢复经口饮食特别是完全依赖经口饮食。胃肠道能耐受 24 小时持续的管饲肠内营养液，但不一定能耐受一次性"顿服"的经口饮食。可采用肠内营养逐步减量、经口饮食逐渐增量的方法，稳步恢复经口饮食。

即使是经口饮食，也不是让患者随意饮食，而是有营养师指导的营养素全面、能量与蛋白质充足的饮食，避免患者因偏食导致营养素摄入不全因贪食而加重 AGI。

（2）肠黏膜特需营养因子　肠康复的另一要领就是无论采用肠外营养还是肠内营养，均应注意补充肠黏膜特需营养因子，如小肠黏膜所需要的谷氨酰胺、结肠黏膜需要的短链脂肪乳。目前后者通过肠内营养以可溶性膳食纤维的形式补充；前者则既可通过静脉以谷氨酰胺双肽的形式补充，也可通过肠道直接补充。这种方法即使不能成功应用肠内营养，也可通过静脉补充小肠黏膜所需要的特异营养因子，也不失为一种有效的康复治疗措施。

AGI 的提出，有利于早期发现各种可能导致胃肠功能损伤的因素并及时采取预防措施。对于已经发生的胃肠损伤，可及时采取肠康复治疗，恢复胃肠道功能，避免 AGI 发展至胃肠道功能衰竭。如果说 AGI 是对胃肠道功能障碍认识的深入，而肠康复疗法则是对 AGI 诊断和治疗理念的深入。

2. 维护肠黏膜屏障功能

损害肠黏膜屏障的最主要因素是肠黏膜的供血与供氧不足，导致肠黏膜细胞萎缩、凋亡，细胞间紧密部松弛，通透性增加，为肠内细菌、内毒素提供了通道，同时免疫屏障也遭到破坏。维护肠黏膜屏障功能，首先是要调控整个机体的循环与供氧。当机体处于应激状态时，肠道的血供呈生理性减少，供氧亦受限。危重患者的肠内营养多在接受医疗处理 24~48 小时后，呼吸、循环紊乱已经得到纠正，内稳态已进入稳定状态时给予。谷氨酰胺是一种人体非必需氨基酸，却是肠黏膜细胞的主要能量来源，可通过肠内或肠外途径给予补充。

3. 控制腹腔感染

多种原因的肠衰竭都可能伴有腹腔感染，其中多见于肠瘘。腹腔感染是肠衰竭患者最主要的死亡原因。

4. 重建消化道解剖功能

当肠功能不可逆转时，肠移植是一个合理的治疗措施，其主要适应证是短肠综合征、先天性畸形和多器官联合移植。但由于小肠淋巴细胞多，肠腔内有大量细菌，肠功能多又复杂，导致肠移植的排斥率高、感染重、功能恢复差、总失败率高。近年来移植技术不断进步尤其是诱导免疫抑制方法的改善，使肠移植的成功率有所提高。选择小肠移植适应证的原则已由"患肠衰竭能耐受营养支持者首选营养支持，不能营养支持、病情继续恶化者，选择肠移植或肝肠联合移植"转变为"不可逆的肠衰竭患者应尽早行小肠移植，无论是小肠移植的费用还是手术效果均优于出现肝衰竭后再行小肠移植"。

第五章　急性肾损伤

急性肾损伤（AKI）是指肾脏突然丧失排泄废物、浓缩尿液、保存电解质和维持液体平衡的能力。肾功能的急性下降通常发生于引起肾脏功能或结构变化的损伤之后。相对于急性肾衰竭（ARF），AKI 的定义范围更为广泛，包含了不同严重程度的急性肾损伤，也包含了传统的 ARF。

【诊断标准】

1. 诊断与分级标准

改善全球肾脏病预后（KDIGO）组织制定了 AKI 的诊断和分级标准——KDIGO 标准。符合以下任意一项者可诊断为 AKI：①血肌酐（Scr）在 48 小时内升高绝对值≥0.3mg/dl（26.5μmol/L）；②Scr 较基线值升高达≥1.5 倍，已知或推测在之前的 7 天内发生；③尿量＜0.5ml/(kg·h)超过 6 小时。AKI 的分级标准见表 1−5−1。

表 1−5−1　KDIGO 标准

分级	血肌酐	尿量
1 级	Scr 在 7 天内增至基线值的 1.5～1.9 倍，或 48 小时内 Scr 增加≥0.3mg/dl(26.5μmol/L)	＜0.5ml/(kg·h)超过 6 小时
2 级	Scr 在 7 天内增至基线值的 2.0～2.9 倍	＜0.5ml/(kg·h)超过 12 小时
3 级	Scr 在 7 天内增至≥基线值的 3.0 倍；或当前 Scr≥4.0mg/dl(354μmol/L)并满足以下条件之一：①48 小时内 Scr 增加≥0.3mg/dl；②Scr 在 7 天内增至≥基线值的 1.5 倍；③任何需要肾脏替代治疗者	＜0.3ml/(kg·h)超过 24 小时或无尿超过 12 小时

KDIGO 指南在 AKI 诊断标准中对基线 Scr 进行了阐述。在临床实践中，许多表现为 AKI 的患者并没有可靠的基线 Scr 记录。此时，基线 Scr 可以通过使用肾病饮食修正公式（MDRD）进行估算。MDRD 公式根据年龄、性别和种族估算出的 Scr 水平见表 1−5−2。例如，一位 70 岁的白人女性患者，没有慢性肾脏病（CKD）病史，那么基线 Scr 应该为 0.8mg/dl（71μmol/L）。

表 1−5−2　基线血肌酐的估算值（MDRD 公式）

年龄（岁）	黑人/男性 mg/dl(μmol/L)	非黑人/男性 mg/dl(μmol/L)	黑人/女性 mg/dl(μmol/L)	非黑人/女性 mg/dl(μmol/L)
20～24	1.5(133)	1.3(115)	1.2(106)	1.0(88)
25～29	1.5(133)	1.2(106)	1.1(97)	1.0(88)
30～39	1.4(124)	1.2(106)	1.1(97)	0.9(80)
40～54	1.3(115)	1.1(97)	1.0(88)	0.9(80)
55～65	1.3(115)	1.1(97)	1.0(88)	0.8(71)
＞65	1.2(106)	1.0(88)	0.9(80)	(71)

慢性肾脏病（CKD）患者也可以发生 AKI。当基线 Scr 未知时，有 CKD 病史者在诊断

AKI 时不宜采用 MDRD 公式估算基线 Scr 值。许多有 CKD 病史者，通常都有确定的基线 Scr 值；但很多没有确诊为 CKD 者，使用估计的基线 Scr 值可能被误诊为 AKI。由于住院期间的最低 Scr 值通常≥基线值(除非患者接受了大量的液体复苏使血液被显著稀释)，在临床不能得到确定的 Scr 基线值时，应使用此 Scr 值作为诊断 AKI 的基线值。

2. 临床表现

(1) 起始期　多以引起肾脏低灌注的原发疾病所致的临床表现为主，主要表现为尿量减少，尿比重增高，血清尿素氮(BUN)和 Scr 升高。起始期病程一般为数小时至数天。

(2) 少尿期　主要表现为少尿甚至无尿。严重者可出现尿毒症样表现，如淡漠、嗜睡、恶心、呕吐、腹胀、食欲减退等。少尿期一般持续 1～2 周。

(3) 多尿期　患者肾功能逐渐恢复，主要表现为尿量增加，每日超过 400ml 甚至更多。尽管尿量开始明显增加，肾小球滤过功能并未完全恢复，BUN 和 Scr 仍会进行性升高，一般在进入多尿期 3～5 天后，BUN 和 Scr 开始下降。恢复期多持续 1～3 周，也有可能持续更长时间。

3. 辅助检查

(1) 肾脏超声　可观察肾脏大小及肾脏结石，同时提示有无肾盂积水，鉴别有无尿路梗阻。

(2) 腹部 X 线片　可观察肾脏大小，显示肾、输尿管和膀胱等部位的结石，以及超声难以发现的小结石。

(3) CT 扫描　评估尿道梗阻，确定梗阻部位，判断结石、肾盂积水。

(4) 肾血管造影　怀疑肾动脉梗阻(栓塞、血栓形成、动脉瘤)时，常常需要进行肾血管造影检查。

(5) 尿常规与尿沉渣检查　可发现肾小管上皮细胞、上皮细胞管型、颗粒管型、红细胞、白细胞和晶体存在，有助于 AKI 的鉴别诊断，对区分肾前性、肾性和肾后性具有重要价值。

(6) 尿液生化检查　包括尿比重、渗透压、尿钠、钠排泄分数、肾衰指数、尿/血渗透压比值、尿/血尿素氮或肌酐比值等，有助于肾前性氮质血症和急性肾小管坏死(ATN)的鉴别。肾前性因素所致的少尿伴高氮质血症患者，往往具有正常的肾小管功能，而肾性肾损伤患者的肾小管功能明显受损，肾小管对溶质和水的重吸收功能明显降低，由此可通过尿液诊断指标对肾前性氮质血症和 ATN 进行鉴别(表 1-5-3)。

表 1-5-3　肾前性氮质血症和急性肾小管坏死的尿液鉴别诊断

尿液检测	肾前性氮质血症	急性肾小管坏死
尿比重	>1.018	<1.012
尿渗透压[mOsm/(kg·H$_2$O)]	>500	<350
尿钠浓度(mmol/L)	<20	>20
钠排泄分数(%)	<1	>2
肾衰指数(mmol/L)	<1	>1
尿/血渗透压	>1.5	<1.1
血尿素氮/血肌酐	>20	<10～15
尿尿素氮/血尿素氮	>8	<3
尿肌酐/血肌酐	>40	<20

尿液检测	肾前性氮质血症	急性肾小管坏死
尿酸排泄分数	<7	>15
锂排泄分数	<7	>20
尿沉渣	透明管型	污浊的棕色管型

注：钠排泄分数=(尿钠×血肌酐)/(血钠×尿肌酐)×100%；肾衰指数=尿钠×(血肌酐/尿肌酐)

(7) 肾组织活检　在排除肾前、肾后性因素引起的 AKI 后，肾内病变不能明确者应考虑行肾组织活检，特别是各种急进性肾炎、血管炎、溶血性尿毒症综合征以及急性间质性肾炎等患者。

【治疗原则】

1. 保守治疗

(1) 早期识别高危人群，寻找并祛除病因。

(2) 尽可能停用肾毒性药物　尽可能停用氨基糖苷类、糖肽类和两性霉素 B 等抗生素以及造影剂和非甾体类抗炎药物。

(3) 评价容量状态并保证恰当的肾脏灌注压　维持恰当的容量状态是预防 AKI 发生、阻止 AKI 病程进展的基本条件。循环容量不足使肾脏灌注减少，直接导致 AKI 的发生或 AKI 患者的肾功能恶化；容量超负荷也可恶化肾功能。因此，积极评价容量状态并保证恰当的血容量和灌注压是 AKI 高危人群及 AKI 患者的首要管理方案。一般将平均动脉压(MAP)维持于 65~75mmHg，对于伴有慢性高血压的患者，维持的目标血压需要个体化对待。

(4) 处理并发症　针对 AKI 2 级或 3 级患者，临床管理应以处理 AKI 的并发症为主，如低钠血症、高钾血症、钙磷代谢紊乱、高氮质血症、容量超负荷、酸中毒、尿毒症样脑病、贫血、血小板功能障碍、消化道出血、感染等。没有接受肾脏替代治疗(RRT)的无尿或少尿 AKI 患者，需要限制液体摄入，以避免液体超负荷。

(5) 营养代谢支持　避免高血糖、营养不良和热量摄入不足导致病死率增加。当 AKI 患者血流动力学稳定、基础疾病得到控制或改善时，患者应该得到恰当的热量和蛋白质支持。重症患者常并发应激性高血糖，建议将平均血糖控制在 150mg/dl 以下，同时应避免严重低血糖的出现，维持血糖不低于 110mg/dl。

(6) 调整药物剂量　临床上许多药物或其代谢产物需经肾脏代谢或排泄。对于已经出现了 AKI 的患者，要注意根据当前的肾功能状态调整药物剂量，避免进一步加重肾损伤。

2. 肾脏替代治疗

(1) RRT 的适应证　当 AKI 患者出现致命性并发症时应紧急开始 RRT：①顽固性高钾血症(血钾>6.5mmol/L)；②严重代谢性酸中毒(pH<7.15)；③对利尿剂无反应且已引起器官功能障碍的液体超负荷，如急性左心力衰竭、肺水肿等；④出现尿毒症性并发症，如尿毒症性心包炎、脑病等。开始 RRT 的相对适应证包括：①对利尿剂无反应的液体超负荷；②肾脏功能急剧恶化，且潜在病因无法快速逆转，行呋塞米应激试验(呋塞米，1.0~1.5mg/kg，一次性静脉注射)后的 2 小时尿量<200ml。是否开始 RRT 应全面考虑患者的临床背景、是否存在能被 RRT 改善的病情和实验室检测结果的变化趋势，而非仅观察 BUN 和 Scr 水平。

（2）血管通路的建立　一旦需要 RRT，患者需要经深静脉留置双腔透析管，尽量避免锁骨下静脉置管。建立 RRT 的血管通路时，考虑顺序如下：第一选择为右侧颈内静脉；第二选择为股静脉；第三选择为左侧颈内静脉；最后选择为肢体优势侧的锁骨下静脉。

（3）RRT 模式的选择　没有证据显示任何 RRT 模式具有优越性。对于大多数患者，应根据当地专业人员和设备的可用性来选择治疗模式。对于血流动力学不稳定、急性脑损伤或颅内高压的 AKI 重症患者，建议使用连续肾脏替代治疗（CRRT）而非间断肾脏替代治疗（IRRT）模式。

（4）RRT 的剂量　更高强度的 CRRT 剂量并未改善 AKI 患者存活率或具有其他临床获益，一般设置治疗剂量为 20～25ml/(kg·h)。

对于所有 AKI 患者，应在发生 AKI 后的 3 个月内再次进行评估，确定其恢复程度，是否进展为 CKD、有无新发 AKI 或原有 CKD 恶化，以便进行相应的管理及改善患者的远期预后。

第六章 急性肝衰竭

急性肝衰竭(ALF)是由各种因素引起的急性严重肝损害,导致肝脏合成、解毒、排泄和生物转化等功能严重障碍和失代偿,临床表现为以凝血障碍、肝性脑病、显著黄疸、腹水和急性肾损伤等为主要表现的多器官功能障碍综合征。急性肝衰竭的病情凶险,如果不进行肝移植,患者的病死率极高。

【定义和分类】

急性肝衰竭的定义是指无肝硬化的患者在急性肝损害后 26 周内出现凝血障碍(国际标准化比值 INR≥1.5)和不同程度意识障碍(脑病)。既往存在慢性肝脏疾病的患者,即便没有严重肝纤维化和门静脉高压表现,只要临床过程符合 ALF,仍属于急性肝衰竭。

我国的《肝衰竭指南(2018 版)》将肝衰竭分为急性、亚急性、慢加急性和慢性肝衰竭(表 1-6-1)。慢加急性肝衰竭又分为三种类型:A 型是指在慢性非肝硬化肝病基础上发生肝衰竭;B 型是在代偿期肝硬化基础上发生,通常在 4 周内出现肝衰竭;C 型是指在失代偿性肝硬化基础上发生肝衰竭。其中,A 型慢加急性肝衰竭属于欧美定义的急性肝衰竭范畴。

表 1-6-1 肝衰竭的分类及定义

分类	定义
急性肝衰竭	急性起病,无基础肝病史,2 周以内出现以 Ⅱ度以上肝性脑病为特征的肝衰竭
亚急性肝衰竭	起病较急,无基础肝病史,2~26 周出现肝功能衰竭的临床表现
慢加急性肝衰竭	在慢性肝病基础上,出现急性或亚急性肝功能失代偿和肝功能衰竭的临床表现
慢性肝衰竭	在肝硬化基础上,缓慢出现肝功能进行性减退导致的以反复腹水和(或)肝性脑病等为主要表现的慢性肝功能失代偿

注:引自《肝衰竭诊治指南(2018 年版)》,中华肝脏病杂志,2019,27(1),18-26。

【病因】

在我国引起肝衰竭的主要病因是肝炎病毒(尤其是乙型肝炎病毒),其次是药物及肝毒性物质(如酒精、化学制剂等)。儿童肝衰竭还可见于遗传代谢性疾病,妊娠急性脂肪肝是孕妇常见的肝衰竭病因。急性肝衰竭的常见病因见表 1-6-2。

表 1-6-2 急性肝衰竭的常见病因

1. 感染性疾病

肝炎病毒	甲型、乙型、丙型、丁型、戊型肝炎病毒
其他病毒	CMV 病毒、EB 病毒、疱疹病毒、黄热病毒、裂谷热病毒、汉坦病毒等
细菌及寄生虫感染	脓毒症、血吸虫病等

2. 非感染性疾病

药物	对乙酰氨基酚、抗结核药、抗代谢药、抗肿瘤化疗药、抗惊厥药等,部分中草药(雷公藤、川楝子、何首乌、苍耳子、土三七等)

肝毒性物质	酒精、毒蕈、四氯化碳、烯料等
缺血性肝损害	休克、充血性心力衰竭、肝静脉闭塞性疾病、柏查综合征、中暑
其他	妊娠急性脂肪肝、肝豆状核变性、自身免疫性肝病、淋巴瘤、创伤等

【诊断标准】

1. 急性肝衰竭

急性起病，2周内出现Ⅱ度及以上肝性脑病（按Ⅳ级分类法划分）并有以下表现者：①极度乏力，并有明显厌食、腹胀、恶心、呕吐等严重消化道症状；②短期内黄疸进行性加深，血清总胆红素≥171μmol/L 或每日上升≥17.1μmol/L；③有出血倾向，凝血酶原活动度（PTA）≤40%（或国际标准化比值 INR≥1.5），且排除其他原因；④肝脏进行性缩小。

2. 亚急性肝衰竭

起病较急，2～26周出现以下表现者：①极度乏力，有明显的消化道症状；②黄疸迅速加深，血清总胆红素≥171μmol/L 或每日上升≥17.1μmol/L；③伴或不伴肝性脑病；④有出血表现，PTA≤40%（或 INR≥1.5）并排除其他原因者。

3. 慢加急性肝衰竭

在慢性肝病基础上，由各种诱因引起的以急性黄疸加深、凝血功能障碍为肝衰竭表现的综合征，可合并包括肝性脑病、腹水、电解质紊乱、感染、肝肾综合征、肝肺综合征等并发症，以及肝外器官功能衰竭。

4. 慢性肝衰竭

【病情评价】

1. 临床评价

详尽的病史采集和体格检查对准确诊断和探究病因十分重要。重点询问近期肝炎暴露史、旅行史等流行病学史，慢性肝病、HBsAg 阳性、用药史、食用保健品和食物史，以及发病至意识障碍的时间；仔细检查意识状况、肝掌、蜘蛛痣、腹部静脉曲张、肝脾大小、腹水等体征。

2. 实验室和影像诊断

包括病原学、毒物分析、肝功能生化、凝血功能的实验室检查，是评价病因和肝损伤严重程度的主要依据。ALF 患者常出现多器官功能障碍，需要对呼吸、循环、代谢、凝血和肾功能进行系统评估。常规进行胸部 X 线片、心电图、B 型超声波或腹部 CT 检查，来评估肝脏的形态、大小和血管状况，排除胰腺炎和肝硬化。常用实验室检查见表 1-6-3。

表 1-6-3　急性肝衰竭的入院实验室检查

1. 评价病情严重程度

凝血功能：凝血时间(PT)或 INR，APTT，纤维蛋白原，D-二聚体等

肝功生化：转氨酶、乳酸脱氢酶、胆红素、白蛋白、碱性磷酸酶、谷氨酰转肽酶

肾功能检查：每小时尿量，血清尿素和肌酐水平

肝代谢和再生：酮体、血糖、血氨、乳酸、甲胎蛋白

2. 病因检查

　血清和尿液毒物筛查

　肝炎病毒筛查：乙肝五项，抗 HBc-IgM，抗 HBV-DAN，抗 HAV-IgM，抗 HEV-IgM，单纯疱疹病毒、带状疱疹病毒、CMV、EBV 和细小病毒 B19 的 IgM

　自身免疫性抗体：抗核抗体，抗平滑肌抗体，抗可溶性肝抗原抗体，球蛋白谱，ANCA，HLA 分型

3. 并发症检查

　脂肪酶和淀粉酶

3. 病情程度评分

评分系统主要用于综合评价病情严重程度和选择肝移植时机。目前常用的评分系统包括国王学院标准、终末期肝病模型（MELD）等（表 1-6-4）。

表 1-6-4　急性肝衰竭的严重程度和紧急肝移植的评分系统

评分系统		预后因素
King'college 标准	对乙酰氨基酚中毒	动脉血 pH＜7.3 或 INR＞6.5，以及血肌酐＞300μmol/L 和 3-4 度肝性脑病
	非对乙酰氨基酚	INF＞6.5 和肝性脑病；或下列指标的任何三条：INR＞3.5，总胆红素＞300μmol/L 和年龄＞40 岁，血肌酐＞300μmol/L 和原因不明的 ALF
Clichy 标准	HBV	3-4 度肝性脑病；因子 V ＜20%(年龄＜30 岁)或因子 V ＜30%(年龄＞30 岁)
MELD 评分		$10 \times (0.957 \times 血清肌酐 + 0.378 \times 总胆红素 + 1.12 \times INR + 0.643)$
CK-18 修正的 MELD		$10 \times (0.957 \times Cr + 0.378 \times CK-18/M65 + 1.12 \times INR + 0.643)$

【治疗原则】

急性肝衰竭的治疗包括内科综合治疗、人工肝支持和肝移植。强调有肝衰竭趋势时就开始治疗，密切监测病情变化，积极防治各种并发症，准确把握肝移植的时机。

1. 一般处理原则

应卧床休息，清淡饮食。加强病情监护，每小时监测和评价血压、心率、呼吸频率、血氧饱和度、尿量等。严格消毒隔离，加强护理，预防医院内感染。注意重点监测神经和精神症状、凝血功能、低血糖，一旦出现意识障碍，需要评估气道保护能力并考虑气管插管，需要咨询有经验的肝衰竭诊治专家会诊。急性肝衰竭患者入院后的处理要点见表 1-6-5。

表 1-6-5　急性肝衰竭患者入院后的处理要点

监护重点	氧饱和度、血压、心率、呼吸频率
	每小时尿量
	神经状态的临床评价
处理要点	10%～20%葡萄糖输注，防止低血糖，血糖目标为 140mg/dl
	预防应激性溃疡出血
	除非有活性出血，不预防性使用凝血因子
	早期应用 N-乙酰半胱氨酸
避免事项	在未进行气管插管时，尽量避免镇静
	避免肝毒性药物和肾毒性药物

重点处理肝性脑病	发现意识障碍时，需要转运至重症监护室治疗
	保持环境安静，床头抬高＞30°，头部保持中间位，肝性脑病＞3 期时要在镇静下进行气管插管和呼吸机支持
	如果血流动力学状况恶化或临床存在感染迹象时，积极开始经验性抗生素治疗
	严重肝性脑病患者，转运前需要进行气管插管和镇静
	保证血容量和水、电解质、酸碱平衡稳定

2. 内科综合治疗

（1）病因治疗　大部分 ALF 没有特异性的病因治疗。对于有明确病因和特异性治疗的患者，要尽早开展病因治疗（表 1-6-6）。

表 1-6-6　急性肝衰竭的病因治疗

病因	治疗措施
乙型肝炎病毒	恩替卡韦 0.5～1mg/d 或替诺福韦 300mg/d
对乙酰氨基酚中毒	早期口服活性炭 1g/kg
	N－乙酰半胱氨酸 150mg/kg 负荷，50mg/kg 维持 4 小时，100mg/kg 维持 20 小时
毒蕈中毒	水飞蓟素 20～50mg(kg•d)
妊娠急性脂肪肝	终止妊娠
自身免疫性肝炎	强的松龙 1～2mg/(kg•d)
疱疹病毒	无环鸟苷 3～10mg/(kg•d)

（2）保肝治疗　使用甘草酸苷类、还原性谷胱甘肽等保护肝细胞膜和抗氧自由基等药物治疗。

（3）免疫调节和抗炎治疗　自身免疫性肝炎及急性酒精中毒的 ALF，可考虑肾上腺皮质激素治疗（甲强龙，40～80mg/日）。其他原因所致的 ALF 不建议常规应用肾上腺皮质激素。

（4）并发症处理和器官支持　并发症和多器官支持是 ALF 内科综合的重点，需要仔细评估和监测，并针对性治疗（表 1-6-7）。

表 1-6-7　急性肝衰竭治疗的器官支持要点

器官障碍和常见情况	评估	特殊处理
1. 循环系统		
低血压	有创性血流动力学监测；超声心动图监测心输出量和右心室功能	
血容量不足		容量复苏
血管扩张		升压药物(去甲肾上腺素)
低心排量和右心衰竭		正性肌力药物
2. 肝脏功能		
肝功能障碍	系列生化检查和凝血试验	静脉乙酰半胱氨酸/护肝药
3. 呼吸系统		
吸入性肺炎风险	密切动态观察意识状态	Ⅲ度以上脑病时需气管插管

器官障碍和常见情况	评估	特殊处理
4. 代谢和肾脏系统		
低血糖	反复动态生化检测	保持血糖正常
低钠血症		积极液体管理
肾功能不全、乳酸中毒、高血氨		肾替代治疗
影响药物代谢		回顾使用药物情况
5. 中枢神经系统		
脑病	注意神经功能观察；监测血氨水平；注意颅内高压的观察和监测	治疗高热和低钠血症；筛查脓毒症；高度脑病时需要气管插管；避免 CO_2 潴留和过度通气；保持目标血钠水平 145～150mmol/L；评价颅内高压风险
颅内高压		渗透治疗(高张盐水、甘露醇)；低温治疗；挽救性治疗(吲哚美辛、硫喷妥钠)
6. 血液系统		
凝血障碍	实验室监测凝血试验	不建议常规纠正凝血异常；仅在进行有创性操作时应用凝血物质替代治疗(包括血小板、纤维蛋白原等)
7. 免疫系统		
脓毒症风险极高	密切临床评估	抗生素预防

3. 人工肝支持

人工肝支持系统分为非生物型、生物型和混合型三种，可以暂时替代部分肝脏功能。非生物型人工肝已在临床广泛应用并被证明确有一定疗效，根据病情选择血浆置换、血浆灌流/特异性胆红素吸附、血液滤过透析、分子吸附再循环(MARS)等体外血液净化技术，进行合理整合或组合来治疗急性肝衰竭。人工肝治疗肝衰竭方案以采用联合治疗方法为宜，选择要个体化。严重凝血功能障碍者需要首先进行血浆置换改善凝血状况。脑水肿和肝性脑病者需要血浆置换联合 CVVHDF 或血浆灌流。急性肾损伤者需要血浆置换联合CVVDHF。重度黄疸或急性药物中毒者，可以考虑进行血浆置换或血浆灌流/特异性胆红素吸附。需要注意的是，晚期肝衰竭患者的人工肝支持风险较大，需要谨慎考虑。

4. 肝移植

肝移植是目前治疗急性肝衰竭最有效的方法。急性肝衰竭患者如果不进行肝移植，病死率仍极高，所以诊断急性肝衰竭后就需要考虑做好肝移植的准备。MELD 评分是评估肝移植的主要参考指标，MELD 评分在 15～40 分是肝移植的最佳适应证。急性肝衰竭患者经过积极的内科综合治疗及人工肝治疗后，脑病仍然进展，需要尽早进行紧急肝移植。一旦出现严重的 MODS、脑水肿并发脑疝、循环功能衰竭，肝移植后的生存率较低。

第七章 急性心力衰竭

心力衰竭是由于心脏结构或功能异常导致心室充盈或射血能力受损的一组临床综合征，其病理生理学特征为肺淤血和(或)体循环淤血以及组织器官低灌注，主要临床表现为呼吸困难、乏力(活动耐量受限)以及液体潴留(外周水肿)。大于 70 岁人群患病率为 10%。1980、1990、2000 年我国心力衰竭患者住院期间病死率分别为 15.4%、12.3%和 6.2%，主要死亡原因依次为左心衰竭(59%)、心律失常(13%)和心脏性猝死(13%)。China-HF 研究显示，住院心力衰竭患者的病死率为 4.1%。

急性心力衰竭(AHF)是一种心血管内科常见危重症，是指心力衰竭症状和(或)体征迅速发生或恶化，具有起病急、进展快、预后差的特点，对其尽早识别并实施干预可有更多潜在获益，是治疗的重中之重。急性心力衰竭分为急性左心衰竭和急性右心衰竭，前者最常见。流行病学调查显示，AHF 已成为年龄＞65 岁患者住院的主要原因，其中 15%～20%是新发，且预后极差，住院病死率为 3%，5 年病死率为 60%。

【病因】

新发 AHF 最常见的病因包括由急性缺血、感染和中毒等导致的急性心肌细胞损伤或坏死、急性瓣膜功能不全和急性心包压塞。急性失代偿性心力衰竭(ADHF)可以无诱因，但更多地是由一个或多个诱因所引发，例如感染、心律失常、高血压、不恰当地调整或停止药物(治疗依从性差)等，常见病因和诱因见表 1-7-1。

表 1-7-1 AHF 的常见病因及诱因

常见病因及诱因
1. 急性冠脉综合征(ACS)
2. 心动过速(例如房颤、室速等)或心动过缓
3. 高血压危象
4. 感染(肺炎、病毒性心肌炎、感染性心内膜炎、脓毒症等)
5. 钠盐过量摄入，过多或过快输注液体
6. 中毒(酒精、毒品、化学毒物、放射性损伤等)
7. 自身免疫疾病(如系统性红斑狼疮、巨细胞性心肌炎、嗜酸性粒细胞性心肌炎等)
8. 药物(如非甾体类抗炎药、糖皮质激素、负性肌力药物、具心脏毒性的化疗药物等)
9. 慢性阻塞性肺疾病急性加重
10. 肺栓塞
11. 外科手术或围手术期并发症
12. 交感神经张力增高，应激性心肌病
13. 心肌浸润性病变(心肌淀粉样变、结节病、血色病、糖原贮积病、肿瘤转移或浸润等)
14. 代谢/激素水平变化(如甲状腺功能亢进、糖尿病酮症酸中毒、肾上腺皮质功能不全、妊娠、围产期、严重贫血等)
15. 肾衰竭
16. 脑卒中
17. 急性机械性损伤：ACS 并发心脏破裂(游离壁破裂、室间隔穿孔、腱索断裂或乳头肌急性功能不全)、胸部外伤、心脏介入、急性原发性或继发于感染性心内膜炎的瓣膜关闭不全、主动脉夹层
18. 遗传学异常：如肥厚性心肌病、扩张性心肌病、左心室致密化不全等

【诊断标准】

1. 临床表现

AHF 的临床表现是以肺循环淤血(端坐呼吸、夜间阵发性呼吸困难、咳嗽并咯粉红色泡沫痰,肺部湿啰音伴或不伴哮鸣音,P2 亢进,S3 和(或)S4 奔马律)、体循环淤血[体重增加、颈静脉充盈、外周水肿(双侧)、肝淤血(肿大伴压痛)、肝颈静脉回流征、胃肠淤血(腹胀、纳差)、腹腔积液]以及组织器官低灌注[低血压:收缩压<90mmHg,四肢皮肤湿冷,少尿:尿量<0.5ml/(kg·h),意识模糊,头晕]为特征的各种症状、体征。主要临床表现为呼吸困难、乏力(活动耐量受限)以及液体潴留(外周水肿),甚至出现心源性休克没有低血容量存在的情况下,收缩压<90mmHg 持续 30 分钟及以上;或平均动脉压<65mmHg 持续 30 分钟及以上,或需要血管活性药物才能维持收缩压>90mmHg;心脏指数明显降低,存在肺淤血或左室充盈压升高;组织器官低灌注表现之一或以上,如意识改变、皮肤湿冷、尿少、血乳酸升高及呼吸衰竭[由心力衰竭、肺淤血或肺水肿导致的严重呼吸功能障碍,引起动脉血氧分压(PaO_2)降低,静息状态吸空气时<60mmHg,伴或不伴有动脉血二氧化碳分压($PaCO_2$)增高(>50mmHg)而出现一系列病理生理紊乱的临床综合征]。

2. 诊断方法

(1) 完善心电图 明确心律、心率、QRS 形态、QRS 宽度等。AHF 患者的心电图极少完全正常,因此其阴性预测价值较高。虽然心力衰竭患者的心电图无特征性表现,但心电图异常对识别基础心脏病(陈旧性心肌梗死、高血压性心脏病、肥厚型心肌病等)和心力衰竭的诱因(心律失常、急性心肌缺血等)都很有帮助。必要时可进一步行 24 小时动态心电图分析。

(2) 早期无创监测 包括脉搏血氧饱和度(SpO_2)、血压、呼吸次数及连续心电监测等。SpO_2<90%应及时氧疗;有明显呼吸困难的患者应尽早使用无创通气治疗。

(3) 早期检测血利钠肽 有条件最好行床旁检验,可对明确诊断带来益处。常规进行肌钙蛋白 I/T(cTnI/T)等生物学标志物检测。

①利钠肽(NPs):血浆 B 型钠尿肽、N 末端钠尿肽前体(NT-proBNP)或中段心房利钠肽前体(MR-proANP)有助于心源性和非心源性呼吸困难的鉴别。所以怀疑 AHF 的呼吸困难患者均应进行检测。其敏感性较高,阴性的预测价值突出,当血 BNP<100pg/ml、NT-proBNP<300pg/ml、MR-proBNP<120pg/ml 时,基本可以排除 AHF。除此以外,利钠肽还有助于心力衰竭严重程度和预后的评估,心力衰竭程度与利钠肽水平成正比。住院治疗后利钠肽水平无下降的患者预后差。

利钠肽受其他因素影响也较大,如年龄、性别和体质量指数等是主要生理因素;病理因素如房颤、缺血性脑卒中、肾功能不全、肝硬化伴腹水、肺血栓栓塞症、甲状腺疾病、贫血、严重感染、脓毒症、睡眠呼吸暂停、重症肺炎、肺动脉高压和严重烧伤等都可引起血浆利钠肽水平升高。某些药物如 β-受体拮抗剂、血管紧张素转换酶抑制剂等同样影响利钠肽浓度水平。因此需充分结合临床,做出合理的数据解读。有极少数失代偿的终末期心力衰竭、急性右心衰竭患者的利钠肽水平可以不升高,需要特别注意。

②肌钙蛋白 I/T(cTnI/T):cTnI/T 对急性心肌梗死(AMI)的诊断意义明确,同时可用于肺栓塞的危险分层,可作为 AHF 的常规检测项目。AHF 患者的肌钙蛋白升高多数不伴有明

显的心肌缺血或急性冠脉事件，但提示存在进行性心肌损伤。重要的是，心肌细胞损伤与心功能恶化或加重往往互为因果，研究认为，与低 cTnI/T 患者相比，cTnI/T 增高的患者病死率和再住院率明显增高。

③还有一些研究证实炎症、氧化应激、神经内分泌紊乱、心肌纤维化的生物标志物，如 sST2、半乳糖凝集素 3、生长分化因子 15 和肽素等，对 AHF 的诊断、危险分层和预后评估有价值，部分已应用于临床，联合使用可能是未来的发展方向。

(4) 动脉血气分析　急性左心力衰竭时 PaO_2 常不同程度降低，并且由于组织缺氧产生无氧代谢，致代谢性酸中毒；$PaCO_2$ 在病情早期多因过度换气而降低，但在病情晚期升高可出现混合性酸中毒。血气分析不能直接用于 AHF 的诊断，但对于确定呼吸衰竭有不可替代的价值，并提供酸碱平衡失调等关键信息，是判断 AHF 病情严重程度、指导治疗的必要检查之一。临床多功能监护的 SpO_2 虽能及时获得动脉氧供的资料，但在循环(灌注)不良和(或)休克的状况下，不能真实反映动脉氧饱和度(SaO_2)水平，应以直接检测动脉血气为准。静脉血氧饱和度(SvO_2)可以反映心排血量，是心力衰竭时临床常用的监测方法。

(5) 完善胸部 X 线检查　尽管 20% 左右的 AHF 患者 X 线胸片可正常，但其对 AHF 的诊断仍很重要，其典型表现为肺静脉淤血、胸腔积液、间质性或肺泡性肺水肿，心影增大。胸部 X 线检查还能为肺炎、气胸等其他肺部疾病的鉴别诊断提供依据。仰卧位胸片的诊断价值有限。如患者情况与检查条件许可，也可尽早行肺部 CT 扫描，以进一步全面了解心肺病理状况。

(6) 尽早行超声心动图检查　超声心动图可准确评价心脏型态、结构、运动与功能，尤其可提供房室容量、左右心室收缩和舒张功能、室壁厚度、瓣膜功能和肺动脉高压的信息。对首发 AHF 的所有患者和心脏功能不明患者，应当早期(最好在入院 48 小时内)检查；但对血流动力学不稳定特别是心源性休克患者，或是怀疑有致命的心脏结构和功能异常(如机械并发症、急性瓣膜反流、主动脉夹层)患者，应紧急行床旁超声心动图检查。床旁急诊肺部超声可发现肺间质水肿的征象(增多的 B 线，呈现肺"火箭征")，对临床诊断有良好价值且操作便捷。

(7) 有创血流动力学监测　包括动脉内血压监测、肺动脉导管、脉搏波指示连续心排量等，主要适用于血流动力学状态不稳定、病情严重且治疗效果不理想的患者：患者存在呼吸窘迫或低灌注，但临床上不能判断心内充盈压力情况；急性心力衰竭经治疗后仍持续有症状，并伴有以下情况之一者：容量状态、灌注或肺血管阻力情况不明，持续低血压，肾功能进行性恶化，需血管活性药物维持血压，考虑机械辅助循环或心脏移植。

(8) 其他实验室检查　包括全血细胞计数、血乳酸、电解质、肌酐或估算的肾小球滤过率、尿素氮、转氨酶、胆红素、血糖、糖化血红蛋白、血清铁、铁蛋白、总铁结合力、血脂、降钙素原、D-二聚体、T3、T4、TSH 等，综合评估病情。

乳酸是葡萄糖无氧酵解的产物。高乳酸血症是急重症患者氧代谢障碍的结果，往往提示存在组织缺氧，且在器官功能障碍早期即可出现，是急重症患者的早期预警指标。增高的血乳酸水平与急重症的严重程度和不良预后密切相关，血乳酸水平越高，病情越严重，患者的预后越差。组织缺氧与低灌注虽不能等同视之，但多数情况下二者是直接关联的。临床上，与尿量和部分体征相比，血乳酸是更好反映组织低灌注的替代指标。

肾功能不全的 AHF 或治疗中出现急性肾损伤是预后不良的危险因素。最好每日测定电解质、肌酐、尿素氮的水平，并依据病情严重程度调整监测频次。与血肌酐相比，半胱氨酸蛋白酶抑制剂 C（简称胱抑素 C）不受年龄、性别、肌肉含量等因素的影响，可以更好地反映肾小球滤过率以及敏感地反映早期肾损伤，是非常有前景的生物学标志物之一。近期研究还证明，中性粒细胞明胶酶相关脂质运载蛋白（NGAL）也是急性肾损伤的早期标志物。

(9) 在必要的呼吸及循环支持治疗下，积极寻找需要紧急处理的促使心功能恶化的各种可逆性因素（C：ACS；H：高血压危象；A：严重心律失常；M：急性机械性障碍；P：急性肺栓塞），尽早给予对症处理。

【分型与分级】

依据是否存在淤血和外周组织器官低灌注的临床表现，将 AHF 快速分为四型，见表 1-7-2，以暖而湿型最常见。此分型的优势在于简洁，便于快速应用。

表 1-7-2　AHF 临床分型

分型	外周低灌注	淤血
暖而干型	−	−
暖而湿型	−	+
冷而干型	+	−
冷而湿型	+	+

依据左心室射血分数（LVEF），心力衰竭可以分为三类，分别为 LVEF 降低（<40%）的心力衰竭（HF-REF）和 LVEF 保留（≥50%）的心力衰竭（HF-PEF）以及 LVEF 中间值（41%～49%）的心力衰竭（HF-MREF）。此分型多用于慢性心力衰竭，但由于 AHF 多数是 ADHF，超声心动图检查也可提供分类依据，此分类对临床应用正性肌力药物有很好的指导意义。

【治疗原则】

1. 急性心力衰竭的治疗目标

依据心力衰竭的不同阶段而不同：早期急诊抢救阶段以迅速稳定血流动力学状态、纠正低氧、改善症状、维护重要脏器灌注和功能、预防血栓栓塞为主要治疗目标；后续阶段应进一步明确心力衰竭的病因和诱因、控制症状和淤血，并优化血压，制定随访计划，改善远期预后。

2. 急性心力衰竭的治疗原则

减轻心脏前后负荷、改善心脏收缩与舒张功能、积极去除诱因以及治疗原发病变。AHF 危及生命，对疑诊 AHF 的患者，在完善检查的同时即应开始药物和非药物治疗。

3. 一般处理

监测心率、心律、呼吸频率、SpO_2 和血压，建立静脉通路。控制并记录出入量液体，每日称重，评估容量状态及淤血程度，监测电解质及肝、肾功能。病情严重且不稳定时可测量有创血流动力学监测及中心静脉压。允许患者端坐位，两下肢下垂，保持此体位 10～20 分钟后，可使肺血容量降低大约 25%。

4. 氧疗及正压通气

氧疗适用于呼吸困难伴有低氧血症的患者，即 $SaO_2 < 90\%$ 或 $PO_2 < 60mmHg$ 的患者，包括鼻导管吸氧和面罩吸氧。对呼吸频率>25 次/分、$SpO_2 < 90\%$ 的患者，应尽早应用无

创正压通气(NIPPV)。NIPPV 治疗急性心源性肺水肿可改善氧合，减轻呼吸困难，缓解呼吸肌疲劳，降低呼吸做功，从而降低插管率。积极处理后病情仍然恶化(意识障碍、呼吸节律异常或呼吸频率<8 次/分，自主呼吸微弱或消失，$PaCO_2$ 进行性升高)且不能耐受 NIPPV 的患者，应及时气管插管进行有创机械通气(IPPV)治疗。对于有 NIPPV 适应证而又不能良好耐受 NIPPV 的患者，可考虑高流量鼻导管给氧(NHFO)。

5. 心源性休克的治疗

(1) 容量管理　在绝大多数心源性休克患者中存在容量过负荷(FO)，应通过静态(中心静脉压、肺毛细血管楔压)或动态(脉压变异率、每搏输出量变异率、被动抬腿试验)指标评估患者的容量状态，避免加重 FO。肺淤血、体循环淤血及水肿明显者应严格限制饮水量和静脉输液速度、积极利尿或应用持续肾替代治疗。

(2) 正性肌力药物的应用(见药物治疗部分)。

(3) 血管收缩药物　使用正性肌力药物但仍有低血压的心源性休克患者，可给予去甲肾上腺素升血压并提高组织器官灌注。但可能增加左室后负荷，应及时评估血流动力学状态。

(4) 机械循环辅助装置　主动脉内气囊反搏(IABP)可有效改善心肌灌注，降低心肌耗氧量和增加心输出量，常规适应证包括外科手术解决急性机械问题(如室间隔穿孔和急性二尖瓣反流)前以及重症急性心肌炎、急性心肌缺血或心肌梗死患者在 PCI 或手术血运重建之前、之中和之后，用以循环支持。目前无证据表明在其他原因导致的心源性休克患者中 IABP 可以改善预后，不推荐常规使用 IABP 治疗心源性休克。

心源性休克患者在容量适当的基础上，仍需大剂量血管活性/正性肌力药物或 IABP 辅助，并且血流动力学不平稳和外周组织低灌注状态无明显改善时，排除禁忌证[相对禁忌证：高龄(年龄>75 岁)、严重肝脏功能障碍、恶性肿瘤晚期和合并存在抗凝禁忌证；绝对禁忌证：合并主动脉瓣中-重度关闭不全与急性主动脉夹层动脉瘤]后，可积极考虑使用体外膜氧合(ECMO)，部分或全部代替心肺功能。ECMO 引流患者静脉血至体外，经过氧合和二氧化碳排出后回输患者体内，承担气体交换和(或)部分血液循环功能。根据血液回输的途径不同，ECMO 技术主要有静脉到静脉(VV-ECMO)和静脉到动脉(VA-ECMO)两种形式，前者仅具有呼吸辅助作用，而后者同时具有循环和呼吸辅助作用，常应用于治疗心源性休克患者。

成人循环辅助最常选用股静脉-股动脉插管方式。股静脉-股动脉 ECMO 辅助时，ECMO 辅助能够引流大部分回心血量，降低右心室前负荷，进而降低左心室前负荷，但存在增加左心室后负荷和心肌氧耗的风险。少部分患者需要行左心减压措施，促进左心功能恢复，预防左心室内血栓形成和肺水肿加重。

(5) 识别导致 AHF 的急性可逆病因及诱因并紧急处理　对于 AMI 合并心源性休克患者而言，应积极接受再血管化(冠脉介入或冠脉搭桥手术)治疗。对于心脏术后心源性休克患者而言，心脏解剖畸形得到充分矫正是心脏功能得以恢复的基础，也是取得较好辅助效果的前提。应积极寻找并纠正心力衰竭的原因，过度至自身心脏功能恢复。不能脱离 ECMO 辅助的患者可考虑心室辅助装置或心脏移植。

6. 药物治疗

(1) 利尿剂　利尿剂是治疗心力衰竭的基石，通过排出多余水分减轻水肿，改善呼吸困难，从而有效治疗 AHF。无论何种病因的患者，凡具有容量超负荷的 AHF 均应在初始治疗中采用静脉利尿剂。但对于存在低灌注的 AHF 患者，在应用之前必须给予足够的容量灌注。

祥利尿剂（如呋塞米、托拉塞米和布美他尼）可作为 AHF 的一线治疗药物。首选静脉剂型，呋塞米静脉注射后 5 分钟出现利尿效果，30～60 分钟达高峰，作用可持续两小时。一般首剂剂量为 20～40mg，对于正在使用呋塞米或存在大量水钠潴留或高血压、肾功能不全的患者，首剂可加倍；也可替换为托拉塞米 5～10mg、布美他尼（丁脲胺）1～2mg 或依他尼酸 25～100mg 静脉注射。静脉给药剂量应等于或大于（如 2.5 倍）口服维持剂量。不恰当地大剂量使用利尿剂会降低对 ACEI 的反应，增加使用 β-受体拮抗剂的风险，同时会导致低血容量、休克、肾功能恶化和电解质紊乱等。

新型利尿剂托伐普坦是血管加压素受体拮抗剂，选择性阻断肾小管上的精氨酸血管加压素受体，具有排水不排钠的特点，能减轻容量负荷加重诱发的呼吸困难和水肿，并使低钠血症患者血钠恢复正常，但要注意低容量性低钠血症是禁忌证，不良反应主要为口渴和高钠血症。

（2）血管扩张剂

①硝酸甘油和硝酸异山梨酯：其作用主要是扩张静脉容量血管，降低心脏前负荷，较大剂量时可同时降低心脏后负荷，在不减少每搏输出量和不增加心肌耗氧的情况下减轻肺淤血。尤其是适用于 ACS 伴心力衰竭的患者。硝酸甘油一般采用微量泵静脉泵入，剂量从 10～20μg/min 开始，以后每 5 分钟递增 5～10μg/min，直至心力衰竭症状缓解或收缩压下降至 100mmHg。硝酸异山梨酯静脉滴注剂量为 1mg/h，依据症状调整，但最高不超过 10mg/h。病情稳定后逐步减停，如突然停用可致反跳。该类药物长期应用均可产生耐药性。SBP＜90mmHg 或较基础血压降低幅度＞30%、严重心动过缓（HR＜40 次/分）或心动过速（HR＞120 次/分）的患者，不宜应用。

②硝普钠：可同时扩张动脉及静脉，降低心脏的前后负荷，适用于严重的心力衰竭、有高血压以及伴肺淤血或肺水肿患者。可从小剂量 10～20μg/min 开始静脉避光滴注，依据病情每 5～10 分钟递增 5～10μg/min，直至症状缓解、血压下降 30mmHg 或降至 100mmHg。由于该药物降压效果强，需在使用过程中严密监测血压、调整药物剂量；停药需逐渐减停，避免反跳。疗程通常不超过 72 小时。长期使用可引起氰化物和硫氰酸盐中毒。

③重组人利钠肽-奈西立肽、新活素：是重组人 BNP，具有扩张静脉、动脉和冠脉，降低前后负荷，增加心排量，增加钠盐排泄，抑制肾素-血管紧张素系统和交感神经系统的作用，无直接正性肌力作用。AHF 患者静脉注射重组人利钠肽可获有益的临床与血流动力学效果：左室充盈压或 PCWP 降低、心排量增加，呼吸困难症状改善，安全性良好。该药可作为血管扩张剂单独使用，也可与其他血管扩张剂（如硝酸酯类）合用，还可与正性肌力药物（如多巴胺、多巴酚丁胺或米力农等）合用。给药方法：1.5～2μg/kg 负荷剂量缓慢静脉注射，继以 0.01μg/（kg·min）持续静脉滴注；也可不用负荷剂量而直接静脉滴注，给药时间在 3 天以内。

④乌拉地尔：主要阻断突触后 α_1 受体，使外周阻力降低，同时激活中枢 5-羟色胺 1A 受体，降低延髓心血管中枢的交感反馈调节，外周交感张力下降。可降低心脏负荷和平均肺动脉压，改善心功能，对心率无明显影响。通常静脉注射 12.5～25mg，如血压无明显降低可重复注射，而后 50～100mg 于 100ml 液体中静脉滴注维持，速度为 0.4～2mg/min，根

据血压调整速度。

（3）正性肌力药物　对于收缩功能障碍的 ADHF 患者，如果存在低血压或在采取吸氧、利尿和可耐受血管扩张剂治疗的情况下仍有肺水肿，静脉给予正性肌力药物以缓解症状。使用静脉正性肌力药物时需要持续或频繁监测血压，并持续监测心率。

①儿茶酚胺类：临床常用多巴胺和多巴酚丁胺。多巴胺小剂量[$1\sim4\mu g/(kg\cdot min)$]时主要是多巴胺样激动剂作用，有轻度正性肌力和肾血管扩张作用，$5\sim10\mu g/(kg\cdot min)$ 时主要兴奋 β 受体，可增加心肌收缩力和心输出量，$10\sim20\mu g/(kg\cdot min)$ 时受体激动效应占主导地位，使外周血管阻力增加。静脉内应用，可引起低氧血症，宜监测 SaO_2。

多巴酚丁胺主要通过激动 β_1 受体发挥作用，具有很强的正性肌力效应，在增加心排出量的同时伴有左室充盈压的下降，且具有剂量依赖性，常用于严重收缩性心力衰竭的治疗。用量和用法与多巴胺相似，即 $2\sim20\mu g/(kg\cdot min)$。但对急重症患者来讲，药物反应的个体差异较大，老年患者对多巴酚丁胺的反应明显下降。常见不良反应有心律失常、心动过速。用药 72 小时后可出现耐受性。正在应用 β-受体拮抗剂的患者不宜应用儿茶酚胺类药物。

②磷酸二酯酶抑制剂：选择性抑制心肌和平滑肌的磷酸二酯酶同工酶 III，减少 cAMP 的降解而提高细胞内 cAMP 的含量，发挥强心与直接扩血管作用。常用药物有米力农、依诺昔酮等。米力农首剂 $25\sim75\mu g/kg$ 静脉注射（>10min），继以 $0.375\sim0.75\mu g/(kg\cdot min)$ 滴注。常见不良反应有低血压和心律失常，有研究表明米力农可能增加心脏不良事件发生率和病死率。

③新型钙增敏剂——左西孟旦：与 Tnc 结合，增加 Tnc 与 Ca^{2+} 复合物的构象稳定性而不增加细胞内 Ca^{2+} 浓度，促进横桥与细肌丝的结合，增强心肌收缩力而不增加心肌耗氧量，并能改善心脏舒张功能；同时激活血管平滑肌的 K^+ 通道，扩张组织血管。研究结果显示，左西孟旦可增加急性失代偿心力衰竭患者的每搏输出量和 LVEF，改善临床症状，使患者的 BNP 水平明显下降，安全性良好。左西孟旦宜在低心排血量或低灌注时尽早使用，负荷量 $12\mu g/kg$ 静脉注射（>10min），继以 $0.1\sim0.2\mu g/(kg\cdot min)$ 滴注，维持用药 24 小时；如血压偏低患者，可不予负荷量，直接静脉滴注维持量 24 小时。应用期间一旦出现快速心律失常应立即停药。

④洋地黄类制剂：主要适用于房颤伴快速心室率（>110 次/分）的 AHF 患者。可选用毛花苷丙（西地兰）$0.2\sim0.4mg$ 缓慢静脉注射；必要时 2～4 小时后再给 $0.2\sim0.4mg$，直至心室率控制在 80 次/分左右或 24 小时总量达到 $1.0\sim1.4mg$。使用洋地黄之前，应描记心电图确定心律，了解是否有 AMI、心肌炎或低钾血症等，AMI 后 24 小时内应尽量避免用洋地黄药物；单纯性二尖瓣狭窄合并急性肺水肿时，如为窦性心律不宜使用洋地黄制剂，因洋地黄能增加心肌收缩力，使右室排血量增加，加重肺水肿；但若二尖瓣狭窄合并二尖瓣关闭不全的肺水肿患者，可用洋地黄制剂。此外，要注意其他禁忌证。

（4）阿片类药物　阿片类药物（如吗啡）的主要作用是抑制中枢交感神经，反射性地降低周围血管阻力，扩张静脉而减少回心血量；其他作用包括减轻焦虑、烦躁，抑制呼吸中枢兴奋，避免呼吸过频，直接松弛支气管平滑肌，改善通气。其主要不良反应是低血压和呼吸抑制，并呈剂量依赖性。目前没有证据表明吗啡能改善预后，不推荐常规使用。

（5）抗凝药物　由于病理性血管、血液成分异常、血流动力学改变、纤溶系统激活、炎症等诸多因素，心力衰竭存在血液高凝状态，易于血栓形成，并与年龄、肥胖等人群特征相关。血栓栓塞是心力衰竭患者重要的并发症，心力衰竭患者血栓栓塞风险为每年 1%～4.5%。住院的心力衰竭患者发生有症状的肺动脉栓塞的风险为非心力衰竭患者的 2.15 倍，发生有症状的深静脉血栓栓塞的风险为非心力衰竭患者的 1.21 倍，但由于临床表现不一、鉴别困难，两者发生概率可能较上述数值偏高。MEDENOX 研究发现，353 例心力衰竭住院患者给予依诺肝素 40mg，每日 1 次，与安慰剂组相比，深静脉血栓风险从 14.6% 降低到 4%。

（6）抗心律失常及抗心肌缺血治疗　对于房颤合并快速心室率的 AHF 患者来说，洋地黄和（或）β-受体拮抗剂是控制心率的一线药物，若无效或存在禁忌证，可用胺碘酮。若 AHF 患者发生持续心肌缺血或心动过速，可考虑谨慎地静脉使用美托洛尔或艾司洛尔。EF 降低的 AHF，若未长期行 β-受体拮抗剂治疗，不宜在早期治疗阶段使用 β-受体拮抗剂；平时服用 β-受体拮抗剂者，除明显低血压或有明显灌注不足证据，β-受体拮抗剂可根据耐受情况继续使用。部分研究表明，对于 AHF 住院患者，停用 β-受体拮抗剂与住院病死率、短期病死率和短期再住院或死亡联合终点增高相关。对于严重的容量超负荷和（或）需要正性肌力药物支持的患者，不能用 β-受体拮抗剂。

（7）其他药物　氨茶碱具有以下作用：①扩张支气管，改善通气；②轻度扩张静脉，降低心脏前负荷，增强心肌收缩力；③增加肾血流与利尿作用。适用于伴有支气管痉挛的 AHF 患者。因其会增加心肌耗氧量，AMI 和心肌缺血者不宜使用，老年人与肝肾功能不全者用量酌减。严重不良反应包括低血压、休克、室性心律失常甚至猝死。

7. 肾脏替代治疗

当心力衰竭合并急性肾损伤，出现威胁生命的容量、电解质、酸碱平衡紊乱、利尿剂治疗效果不好时，应紧急开始 RRT 治疗。综合考虑临床指标包括可通过 RRT 改善的临床症状和实验室检查，而不是只考虑血尿素氮和血肌酐值决定何时开始 RRT 治疗。肾脏替代治疗对治疗 AHF 患者减轻容量负荷很有效，但是不建议代替袢利尿剂作为 AHF 患者的一线治疗方法，而是应用于难治性容量负荷过重、液体复苏无效、少尿及利尿剂无效的患者。

8. 心室辅助装置的应用

有条件时还可应用其他心室机械辅助装置技术如心室辅助泵（可置入式电动左心辅搏泵、全人工心脏）。根据 AHF 的不同类型，可选择应用不同种类的心室辅助装置，在积极治疗基础心脏疾病的前提下，短期辅助心脏功能，也可作为心脏移植或心肺移植的过渡。

但是，多数患者缺乏对自身病情、治疗等知识的正确认识，加上受病痛折磨，极易诱发焦虑、烦躁、绝望等不良情绪，从而影响依从性及康复效果。重症护理符合现代护理理念，重视加强重症患者各项护理细节管理，目的是降低护理风险，改善护理质量，促进康复。本次研究中，研究组实施重症护理，其中强化心理干预可帮助其缓解心理压力，增强信心；改良认知干预形式可满足不同层级患者对健康知识的需求，消除顾虑，提升配合性；呼吸道、饮食管理有利于控制病情，减少发病诱因；心脏康复锻炼可稳定病情，改善心脏功能，促进康复。本次研究干预后，研究组依从性较对照组更高，考虑与重症护理重视加强心理、认知等方面干预有关，可促使患者积极配合。此外，研究组住院时间更短，满意度更高，凸显出重症护理应用的有效性，可缩短疗程，改善满意度。

AHF 患者符合下述标准可考虑出院：①血流动力学稳定，容量适当，已加用有明确循证学证据的口服药物以及肾功能至少稳定 24 小时；②已给患者制订了个体化健康宣教方案和自我管理方案。

第八章　急性颅脑损伤

第一节　急性颅脑损伤的病因和临床特点

不同病因导致的急性颅脑损伤，临床特点不同。表1-8-1总结了常见急性颅脑损伤病因、占位效应、脑水肿、脑血管扩张和脑脊液循环障碍等方面的临床特点。

表1-8-1　不同病因导致急性颅脑损伤的临床特点

病因	占位效应	脑水肿	脑血管扩张	脑脊液循环障碍
颅脑创伤	+	+	+	
蛛网膜下隙出血	+	+		
静脉窦血栓		+		++
缺血缺氧性脑病		+		++
脑肿瘤	+	+		
脑梗死		+		
自发脑出血	+	+		
脑脓肿	+	+		
脑膜炎		+		

第二节　颅内压升高的处理常规

急性颅脑损伤的临床处理应遵循危重症处理的基本原则，包括对气道、通气和循环的评估和处理；水、电解质监测和处理；肝肾功能监测和处理；营养治疗；感染控制等。急性颅脑损伤最严重的并发症是颅内压升高。因此，特殊临床处理目标也是将颅内压维持在正常范围。颅内压升高的临床处理遵循综合分层的处理原则（图1-8-1）。临床中针对不同原因可采用针对性处理措施（表1-8-2）。特殊处理主要包括高渗透治疗、低温和去骨瓣减压。

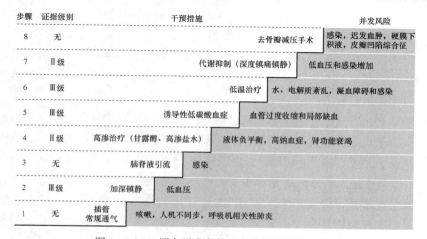

图1-8-1　颅内压升高的综合分层临床处理原则

表 1-8-2　导致颅内压升高的原因和处理措施

原因	处理措施
1. 颅外原因	
气道梗阻	气道护理、气管插管
低氧血症	氧疗和机械通气
高碳酸血症	机械通气
疼痛导致高血压	镇痛镇静
咳嗽	镇静，必要时肌松
颈静脉阻塞（体位和气胸）	颈部中立位，气胸引流
腹高压	胃肠引流
发热	体温控制
低血浆渗透压	补充高渗溶液
2. 颅内原因	
血肿	手术清除，必要时去骨瓣减压
挫伤	手术清除，必要时去骨瓣减压
脑脊液循环障碍	脑脊液引流
脑水肿	高渗透治疗，去骨瓣减压
脑血管扩张	轻度过度通气，深度镇静
癫痫	抗癫痫药物

一、高渗透治疗

无论甘露醇还是高渗盐溶液，高渗制剂的作用机制在于建立血管内和组织间液之间的渗透压梯度，将水分自组织间液移至血管内，减轻组织水肿。由于脑实质含水量（达 80%）高于其他组织，因此水分的移除能够明显降低颅内压。高渗制剂发挥减轻脑水肿、降低颅内压的作用，依赖于两个基本条件：高渗制剂相对于血-脑屏障的不通透性和血-脑屏障的完整性。反射系数可作为衡量通透性的指标，范围为 0～1，0 代表完全能够通过，1 代表完全不能通过。对于血-脑屏障来说，钠离子的反射系数为 1，甘露醇的反射系数为 0.9，均可在脑组织和血管间建立有效的渗透压梯度。决定高渗制剂发挥作用的另一个条件在于血-脑屏障的完整性。当脑组织受损时，损伤部位的血-脑屏障多会受到破坏。这时本不具有通透性的物质可自由通过血-脑屏障，在脑组织和血液间达到平衡。有研究显示，当存在局部脑挫伤时，高渗制剂的降颅压效果与残存的正常脑组织体积成正比，而对损伤周围水肿组织的水含量影响不大。

应用高渗制剂后，血浆渗透压达到高峰时，脑组织容积的缩减最为明显，而降颅压效果的维持则取决于血浆渗透压维持的水平和时间。对于应用高渗制剂的颅高压患者，治疗目标为维持血浆于轻度高渗状态，理想的血浆渗透压水平为 310～320mOsm/L。对于应用甘露醇的患者，血浆渗透压长时间超过 320mOsm/L 并不能进一步提高降颅压效果，反而导致肾功能衰竭发生率增高。除此之外，脑组织也会逐渐代偿血浆渗透压的升高。当脑实质水含量降低时，星形胶质细胞会分泌诸如多元醇、氨基酸、甲胺等渗透性物质，恢复脑组织的水含量。神经元细胞也会产生并积聚小分子蛋白质，使得细胞内胶体渗透压升高。正是由于这些因素参与了脑组织与血液间的渗透平衡，当应用高渗制剂一段时间后，切忌突然停药，否则随着血浆渗透压的降低，水分会重新分配至脑实质，造成"颅内压反跳"。

临床研究一致表明，高渗盐溶液可有效降低升高的颅内压。除通过渗透作用减轻脑水肿外，高渗盐溶液还具有较好的扩充血容量作用。在降低颅内压的同时，可改善全身血流动力学，提高脑的灌注压。这是与甘露醇相比，高渗盐溶液具有的优点。

可供临床使用的高渗氯化钠溶液具有不同浓度，常用的是3%和23.4%两种浓度的制剂，渗透压分别为1027mOsm/L和8008mOsm/L，前者与20%甘露醇的渗透压（1098mOsm/L）相当。对高于2%浓度的氯化钠溶液，应由中心静脉给药。高渗盐制剂具有不同浓度，且临床研究中报道的应用方法各异，有些研究采用反复单次静脉注射，另一些研究则选择持续静脉注射。因此，现有证据不足以推荐理想浓度和给药方式。但是出于安全性考虑，3%氯化钠溶液更为常用。对于急性颅内压升高，临床判断认为即将发生脑疝的患者，常选择23.4%氯化钠溶液，以30～60ml剂量，于20分钟内快速静脉注射，可使颅内压迅速降低，避免脑疝发生。对于3%氯化钠溶液，首次剂量250～500ml，30～60分钟内静脉注射，之后以1～2ml/（kg·h）持续静脉注射，以将血清钠离子浓度维持在145～155mmol/L为治疗目标。使用高渗氯化钠溶液的过程中，应密切监测血清钠离子浓度的变化速度，避免由于血清钠离子浓度快速升高导致中央脱髓鞘。一般情况下，每小时血清钠离子浓度升高幅度应控制在0.5mmol/L以下。虽然目前尚无报道在应用高渗氯化钠溶液时导致中央脱髓鞘的病例，但是对于酒精依赖、营养不良及本身存在慢性低钠血症等高危因素的患者，应格外注意。

由于甘露醇和高渗盐溶液两种药物的研究结果尚不充分，对于急性颅脑损伤患者的渗透治疗，多数指南（包括美国神经外科医师协会颅脑创伤指南、欧洲脑损伤委员会指南、美国心脏学会缺血性脑卒中指南和蛛网膜下隙出血指南）仍推荐甘露醇作为降低颅内压的首选药物。2007年美国心脏学会自发性脑出血指南表明，甘露醇和高渗氯化钠溶液在降低颅内压时具有等同效果。但这些指南的推荐意见均未获得Ⅰ级证据支持，无一例外。为明确高渗盐溶液在脑损伤中的临床应用价值，这些指南也均建议应开展相关高质量随机对照研究。

二、低温治疗

在实施低温治疗的过程中，靶温度、低温持续时间和复温过程的控制是决定低温治疗效果的关键问题。

1. 靶温度

根据体温水平，临床一般将低温分为三个水平：①轻度低温：33～36℃；②中度低温：28～32℃；③深度低温：10～27℃。对于颅内压升高患者，目前已经达成的共识是无需将温度降至30℃以下，否则发生威胁生命并发症的危险明显增加，如心律失常。现有研究也均将温度控制于32～35℃，称为轻-中度低温，国内部分学者称之为"亚低温"。回顾性研究显示低体温与体温升高均是脑损伤患者不良转归的独立危险因素。因此，也有部分学者提出，颅内压升高患者体温控制的重点应是避免发热。当体温由37℃降低至35～36℃时，患者颅内压明显降低，脑灌注压明显升高，再进一步降低体温，颅内压的下降幅度减小，然而多数患者的心率、血压、血清钾离子浓度和白细胞计数却受到更为显著的影响。

2. 低温持续时间

低温治疗的持续时间是另一个争论焦点。北美开展的研究多是将低温时间控制在 24～48 小时；而国内开展的研究低温维持时间较长，多在 3～5 天。低温具有降低颅内压的作用，复温过程中通常会出现颅内压的反跳。理论上讲，应以颅内压的控制指导低温持续时间，实施个体化治疗。近期的两项荟萃分析也显示，低温持续时间超过 48 小时，有改善患者转归的趋势。

3. 复温速度控制

缓慢复温是低温治疗的共识原则，快速复温会导致颅内压反跳，造成医源性继发损伤。针对心跳骤停的临床指南推荐复温速度应低于 0.25～0.5℃/小时。对于进行颅内压监测的患者，可应用颅内压的变化指导复温过程，在复温过程中出现颅内压升高趋势时应暂停复温。对于未进行颅内压监测的患者，按 1℃/4 小时甚至 1℃/24 小时的速度复温，是较为稳妥的方法，并且在复温过程中应密切观察患者的生命体征和神经系统体征的变化。

三、去骨瓣减压

尽管有关疗效还存在争议和不确定性，目前多数临床中心仍将去骨瓣减压作为治疗颅内高压的救命性治疗手段。

对于适应证，尚无一致性标准。不同学者根据伤者的意识状态、伤后临床表现的发展趋势、有无脑疝、影像学所见、术前颅内压测定值和术中脑肿胀的程度来综合判断。

(1) 意识状态　术前格拉斯哥昏迷评分 (GCS) ≤8 分的标准，得到了普遍的认同。

(2) 颅内压阈值　术前有监测者，采用去骨瓣减压治疗的起始阈值仍存在差异。推荐采用颅内压>25mmHg 持续 30 分钟以上。

(3) 其他指标　术前无颅内压监测者，则需要临床医师综合患者临床表现、影像学所见和术中脑组织损伤及肿胀程度等指标来确定。

第九章　弥散性血管内凝血

弥散性血管内凝血(DIC)是病情加重或临终时的严重病生理状态，是多种原因导致弥散性血管内微血栓形成，继之以纤维蛋白(Fbn)溶解亢进、凝血底物耗竭，难治性出血为主要表现的临床综合征。20世纪50年代被正式命名。2012年中华医学会血液学分会血栓与止血学组发布的中国专家组共识将其定义为在许多疾病基础上，致病因素损伤微血管体系，导致凝血活化，全身微血管内血栓形成、凝血因子大量消耗并继发纤溶亢进，引起以出血及微循环衰竭为特征的临床综合征。严重的内外科疾病均可引发此临床综合征，其发病率为0.2‰～0.5‰，死亡率可达50%以上，是重症医学专业不可忽视的病生理过程。

【诊断标准】

DIC的诊断缺乏金标准，也没有一种单独的试验能够准确诊断DIC。

1. 临床表现

(1)病史　从重症角度来讲，严重的外伤出血、严重的病理产科情况、重度烧伤、热射病、重度感染、重度脓毒症、重度肝损伤、重度应激反应、恶性肿瘤(尤其是高强度放化疗)、蛇咬伤以及药物中毒(抗凝药物过量)等均是DIC的诱因。

(2)症状和体征　出血是此临床综合征最突出的表现，占70%～80%；患者会出现皮肤、黏膜出血点、瘀斑或血肿，内脏出血以及创伤部位渗血不止等。内脏出血中，消化道出血最常见，表现为呕血、便血。DIC与疾病的严重程度(包括休克、MODS)可以互为因果，其临床表现也就先后不一。其他症状、体征视受损器官、系统而定。

(3)分期　根据发病机制、临床特点以及典型病程，DIC可分为高凝、消耗性低凝以及继发性纤溶亢进三个期；按发生快慢可分为急性型、亚急性型和慢性型；按代偿情况可分为代偿型、失代偿型和过度代偿型。临床工作中很难明确界定。

2. 实验室检查

(1)常规检查

①血常规：此项检查需动态监测，血小板进行性下降是DIC诊断的前提；血色素持续降低是观察出血情况的重要指标。

②尿常规：除血性成分占比外，尚无特殊指标。

③便常规：血性成分占比是临床十分关注的指标，但是由于胃肠道结构和功能特点往往使表现为出血征象延迟。

④生化检查：主要作为机体内环境和器官功能状况的监测方法，由于Ca^{2+}在凝血环节中具有重要作用，临床中需特别关注。

(2)特殊检查

①DIC的初筛试验：凝血酶原时间(PT)、活化部分凝血活酶时间(APTT)、纤维蛋白定量和血小板计数，是间接反映凝血酶生成的指标。血小板计数$<100\times10^9$/L，特别是进行性降低，具有诊断价值。PT超过正常对照3秒以上有意义。高凝期APTT缩短，消耗性低凝血期APTT延长；超过正常对照10秒以上有意义。

②直接反映凝血酶生成的试验：包括纤维蛋白肽A(FPA)、凝血酶原碎片1+2、纤维

蛋白单体(FM)、抗凝血酶Ⅲ(AT－Ⅲ)、凝血酶－抗凝血酶复合物(TAT)含量测定等。

③反映纤溶酶生成的试验：包括纤溶酶原含量及活性、优球蛋白溶解时间、凝血酶时间(TT)、FDP含量测定、3P试验等。D－二聚体(D－Dimer)既反映凝血酶生成又反映纤溶酶生成的指标。其中，3P试验、FDP、D－Dimer是临床常用的确证试验。TT比正常对照延长3秒以上，有诊断价值。

由于DIC的本质是机体凝血和纤溶动态调整、失调的结果，所以上述相关指标必须动态监测才具有临床意义。

(3) 辅助检查

①内镜检查：是积极探测胃肠道可视范围内病变情况的方法，兼具治疗功能。

②影像学检查：在发现隐匿器官(颅腔、胸腔、腹腔、胃肠道和骨盆等)损伤、出血方面有辅助参考价值。

(4) 并发症

①出血：特点为自发性、多部位出血，常见于皮肤、黏膜、伤口及穿刺、损伤部位，严重者可发生危及生命的出血。

②血栓：可发生在浅层的皮肤、消化道黏膜的微血管，较少出现局部坏死和溃疡。发生于深部器官的微血管栓塞其临床表现各异，表现为顽固性休克、呼吸衰竭、意识障碍、颅内高压和肾功能衰竭等，严重者可导致多器官功能衰竭。

③休克或微循环衰竭：由于微血栓发生的隐匿性，休克或微循环衰竭多不能用原发病解释，并且顽固不易纠正；早期即出现肾、肺、大脑等器官功能不全为其特点。

另外，2009年国内制定的DIC诊断积分方案(表1－9－1)可以作为参考。

表1－9－1 DIC诊断积分方案

1. 基础疾病	必需，＝2
2. 临床表现 (满分为1分)	①不能用原发病解释的严重或多发性出血倾向＝1
	②不能用原发病解释的微循环障碍或休克＝1
	③广泛性皮肤、黏膜栓塞，灶性缺血性坏死、脱落及溃疡形成或不明原因的肺、肾、脑等脏器功能衰竭＝1
3. 凝血系列常规试验结果积分	
血小板计数	＜$100×10^9$/L＝1
	进行性下降＝1
	同时存在＝2
纤维蛋白相关产物标志物增高(如可溶性纤维蛋白单体/FDPs)	3P试验阳性＝1
	FDPs＞20mg/L或D－Dimer升高＝2
PT延长	PT缩短或延长3秒以上或APTT延长10秒＝1
纤维蛋白原水平	＜1.5g/L或＞4.0g/L＝1
	进行性下降＝1
	同时存在＝2

说明：积分达7分以上可以诊断DIC；5～7分临床疑诊DIC，需动态观察，重复实验室检查后重新评分；小于5分不能诊断DIC。

【治疗原则】

DIC 是一种临床病理过程，其本身不是一个独立的疾病，更像是很多疾病的严重并发症。因此，治疗上最重要的是治疗原发病。控制感染、治疗肿瘤、积极处理病理产科及外伤止血等措施，是终止 DIC 病理过程的最为关键和根本的治疗措施。止血、抗凝治疗应在处理基础疾病的前提下同步进行，必须根据临床判断有所偏重。

1. 终止、纠正出血

(1) 手术治疗　活动性出血必须通过手术方式终止，弥漫性渗血必须积极纠正。

(2) 非手术治疗　出血性疾病相关的 DIC 外，纠正出血、凝血大致包括以下几个方面。

①止血：治疗 DIC 时，应用止血药可能加重凝血底物消耗，应慎重；但是，不纠正出血、凝血的治疗是不可取的。除局部应用明胶海绵、止血敷料外，常用的止血药物有：凝血酶、卡络磺钠、氨甲环酸、氨甲苯酸、氨基己酸、维生素 K_1、云南白药等。注意，消化道出血应加强抑酸治疗，以提高止血的效能；常用药物是 H_2 受体或质子泵抑制剂。

②补充凝血底物：可积极使用新鲜全血、血小板、冰冻血浆、复合凝血因子以及纤维蛋白原制剂等是有效补充凝血因子的止血措施。输注血小板要根据患者的临床状态来决定。通常来说，对于血小板：$PLT < 20 \times 10^9/L$ 的未出血患者或者 $PLT < 50 \times 10^9/L$ 伴有活动性出血的患者，建议输注血小板；PT/APTT 延长（大于正常值的 1.5 倍）或 FIB 下降（低于 1.5g/L）且伴有活动性出血的 DIC 患者，推荐输注新鲜冰冻血浆，推荐使用 15ml/kg 的剂量；纤维蛋白原每输入 1g，可使其在血中浓度升高 0.5g/L；在严重肝病合并 DIC 时考虑应用凝血酶原复合物。

③针对血栓抗凝：目的是阻断血管内凝血的病理过程，高凝期和纤维蛋白溶解期均需使用。临床上常用的抗凝药物为肝素，主要包括普通肝素和低分子量肝素，使用方法如下所述。

a. 普通肝素：肝素 $5 \sim 10IU/(kg \cdot h)$，持续静脉滴注，每 4 小时复查相关实验室指标，以指导调整肝素用量。

b. 低分子量肝素：剂量为 $3000 \sim 5000U/d$，皮下注射，根据病情决定疗程，一般连用 3～5 天。

适应证：DIC 早期（高凝期）；血小板及凝血因子呈进行性下降，微血管栓塞表现（如器官功能衰竭）明显者。

禁忌证：手术后或损伤创面未经良好止血者；近期有严重的活动性出血；蛇毒所致 DIC；严重凝血因子缺乏及明显纤溶亢进者。

④纠正内环境紊乱

a. 降温：热射病是最典型的例子，能否迅速纠正过高的体温直接影响患者的预后。

b. 纠正酸碱平衡失调：消化道出血应加强抑酸治疗，以提高止血的效能；常用药物是 H_2 受体或质子泵抑制剂。

c. 纠正电解质紊乱：由于 Ca^{2+} 是重要凝血因子，故在纠正电解质紊乱方面尤其要注重 Ca^{2+} 的补充。

⑤糖皮质激素治疗：不作常规应用，但下列情况可予以考虑。

a. 基础疾病需糖皮质激素治疗者；

b. 感染性休克合并 DIC 已经有效抗感染治疗者；

c. 并发肾上腺皮质功能不全者。

第十章 水、电解质和酸碱平衡紊乱

体液中水、电解质和酸碱度的平衡是机体维持正常功能的必要条件。一旦这种平衡发生紊乱，会对机体带来不良影响。所以及时发现有无水、电解质紊乱和酸碱失衡，及时治疗是 ICU 医生必须掌握的基本功之一。

水是机体含量最多而又重要的组成成分，具有重要的生理功能。体液是由水和溶解于水中的电解质、低分子有机化合物及蛋白质组成。体液分为细胞内液与细胞外液。细胞外液又分为组织间液（包括淋巴液、脑脊液等）和血管内液（即血浆）。部分组织间液还称为第三间隙液，即封闭腔隙液体，如胸膜腔、关节腔、蛛网膜下隙的液体。体液中的溶质分为电解质和非电解质；非电解质如尿素、葡萄糖；电解质是液体中能解离为阴、阳离子的物质，完全溶解水。体液的正常容量和分布、正常渗透压和各种电解质的正常含量，是保证细胞正常代谢和维持器官功能的必要条件。临床上多种情况可以导致水、电解质紊乱进而出现器官系统功能紊乱。及时发现和纠正这种现象，避免酸碱失衡的发生，至关重要。

第一节 体液平衡紊乱

体液平衡紊乱包括细胞外液不足和细胞外液过多两种情况。临床表现因病因不同而异。机体内水与钠平衡紧密相关，同时影响细胞外液的渗透压和容量。细胞外液不足，通常为低容量休克，水和钠成比例丢失；细胞外液过多，钠和水成比例地储存于体内，导致细胞外液过多。如体液存在血管内，则成为高容量状态；如液体转移到组织间液内，则成为水肿。临床表现不典型或各不相同。

【诊断标准】

1. 临床表现

（1）细胞外液不足时，临床表现无特异性，应重视病史和体检。典型表现为：口渴、乏力、体位性低血压、心率加快、晕厥等；尿量减少；中心静脉压降低，尿比重增加。

（2）细胞外液过多时，常见于充血性心力衰竭、肝硬化、肾病综合征、库欣综合征、低蛋白血症、医源性输入过多的生理盐水等病史。典型表现是体重明显增加，水肿常发生于低垂或组织疏松部位。

2. 实验室检查

（1）血常规 可见血液浓缩。

（2）血钠可以正常、降低或增高而无特意性。

（3）经肾脏丢失过多时，尿钠＞20mmol/L；因肾外因素丢失液体时，尿钠＜20mmol/L，尿比重升高。

3. 并发症

（1）细胞外液不足时常并发休克，若不及时处理会出现器官灌注不足、急性肾功能衰竭、弥漫性血管内凝血等。

（2）液体容量过负荷时进一步进展，出现水肿加重、器官灌注不足，加重器官衰竭。

【治疗原则】

（1）针对细胞外液不足的治疗　尽快恢复正常血容量并纠正可能发生的电解质、酸碱紊乱。

（2）针对细胞外液过多的治疗　限制钠盐、水的摄入，输入胶体，增加血管内胶体渗透压，使用利尿剂，促进水钠排出；心功能不全可以使用正性肌力药以增加心输出量；合并严重肾功能不全可以采用肾脏替代治疗。

第二节　钠代谢紊乱

钠代谢紊乱较为复杂，分为低钠血症和高钠血症。

一、低钠血症

低钠血症指血清钠浓度低于 135mmol/L，根据发病机制不同，可以分为等渗性、低渗性和高渗性低钠血症。

【诊断标准】

1. 临床表现

（1）低钠血症的症状是非特异性的，临床表现通常是随病情发展而变化。

（2）轻度低钠血症血钠浓度为 120～135mmol/L，主要表现为味觉减退、肌肉酸痛；中度低钠血症血钠浓度为 115～120mmol/L，有头痛、恶心、呕吐等症状；重度低钠血症血钠浓度低于 115mmol/L，常出现昏迷、癫痫发作、反射消失等。

2. 实验室检查

见血生化检查，血钠浓度如临床表现所述。

3. 辅助检查

对于意识障碍患者，应行头颅 CT 检查，做鉴别诊断。

4. 根据血钠测得值诊断

血钠浓度小于 135mmol/L，就可以诊断。对病因判断，要结合血液渗透压、细胞外液容量、尿钠、尿钾等情况进行综合判断。

【治疗原则】

低钠血症的补钠原则是：输注速度先快后慢，总输入量应分次完成。

（1）补钠公式　补钠量（g）=0.6（女性 0.5）×体重（kg）×（血钠正常值 mmol/L－实测值 mmol/L）/17mmol/L，还应加上每日生理需要量。

（2）急性或严重低钠血症　以每小时提高血钠水平 1～2mmol/L 的速度输注，不超过 48 小时；以后应控制血钠提高速度不超过每小时 0.5mmol/L。

（3）慢性或很难估计病程的低钠血症　血钠提高速度应不超过每小时 0.5mmol/L。

（4）补钠速度　具体可以起始用 3%氯化钠溶液，以 15～50ml/h 输注，每 2～4 小时检测血钠一次，直到症状消失；也可以 4～8 小时检测血钠一次，直到血钠达正常水平。

（5）注意事项　补钠速度不能过快，过快会导致细胞脱水，发生中央脑桥性脱髓鞘形成（CPM）。

二、高钠血症

高钠血症是指血清钠浓度高于 150mmol/L。高钠血症患者皆为高渗状态，但体内钠离子的总量却不同，根据细胞外液量的变化，可以分为低容量性、等容量性和高容量性高钠血症。

【诊断标准】

1. 发病机制与临床表现

(1) 低容量性高钠血症　失水多于失钠。如高热、暴露于高温环境下；呕吐、腹泻；中枢神经系统疾病影响抗利尿激素（ADH）分泌，使肾脏排水多于排钠。

(2) 高容量性高钠血症　血容量和钠均高。见于摄入或补充盐水过多；钠潴留，如库欣综合征。

(3) 等容量性高钠血症　血容量无明显改变而血钠增高。常见于下丘脑受损患者，渗透压感受器对渗透压刺激不敏感。

渗透压升高的程度与高渗形成的速度决定临床表现，主要临床表现是脱水、神志改变、痉挛、癫痫发作、中枢性过度通气等。

2. 实验室检查

血钠＞150mmol/L，血浆渗透压＞310mmol/L。

3. 诊断方法

评估容量状态结合实验室检查可诊断。

【治疗原则】

(1) 防止水进一步丢失　可以从胃肠道补充；不能进食者可静脉补充；对于急性高钠血症，快速纠正到 148mmol/L，则停止快速纠正。对慢性高钠血症，血清钠下降速度为每小时 0.5mmol/L。

(2) 水需要量(L)=(血钠测得值–血钠正常值)×体重(kg)×4，一般分两日补充。

(3) 监测血钠变化　早期每 2～4 小时检测一次；然后每 4～8 小时监测一次，直至血清钠浓度下降到 145mmol/L 为止。

(4) 积极治疗原发病。

第三节　钾代谢紊乱

钾是生命必需的电解质之一，其生理作用包括维持细胞的新陈代谢、调节渗透压和酸碱平衡、保持细胞应激功能等。钾主要储存在细胞内，血清钾占机体总钾的 2%。血清钾的浓度为 3.5～5.5mmol/L。很小的细胞外钾离子浓度异常都可以导致危及生命的情况发生。

一、低钾血症

低钾血症是指血清钾浓度低于 3.5mmol/L，由于钾总量减少或钾在细胞内外重新分布所致。

【诊断标准】

1. 发病机制与临床表现

（1）发病机制　有较长时间的进食困难或呕吐、腹泻、大量排汗、使用排钾利尿剂、肾功能不全等任一情况。

（2）临床表现　骨骼肌迟缓性瘫痪和平滑肌失去张力，表现为四肢瘫软无力、呼吸肌无力的呼吸困难，窦性心动过速、室颤等；心电图 T 波低平或出现病理性 U 波；还可以出现糖耐量异常、代谢性碱中毒等。

2. 实验室检查

当血钾浓度＜3.5mmol/L 时，能够确诊；当尿钾浓度＜15mmol/L，提示以肾外丢失为主；当尿钾浓度＞20mmol/L，提示以肾脏丢失为主。

【治疗原则】

（1）补充钾的同时治疗原发病，纠正酸碱平衡紊乱。

（2）低钾血症的补钾原则是能够口服补钾，尽量进行口服补钾。如果无法进行口服补钾需要进行静脉补钾，静脉补钾的浓度和速度应适当限制，每升的输液量中含钾量不要超过40mmol，输入速度控制在 20mmol/h 以下。另外，对于休克病人，一定要先纠正血容量，等尿量超过 40ml/h 时再进行静脉补钾。

（3）同时要监测血钾水平。

二、高钾血症

血清钾浓度高于 5.5mmol/L，即为高钾血症。

【诊断标准】

1. 发病机制与临床表现

（1）发病机制　常见于摄入过多(如医源性输入含钾液过多)、排出减少、肾功能受损、休克酸中毒等情况并发高钾血症。

（2）临床表现　肢体刺痛、感觉异常、肌无力甚至肌麻痹等。

2. 实验室检查

血清钾浓度高于 5.5mmol/L。

3. 辅助检查

心电图 T 波高尖、P－R 间期延长、P 波消失、QRS 波群增宽。

血清钾浓度高于 5.5mmol/L 就可以确诊高钾血症；还应注意假性高钾血症，如溶血、白细胞增多症、血小板增多症。

【治疗原则】

（1）停用含钾液。

（2）静脉推注 10%葡萄糖酸钙 10ml。

（3）葡萄糖加胰岛素配成 10U/L 的溶液，以 250～500ml/h 静脉滴注。

（4）袢利尿剂推注。

（5）用 5%碳酸氢钠纠酸。

（6）口服或直肠给予聚磺苯乙烯，助钾排出。

（7）当血清钾浓度大于 6.5mmol/L 时，可以考虑血液透析治疗。

第四节　钙代谢紊乱

人体内的钙主要集中在骨骼系统，而血浆钙有三种形式，即离子钙、与蛋白结合钙、与阴离子结合的复合物。具有生理活性的是离子钙，其浓度为 10mg/L(2.5mmol/L)。降钙素、甲状旁腺素(PTH)缺乏，可促使肾脏对钙的排泄量增加。

一、低钙血症

血清蛋白浓度正常时，血清钙浓度低于 2.2mmol/L，即称为低钙血症。

【诊断标准】

1. 临床表现

(1) 手足抽搐是典型的临床表现。

(2) QT 间期延长、室性心动过速和心力衰竭。

(3) 支气管痉挛、喉痉挛和呼吸衰竭。

2. 实验室检查

血清钙浓度低于 2.2mmol/L。

3. 辅助检查

低钙严重 ECG QT 间期延长、室性心动过速。

【治疗原则】

(1) 首先针对病因治疗，钙剂补充量取决于低钙的程度。

(2) 轻症者口服碳酸钙片，2～4g/日，分 4 次口服；严重者推荐静脉补充氯化钙。

二、高钙血症

血清蛋白浓度正常时，血清钙浓度高于 2.75mmol/L，即称为高钙血症。

【诊断标准】

1. 临床表现

(1) 甲状旁腺功能亢进、骨转移或非骨转移的恶性肿瘤患者、维生素 D 过量等情况，血清钙升高。

(2) 高钙血症时神经肌肉的兴奋性下降，表现为四肢肌肉松弛、易疲劳、记忆力减退，严重者出现精神障碍。

(3) 心动过缓、心律不齐甚至出现致命性心律失常、心脏停搏。

(4) 血钙升高还会造成多处异位钙化，如血管、肾脏钙化，甚至发生肾功能障碍。

(5) 消化系统出现恶心、呕吐、便秘、胃溃疡、胰腺炎等。

2. 实验室检查

血清钙浓度高于 2.75mmol/L。

3. 辅助检查

心电图检查出现心动过缓、心律不齐及其他心律失常。

【治疗原则】

(1) 积极控制原发病，限制钙盐摄入，补液，纠正脱水，促进钙的排泄。

(2) 严重病情可用降钙素、血液透析治疗。

第五节　镁代谢紊乱

镁是细胞内含量仅次于钾的阳离子，血清镁的浓度正常值为 0.75～1.2mmol/L。小肠是吸收镁的主要场所，肾脏是排泄镁的主要器官。

一、低镁血症

低镁血症主要见于摄入不足、丢失过多及镁向细胞内转移。

【诊断标准】

1. 临床表现

(1) 低镁血症常常与低钾、低钙、低磷同时存在，以神经肌肉系统症状为主。

(2) 呼吸肌无力、精神症状、反射亢进，甚至出现手足抽搐、癫痫发作及室性心律失常。

2. 实验室检查

血清镁的浓度低于 0.75mmol/L。

3. 辅助检查

心电图示室性心律失常。

【治疗原则】

(1) 轻度低镁血症一般经口服补充，但大剂量会引起腹泻。

(2) 血清镁低于 0.4mmol/L，提示重度低镁血症，应静脉补充硫酸镁 50mmol，4～6 小时以上。

二、高镁血症

血清蛋白浓度正常时，血清镁浓度高于 1.25mmol/L，即称为高镁血症。

【诊断标准】

1. 临床表现

精神症状，昏睡，深部见反射消失，软弱麻痹。

2. 实验室检查

血清镁浓度高于 1.25mmol/L。

3. 辅助检查

心电图示室性心律失常。

【治疗原则】

(1) 立即终止镁剂的摄入，监测肾功能。

(2) 静脉推注氯化钙以改善症状。

(3) 使用袢利尿剂促进排泄。

(4) 严重者血液净化治疗。

第六节　磷代谢紊乱

机体中的磷大部分以磷酸盐形式存在，其中10%分布于细胞外液中，85%存在于骨骼。磷在分布上可以跨细胞转移，使机体在总磷正常的情况下出现高磷血症或低磷血症。磷主要通过肾脏和肠道排泄，甲状旁腺素可促进磷的排泄。

一、低磷血症

低磷血症主要见于磷摄入不足、丢失过多及磷向细胞内转移。血清磷浓度低于0.8mmol/L。

【诊断标准】

1. 临床表现

(1) 急性磷酸盐缺乏的主要表现是能量储备不足。

(2) 昏睡、精神症状、共济失调。

(3) 心血管系统损害，如难以控制的心肌炎性肿大。

(4) 肌肉乏力、疼痛、横纹肌炎症。

(5) 溶血性贫血。

2. 实验室检查

血清磷浓度低于0.8mmol/L。

【治疗原则】

(1) 轻度低磷血症一般经口服补充。

(2) 血清磷浓度低于0.32mmol/L时，提示重度低磷血症，应静脉补充磷酸盐，直到血清磷浓度达到0.65mmol/L，再给予口服补充。

(3) 治疗过程中监测电解质，尤其是钙、磷酸盐和镁。

二、高磷血症

正常成年人血清磷浓度高于1.61mmol/L，儿童高于1.9mmol/L即称为高磷血症。

【诊断标准】

1. 临床表现

高磷血症的主要临床表现同低钙血症。

2. 实验室检查

成年人血清磷浓度高于1.61mmol/L；儿童血清磷浓度高于1.9mmol/L。

【治疗原则】

(1) 治疗高磷血症，首选口服磷酸盐胶合剂。

(2) 严重者血液净化治疗。

第七节　酸碱平衡紊乱

机体的组织细胞必须在适宜的酸碱度体液环境中才能生存。细胞外液适宜的酸碱度，用 pH 值表示为 7.35～7.45，平均为 7.40，是弱碱性环境。机体依靠体液的缓冲系统以及肺和肾的调节作用，把血浆的 pH 值稳定在正常范围，这种生理情况下维持体内酸碱度的相对稳定性称为酸碱平衡。当机体由于多种原因引起酸碱负荷过量或调解机制障碍，导致体液酸碱度平衡被破坏，即形成酸碱平衡紊乱。要准确评价和调节酸碱平衡，需结合血气分析数据及临床表现才能获得。

一、代谢性酸中毒

代谢性酸中毒是由细胞外液 H^+ 增加或 HCO_3^- 丢失而引起的以原发性碳酸氢盐浓度降低为特征的酸碱平衡紊乱。临床常见乳酸性酸中毒和酮症酸中毒。

（一）乳酸性酸中毒

【诊断标准】

1. 病因及临床表现

（1）临床有消化道丢失 HCO_3^- 的疾病情况，如严重呕吐、腹泻及外科的胃肠瘘、胆瘘丢失消化液等。

（2）含氯酸性药物摄入过多。

（3）肾功能不全，如泌 H^+ 障碍加重时肾脏滤过率进一步下降，固定酸排除障碍。

（4）恶性肿瘤，如白血病、淋巴瘤等。

（5）糖尿病患者口服用双胍类降糖药，经检查血糖、血乳酸浓度增高。

（6）癫痫发作。

（7）临床表现伴随原发病的严重程度，表现复杂，多样，如呼吸深快、发绀、皮肤花斑、少尿等。

2. 实验室检查

（1）动脉血 $pH < 7.35$，血乳酸浓度 $> 2mmol/L$。

（2）银试剂盒银离子（AG）浓度为 $10～14mmol/L$ 或 AG 浓度为 $> 18mmol/L$。

（3）CO_2 结合力 $< 9mmol/L$。

（4）HCO_3^- 浓度 $< 9mmol/L$。

（5）血丙酮酸浓度为 $0.2～1.5mmol/L$，血乳酸/丙酮酸浓度 $> 30:1$。

（6）血酮体一般不升高。

（7）血白细胞大多增高，有时可高达 $30 \times 10^9/L$。

3. 辅助检查

（1）心电图示心律失常、ST 段改变。

（2）微循环障碍表现。

【治疗原则】

（1）病因治疗 常见病因为脓毒症、休克、癫痫发作、恶性肿瘤、肝衰竭、中毒等。

（2）应用碳酸氢盐。

（3）血液净化。

（二）酮症酸中毒

酮症酸中毒发生于游离脂肪酸产生增加或脂肪酸分解的酮体在肝脏内蓄积。

【诊断标准】

1. 病因及临床表现

(1) 糖尿病酮症 早期食欲不振、恶心、呕吐、腹痛。进一步发展，血压下降、由多尿变成少尿；精神症状、淡漠、昏迷或狂躁、谵妄。

(2) 饥饿性酮症。

(3) 乙醇中毒。

(4) 体检 深大呼吸，可闻及烂苹果味。

2. 实验室检查

(1) 血糖 一般检查增高大于 27mmol/L。

(2) 血酮体 一般大于 5mmol/L。

(3) 血脂升高。

(4) 血淀粉酶、脂肪酶也可以增高。

(5) 血常规 白细胞可以增高。

【治疗原则】

(1) 糖尿病酮症酸中毒 胰岛素降血糖、扩容。

(2) 乙醇性酮症酸中毒 以输注葡萄糖为主。

(3) 饥饿性酮症 进食，无需特别治疗。

二、代谢性碱中毒

代谢性碱中毒是由细胞外液碱增多或 H^+ 丢失而引起的以原发性碳酸氢盐浓度升高、PCO_2 增高为特征的酸碱平衡紊乱。

【诊断标准】

1. 病因及临床表现

(1) 临床有消化道丢失 H^+ 的疾病情况，如严重呕吐、腹泻及外科的胃肠瘘、胆瘘丢失消化液等。

(2) 肾脏丢失 H^+，使用袢利尿剂患者 HCO_3^- 重吸收增加。

(3) 低钾血症患者往往合并代谢性碱中毒。

(4) 碱性物质摄入过多。

(5) 神经肌肉系统 随血浆 pH 值增加，神经肌肉兴奋性增加，面部肌肉抽动、烦躁不安、谵妄，手足抽搐反射亢进。

(6) 血红蛋白氧解离曲线左移，组织缺氧。

(7) 容易导致低钾血症、心脏传导阻滞甚至心跳骤停。

(8) 抑制呼吸中枢导致低氧血症。

2. 实验室检查

(1) 动脉血 pH＞7.45。

(2) HCO_3^- 浓度＞26mmol/L。

(3) BE＞3mmol/L。

(4) 肺泡动脉氧差 30 岁以下＞10mmHg，年长者＞20mmHg。

【治疗原则】

(1) 预防　使用袢利尿剂的同时给予氯化钾，防止钾的丢失；应用 H_2 受体抑制剂，减少从胃肠道丢失；对于慢性阻塞性肺疾病(COPD)患者，避免 PaO_2 下降过快，可以避免碱中毒发生。

(2) 纠正电解质紊乱，以输注氯化钠为主。

(3) 根据碱血症的严重程度，可以考虑用 $100\sim200mmol/L$ 的盐酸，以每小时 $20\sim50mmol/L$ 的速度，通过中心静脉输注。

三、呼吸性酸中毒

呼吸性酸中毒是由 CO_2 排出障碍或吸入过多引起的以原发性动脉血 PCO_2 增加为特征的酸碱平衡紊乱。可以单独存在，也可以同其他酸碱失衡同时存在。根据发病快慢程度分为急性和慢性呼吸性酸中毒。急性呼吸性酸中毒时，组织缓冲只能使碳酸氢盐增高 $4\sim5mmol/L$，会发生呼吸性酸中毒；而 COPD 患者可以通过肾脏重吸收碳酸氢盐来补偿，一般不会发生酸中毒；呼吸性酸中毒也可以是代谢性碱中毒的代偿反应，但 pH 值应大于7.4。

【诊断标准】

1. 病因及临床表现

(1) 病因　任何引起呼吸中枢抑制的疾病；呼吸肌或胸壁活动障碍如重症肌无力；上气道阻塞；支气管哮喘、肺炎或慢性阻塞性肺疾病。

(2) 临床表现　呼吸急促、呼吸困难，出现神经精神症状、震颤甚至昏迷。

(3) 严重者伴随血压下降、心律紊乱，加重神经系统损害。

(4) 慢性阻塞性肺疾病患者一般出现呼吸困难、喘息、咳嗽、下肢浮肿等。

2. 实验室检查

主要动脉血气分析：动脉血 pH 值 <7.35，$PaCO_2>45mmHg$，HCO_3^- 高于 $24mmol/L$。

【治疗原则】

(1) 先明辨是急性通气障碍还是慢性通气障碍。对于急性呼吸性酸中毒，查找引起通气障碍的原因，改善肺泡的通气功能，使 CO_2 尽快排出。

(2) 对合并中枢损伤患者，优先积极纠正呼吸性酸中毒，包括气管插管、机械通气、减少无效腔通气。

(3) 增加分钟通气量。

四、呼吸性碱中毒

呼吸性碱中毒是以过度通气引起的原发性 PO_2 降低为特征的酸碱平衡紊乱，是机体对刺激的非特异性反应。常见于严重的全身感染、重症胰腺炎、肺部或中枢系统疾病。

【诊断标准】

1. 病因及临床表现

(1) 病因　低氧血症、中枢或精神障碍、高热、甲状腺功能亢进、呼吸机使用不当等。

(2) 眩晕，四肢、口周感觉异常，意识障碍，抽搐。

(3) 增加肾脏排钾而发生低钾血症。

(4) 氧解离曲线左移导致组织供氧不足、发绀表现。

2. 实验室检查

动脉血气分析 $PaCO_2 < 35mmol/L$。

【治疗原则】

(1) 首先防治原发病，去除因其过度通气的原因。

(2) 增加人工死腔通气，避免患者重复吸入排出的二氧化碳。

(3) 对于精神性通气过度患者，给予镇静剂。

五、混合性酸碱平衡紊乱

混合性酸碱平衡紊乱是指同时发生两个或两个以上代谢性或呼吸性酸碱平衡紊乱的临床情况，常见于各种危重情况。

(一) 呼吸性酸中毒合并代谢性酸中毒

临床表现为 PaO_2 升高，HCO_3^- 下降，两者比值明显上升，严重酸中毒。

【诊断标准】

1. 病因和临床表现

(1) 急性肺水肿、猝死时 CO_2 排出不畅，酮聚集，产生呼吸性酸中毒。

(2) 水杨酸中毒治疗时过度镇静、出现呼吸抑制，产生代谢酸中毒并呼吸性酸中毒。

(3) 慢性阻塞性肺疾病患者红细胞压积比较高，氧解离曲线右移，出现休克、乳酸产生增加、合并肾功能不全或代谢性酸中毒。

(4) 以上情况均会出现呼吸性酸中毒合并代谢性酸中毒。

2. 实验室检查

血气分析 $pH < 7.35$，$PaCO_2$ 大于 $45mmHg$，HO_3^- 小于 $22mmol/L$ 或 $BE < -3mmol/L$。

(二) 代谢性碱中毒合并呼吸性碱中毒

代谢性碱中毒合并呼吸性碱中毒的特点是 $PaCO_2$ 低于 $35mmol/L$，HCO_3^- 高于 $26mmol/L$。

【诊断标准】

1. 病因和临床表现

(1) 大量消化液丢失(如呕吐、腹泻)合并中枢性呼吸兴奋、呼吸频率过快。

(2) 大量输注库存血合并缺氧、儿茶酚胺释放刺激呼吸中枢兴奋，使频率增快。

(3) 肝功能衰竭、血氨水平增高，刺激呼吸中枢。

(4) 孕妇孕期反应，如恶心、呕吐合并呼吸频率增快。

以上结果均为机体存在代谢性碱中毒情况，同时又有呼吸中枢兴奋导致的呼吸增快、过度通气等情况，发生代谢性碱中毒合并呼吸性碱中毒。

2. 实验室检查

血气分析 $pH > 7.45$，$PaCO_2 < 35mmol/L$，$HCO_3^- > 26mmol/L$，$BE > +3mmol/L$。

(三) 呼吸性酸中毒合并代谢性碱中毒

这是临床常见的一种混合性酸碱平衡紊乱。

【诊断标准】

1. 病因及临床表现

常见于慢性肺源性心脏病，使用利尿剂治疗。

2. 实验室检查

血气分析 $PaCO_2 > 45mmol/L$，$HCO_3^- > 26mmol/L$，$BE > +3mmol/L$。

（四）呼吸性碱中毒合并代谢性酸中毒

【诊断标准】

1. 病因及临床表现

常见于慢性肺源性心脏病，使用利尿剂治疗。

2. 实验室检查

血气分析 $PaCO_2 < 35mmol/L$，$HCO_3^- > 26mmol/L$，$BE > +3mmol/L$。

（五）代谢性酸中毒合并代谢性碱中毒

常见于肾功能衰竭患者合并呕吐、腹泻。

（六）酸碱平衡紊乱的诊断方法

第一步　明确是酸血症还是碱血症。

第二步　明确是呼吸因素还是代谢因素引起。如果 $PaCO_2 > 45mmol/L$，HCO_3^- 小于 $22mmol/L$，$BE > +3mmol/L$，提示代谢性碱中毒；$PaCO_2 < 35mmol/L$，提示呼吸性碱中毒；$HCO_3^- > 26mmHg$，$BE > +3mmol/L$，提示代谢性碱中毒。

第三步　明确是否发生了代偿。

第四步　计算阴离子间隙。当阴离子间隙大于 $20mmol/L$，提示代谢性酸中毒。

第十一章 重症患者的镇痛、镇静

镇痛镇静治疗是 ICU 患者的基本治疗之一，其目的在于减轻患者的痛苦、降低氧耗、保护器官功能，是重症医学可持续发展的重要基础。

第一节 镇 痛 治 疗

疼痛在 ICU 普遍存在，定义为与组织损伤或潜在损伤相关的不愉快的主观感受和情感体验。超过 70% 的患者在转出 ICU 后仍对 ICU 经历的疼痛记忆深刻，所以近年来对疼痛的管理越发受到重视，并强调镇痛是镇静的基础，而治疗的前提是准确的评估。

【疼痛的评估】

疼痛的评估分为两类：一类为可交流患者，最常用的评估方法为疼痛数字评分法；另一类为不可交流患者，最常用的评估方法为疼痛数字评分、行为疼痛量表和重症疼痛观察工具。

1. 疼痛数字评分

疼痛数字评分(NRS)以 0～10 等数字代表不同程度的疼痛，0 为不痛，10 为无法忍受的疼痛，数字由小到大代表疼痛越来越剧烈；让患者对自己的疼痛进行打分，可以口头交流，也可以书面形式进行。1～3 分为轻度疼痛，4～6 分为中度疼痛，7～10 分为重度疼痛。一般应将患者疼痛控制在 4 分以下。

2. 行为疼痛量表

行为疼痛量表(BPS)包括 3 个条目：面部表情、上肢运动和通气依从性，每个条目赋予 1～4 分，将 3 个条目的得分相加，总分为 3～12 分，总分越高说明患者的疼痛程度越高。超过 5 分代表患者经历中度及以上的疼痛，一般要求患者疼痛控制在 BPS<5 分。见表 1-11-1。

表 1-11-1　行为疼痛量表

项目	描　述	分值(分)
面部表情	放松	1
	部分紧绷(如皱眉)	2
	完全紧绷(如闭眼)	3
	扭曲	4
上肢动作	无活动	1
	部分弯曲	2
	手指、上肢完全弯曲	3
	完全回缩	4

项目	描 述	分值(分)
通气依从性(插管)	完全能耐受	1
	呛咳，大部分时间能耐受	2
	对抗呼吸机	3
	不能控制通气	4
或发声(非插管)	无疼痛相关发声	1
	呻吟≤3次/分且每次持续时间≤3秒	2
	呻吟＞3次/分或每次持续时间＞3秒	3
	咆哮或使用"哦""哎呦"等言语抱怨，或屏住呼吸	4

3. 重症疼痛观察工具

重症疼痛观察工具(CPOT)包括4个条目：面部表情、肢体活动、肌肉紧张度和通气依从性，每个条目根据患者的反应情况分别赋予0~2分，评估患者的疼痛程度时，将4个条目的得分相加，总分为0~8分，总分越高说明患者的疼痛程度越高。其疼痛控制目标值为CPOT＜3分。见表1-11-2。

表1-11-2 重症疼痛观察工具

项目	描述		评分
面部表情	未观察到肌肉紧张	自然、放松	0
	表现出皱眉、眉毛放低、眼眶紧绷和提肌收缩	紧张	1
	以上所有的面部变化加上眼睑轻度闭合	扮怪相	2
肢体活动	不动(并不代表不存在疼痛)	无体动	0
	缓慢、谨慎的运动，触碰或抚摸疼痛部位，通过运动寻求关注	保护性体动	1
	拉拽管道，试图坐起来，运动肢体/猛烈摆动，不遵从指挥命令，攻击工作人员，试图从床上爬出来	烦乱不安	2
肌肉紧张 通过被动的弯曲和伸展来评估	对被动的运动不做抵抗	放松	0
	对被动的运动动作抵抗	紧张和肌肉僵硬	1
	对被动的运动动作剧烈抵抗，无法将其完成	非常紧张或僵硬	2
对呼吸机的顺应性 (气管插管患者)	无警报发生，舒适地接受机械通气	耐受呼吸机或机械通气	0
	警报自动停止	咳嗽但耐受	1
	不同步：机械通气阻断，频繁报警	对抗呼吸机	2
或发声 (拔管后的患者)	用正常腔调讲话或不发声	正常腔调讲话或不发声	0
	叹息，呻吟	叹息，呻吟	1
	喊叫，啜泣	喊叫，啜泣	2
总分范围			0~8

另外，心率、血压、呼吸频率、呼气末二氧化碳等生命体征是疼痛的重要提示信号，当这些生命体征发生变化时应想到为患者进行疼痛评估。

【治疗原则】

1. 疼痛评估

(1) ICU患者应常规进行疼痛评估。

(2) 实施镇痛后仍要对镇痛效果进行评估，并根据评估调整治疗方案。

2. 器官功能评估

镇痛治疗前后常规评估器官功能状态和器官储备能力。

3. 去除诱因

ICU患者常处于强烈的应激环境中，疼痛治疗的第一步即应去除诱因。

4. 非阿片类药物联用

阿片类药物联用非阿片类药物可减少阿片类药物用量和并发症。

5. 多模式镇痛

结合理疗、音乐等非药物手段为患者减轻疼痛，减少患者药物用量。

【治疗方法】

1. 药物治疗

(1) 阿片类药物　ICU常用阿片类药物主要包括弱阿片类药物如可待因等；强阿片类药物如吗啡、芬太尼、瑞芬太尼，舒芬太尼等。阿片类药物镇痛作用强大，多用于中、重度疼痛的镇痛治疗。芬太尼起效快，镇痛效价为吗啡的100～180倍，但其表观分布容积大，反复给药易于蓄积，不宜用作长期镇痛。瑞芬太尼效价与芬太尼相当，特点为起效快、维持时间短，代谢主要依靠血液和组织非特异性酯酶水解，不依赖肝肾功能，较适合于长期应用，但应在停药时注意防止反跳痛。舒芬太尼镇痛作用最强，为芬太尼的5～10倍，起效快，副作用相对较少，但药物清除半衰期较长。

(2) 非阿片类药物　最常用非阿片类药物为非甾体类抗炎药如阿司匹林、对乙酰氨基酚、吲哚美辛等，多用于轻度疼痛，具有天花板效应，止痛效果不佳时应考虑应用阿片类药物。神经系统止痛药如加巴喷丁、卡马西平、三环类抗抑郁药等，主要用于神经病理性疼痛或精神因素所致疼痛。另外，奈福泮、氯胺酮等药可用于替代或减少阿片类药物的用量。

需要强调，无论阿片类药物或非阿片类药物，应用的同时都应继续评估患者疼痛情况，根据患者病情，调整用药，并时刻关注药物的不良反应。

2. 非药物治疗

按摩、热疗、冷敷等物理治疗技术，心理疏导，音乐，放松技术(如深呼吸)等可作为积极的尝试应用于患者的疼痛治疗，但应结合病情，避免影响其他治疗或造成额外的伤害。

第二节　镇　静　治　疗

镇静治疗常用于减轻ICU患者的焦虑，降低呼吸机等医疗干预带来的应激反应，防止躁动带来的伤害。如果需要使用镇静药物，务必对患者的镇静状态进行规律的评估。

【镇静评估】

镇静评估可分为主观评估和客观评估。主观评估主要包括各类主观镇静评分，目前最常用Richmond躁动–镇静评分(RASS)和Riker镇静–躁动评分(SAS)。客观评估主要为各类客观监测手段,如脑电双频指数(BIS)。

1. 主观性评估

(1) Richmond 躁动-镇静评分(RASS)　RASS 评分是目前 ICU 应用最为广泛的评分。评分从攻击性躁动(+4 分)到躯体刺激无反应的深镇静(-5 分),共分为 10 个级别。0 分代表清醒的自然状态,分值向正值方向变化的绝对值越大代表躁动程度越明显,分值向负值方向变化的绝对值越大代表镇静程度越深。见表 1-11-3。

表 1-11-3　Richmond 躁动-镇静评分

分值	命名	描　述
+4	攻击性	有明显攻击性或暴力行为,对医务人员造成直接威胁
+3	非常躁动	拔、拽各种管路和插管或对医务人员有过激行为
+2	躁动	频繁的无目的动作或人机对抗
+1	不安	焦虑不安、恐惧但无过激行为
0	清醒且平静	
-1	嗜睡	嗜睡,对呼唤能维持超过 10 秒的伴有睁眼的清醒
-2	轻度镇静	对呼唤有短暂(小于 10 秒)的有目光接触的清醒
-3	中度镇静	对呼唤有动作,但无目光接触
-4	重度镇静	对呼唤无反应但对躯体刺激有一些动作
-5	无法唤醒	对呼唤和躯体刺激均无反应

(2) Riker 镇静-躁动评分(SAS)　SAS 通过患者的动作行为、对声音和躯体刺激的反应,对其躁动程度和镇静状态进行评分。分值越低,代表躁动程度越轻和镇静程度越深,1 分代表深度镇静,而 7 分代表危险躁动。见表 1-11-4。

表 1-11-4　Riker 镇静-躁动评分

分值	命名	描　述
7	危险躁动	拉拽气管插管、试图拔除各种导管、翻越窗栏、攻击医护人员、在床上辗转挣扎
6	非常躁动	需要保护性束缚并反复言语劝阻,咬气管插管
5	躁动	焦虑或身体躁动,经语言劝阻可安静
4	安静配合	安静,容易唤醒,服从指令
3	镇静	嗜睡,言语刺激或轻轻摇动可唤醒并能服从简单指令,但又迅即入睡
2	非常镇静	对躯体刺激有反应,不能交流及服从指令,有自主运动
1	不能唤醒	对恶性刺激*无或仅轻微反应,不能交流及服从指令

*. 恶性刺激:吸痰或用力按压眼眶、胸骨或甲床 5 秒

2. 客观监测

应用较为广泛的为脑电双频指数(BIS)。BIS 是将脑电图的信息通过标准化和数字化处理转化为 0~100 的数值来量化反映大脑皮层的功能状态和意识水平。0 代表无脑电,40~60 为全身麻醉,60~80 为清醒镇静,100 则代表完全清醒。对于无法使用镇静量表的患者,BIS 可作为 ICU 滴定镇静深度的一种替代方法。

【治疗原则】

(1) 镇静评估 无评估不镇静，实施镇静治疗时应实时关注患者镇静深度，按需评估，定时评估。

(2) 器官功能评估 镇静治疗前后应常规评估患者的器官功能状态和器官储备能力。

(3) 镇痛为先 镇痛为镇静的基础，镇痛药物应先于镇静药物应用，或在某些情况下代替镇静药物达到所需的镇静深度。

(4) 浅镇静 对于机械通气危重患者使用浅镇静可以减少患者的机械通气和 ICU 入住时间。浅镇静一般指维持患者 RASS 评分于 0～−2 分或 SAS 评分 3～4 分。

(5) 每日镇静中断 对于深镇静患者而言，应在每天的某段时间停止应用镇静药物，唤醒患者，使其可遵循简单的命令；或使 RASS 评分达到−1～1 分。

(6) 目标导向性镇静 ICU 患者根据器官功能状态，个体化确立镇静程度的目标，并根据目标连续评估、随时调整治疗方案，以尽可能使镇静治疗扬利抑弊。

(7) 应用肌松剂的患者 可应用客观脑功能监测，评估镇静深度。

【治疗药物】

(1) 丙泊酚 丙泊酚(2,6−二异丙基苯酚)是一种短效镇静药物，由于起效快、撤药后迅速苏醒、持续输注无蓄积等优点，被广泛用于 ICU 镇静。丙泊酚能与中枢神经系统的多种受体结合以阻断神经传导，包括 γ−氨基丁酸 A 型($GABA_A$)、甘氨酸、烟碱及 M1 毒蕈碱受体。其中与 $GABA_A$ 受体结合的作用与苯二氮䓬类药物类似，通过与 $GABA_A$ 受体复合物结合加强 γ−氨基丁酸(GABA)的抑制效应。丙泊酚对患者循环和呼吸系统影响较大，并可能引起高脂血症、丙泊酚输注综合征，应用时应注意。

(2) 右美托咪定 右美托咪定是美托咪定的右旋异构体和活性成分，是一种高度选择性中枢 α_2^-肾上腺受体激动剂，其与 α_2 和 α_1 受体的亲和比率为 1620:1。与苯二氮䓬类和丙泊酚不同，右美托咪定不但具有镇静作用还有一定的镇痛作用，而且右美托咪定镇静时易唤醒，不影响呼吸。但由于右美托咪定能降低交感神经活性，低血压和心动过缓是其常见并发症，应用时应注意。

(3) 苯二氮䓬类药物 苯二氮䓬类药物为 γ−氨基丁酸 A 型($GABA_A$)受体激动剂，可产生剂量相关的催眠、抗焦虑、镇静及抗癫痫作用，但没有镇痛作用。常见苯二氮䓬类药物包括咪达唑仑，地西泮、劳拉西泮等。地西泮和劳拉西泮等药物常用于缓解患者焦虑，治疗患者失眠，ICU 镇静治疗则咪达唑仑最为常用。咪达唑仑在本类药物中水溶性最强，起效快，持续时间相对较短，且具备顺行性遗忘的特点；但较丙泊酚和右美托咪定更易蓄积，可能会增加机械通气时间和谵妄的发生率。对呼吸和心血管抑制是本类药物常见不良反应，应用时应注意。

镇静治疗前应首先明确镇静深度，理想的镇静深度是患者处于平静、舒适、可配合的状态，可理解为一种可简单遵嘱的浅镇静状态。但当患者出现严重人机对抗、颅脑损伤颅高压、癫痫持续状态、需要严格制动、应用肌松药物等情况仍应结合病情给予较深镇静。

第三节 谵妄、活动和睡眠

一、谵妄

谵妄是由多种原因引起的一过性意识混乱状态伴有认知功能障碍。谵妄可分为兴奋型、缄默型和混合型。缄默型谵妄因不易被识别，预后往往更差。

1. 谵妄的评估

(1) 对于 RASS 评分大于 −2 分且具备谵妄危险因素的 ICU 患者应常规进行谵妄评估。

(2) 建议使用谵妄评估量表（CAM–ICU）或 ICU 谵妄筛查表（ICDSC）作为 ICU 患者的谵妄评估工具。

2. 谵妄的预防和治疗

(1) 改善睡眠。

(2) 早期活动。

(3) 不建议使用氟哌啶醇、他汀类药物、多奈哌齐和抗精神病药物来预防及治疗谵妄。

二、活动

建议危重症患者积极活动或康复。若生命体征稳定，应用血管活性药物或机械通气并非活动的障碍。当心血管疾病、呼吸或神经系统不稳定时应停止活动。

三、睡眠

危重症患者睡眠片段化，灯光下睡眠增加，深睡眠下降。疼痛、环境刺激、医疗护理的干扰、心理因素影响、呼吸因素和用药会影响 ICU 期间睡眠的质量。ICU 患者无需常规监测睡眠，应采用多元化方案促进患者睡眠，包括按摩、音乐、减少灯光和噪音等。

第十二章　重症患者的营养支持

　　营养支持已经成为危重症综合治疗中必要的治疗方面，原发疾病对患者营养状况的影响、严重应激与饥饿迅速导致代谢紊乱与营养不良几乎是每一个危重症面临的临床问题，并关系到临床结局与 ICU 后生存质量。40 多年的临床实践使肠内与肠外营养得到了长足的发展，营养供给时机、营养供给方式（途径）、能量与蛋白质等营养素的供给量以及营养素合理选择是决定危重症营养治疗效果的核心元素。尽管如此，规范的管理是达到安全、有效的营养治疗的必要保障。

　　1. 基本概念

　　（1）体重计算

　　理想体重（IBW）（kg）$= 2.2 \times \text{BMI} + 3.5 \times \text{BMI} \times$（身高 -1.5 m）。

　　矫正体重（AdBW）（kg）$=\text{IBW} + 1/3\,\text{AcBW}$。

　　实际体重（AcBW）：住院期间测量的体重或住院前（近期）测量的体重。

　　使用原则：BMI 正常或者既往健康的患者，使用实际体重或者理想体重；合并肥胖症的重症患者，使用矫正体重，以避免过度喂养；低体重的重症患者，使用实际体重或者参考实际体重。

　　（2）能量供给

　　等热量供给：给予确定目标水平附近的能量。

　　滋养型喂养：最小的营养摄入产生有益的影响。

　　过度喂养：能量超过目标值的 110%。

　　低蛋白饮食：蛋白质给予低于 $0.5\,\text{g}/(\text{kg} \cdot \text{d})$。

　　（3）BMI 与营养状态见表 1-12-1。

表 1-12-1　BMI 与营养状态

BMI（kg/m²）	营养状况	BMI（kg/m²）	营养状况
＜18	营养不良	30～35	Ⅰ 度肥胖
18～20	潜在营养不良	35～40	Ⅱ 度肥胖
20～25	正常	≥40	Ⅲ 度肥胖
25～30	超重		

　　2. 营养治疗选择

　　对于已存在营养不良、发生营养不良风险高、预计收住 ICU 治疗大于 48 小时的重症患者，原则上需要考虑给予及时的营养治疗。此外，应避免三天以上的饥饿。

　　可参考用于重症患者营养风险评估的筛查方法：营养风险筛查 NRS 2002（≥5 分），见表 1-12-2；NUTRIC 评分（＞5 分），见表 1-12-3。

表1-12-2 营养风险筛查(NRS 2002)

营养不良状况		疾病严重程度(营养需求增加程度)	
营养状况正常		营养需求正常	0分
3个月内体重丢失>5%或前一周摄入正常需要量的50%~75%	1分 轻度	慢性疾病急性加重、髋部骨折,特别是存在以下并发症:肿瘤、糖尿病、肝硬化、血液透析患者、COPD	1分 轻度
两个月内体重丢失>5%或 BMI 为 18.5~20.5+全身损伤或前一周摄入正常需要量的25%~50%	2分 中度	大型腹部手术、中风、严重肺炎、血液系统恶性肿瘤	2分 中度
1个月内体重丢失>5%(3个月内体重丢失>15%)或 BMI<18.5+全身损伤或前一周摄入正常需要量的25%以下	3分 重度	脑损伤、骨髓移植、ICU 患者(APACHE Ⅱ>10)	3分 重度

表1-12-3 NUTRIC 评分

Variable	范围	评分
age	<50	0
	50~75	1
	≥75	2
APACHE Ⅱ	<15	0
	15~20	1
	20~28	2
	≥28	3
SOFA	<6	0
	6~10	1
	≥10	2
number of Co-morbidities	0~1	0
	≥2	1
days from hospital to ICU admission	0	0
	≥1	1
IL-6	0~400	0
	≥400	1

营养不良判断:①病史:近期摄食情况,影响营养摄入的相关疾病,如消化道肿瘤、溃疡、肠瘘、腹泻、慢性肝肾功能障碍等;②任何原因导致的入 ICU 前体重与体能下降;肌力与肌肉含量降低,体脂减少缺乏统一的标准;③低蛋白血症等实验室指标,见表1-12-4。

表1-12-4 蛋白含量与营养不良程度

蛋白质(g/L)	正常值	轻度营养不良	中度营养不良	重度营养不良
ALB	35~50	28~35	21~27	<21
转铁蛋白	2.0~4.0	1.5~2.0	1.0~1.5	<1.0
PA	0.1~0.4	0.1~0.15	0.05~0.1	<0.5

2015 年欧洲营养代谢学会关于营养不良的定义:BMI<18.5 kg/m^2 或非目的性体重丢失>10%,或连续 3 个月体重丢失>5%且包含如果年龄<70,BMI<20 或年龄>70,BMI<

22 或非脂肪组织指数＜15（女）或 17（男）。

3. 营养治疗的方式与选择

能够口服饮食的患者首先选择经口摄食的方式提供营养；不能自主进食的危重症患者可通过管饲方式给予肠内营养（EN）；如果不能经口进食或者管饲肠内营养患者，则需要通过静脉的途径给予肠外营养（PN）。对于经口或者 EN 不能达到足够的能量与蛋白质等营养物质时，可在其基础上添加补充性肠外营养（SPN）。

经胃肠内营养更符合生理，是首选的营养治疗方式，任何原因导致的胃运动与排空障碍，可选择幽门后小肠喂养。对于需要长期留置鼻饲管的重症患者，如高反流误吸风险患者、脑卒中等神经系统疾病伴持续吞咽困难患者，长时间意识障碍患者，应考虑行胃镜引导下穿刺胃造口置管法（PEG）。经肠营养的优势在于：除了供给机体需要的营养物质外，EN 在保护肠黏膜完整、防止肠道细菌移位、支持肠道免疫系统及维护肠道微生态方面具有独特作用，这均是肠外营养所无法取代的。国际上多个指南均一致强烈推荐重症患者营养治疗应首先选择肠内营养的方式。

4. 启动 ICU 患者营养治疗的时机

2018 年欧洲 ESPEN 颁布的 ICU 营养治疗指南推荐，任何收住于 ICU 超过 48 小时或合并有营养不良的患者，均需要考虑给予营养治疗。国际多个指南推荐：如果危重症患者不能经口摄食，尝试早期（48 小时内）启动肠内营养，要避免 3 天以上的饥饿。

危重症患者营养治疗时机选择的原则：在经过早期有效复苏使血流动力学基本稳定，血管活性药物已经减量或不再使用，不需要积极的容量维持细胞灌注与血压，水、电解质、酸碱严重失衡得到初步纠正后及早开始营养治疗，无严重的低氧血症与酸中毒，无严重的高血糖等。肠鸣音不作为开始喂养的指征。

5. 能量计算与供给原则

急性危重症应激初期（第 1～2 天）是主要复苏阶段，此后是以分解代谢为突出急性应激期。研究显示：在急性疾病早期阶段，推荐使用低热量营养，能量供给不超过间接能量测定或能量消耗计算值的 70%，20～25kcal/(kg•d)，注意避免给予 100% 的目标能量供给；危重症早期允许性低热卡供给有助于调整代谢紊乱、减轻无脂组织（FRM）丧失及减少相关并发症，并获得改善预后的效果。三天后如病情稳定，逐渐增加至所测能量消耗（EE）值的 80%～100% 的预测目标热量。应避免过度喂养，即能量摄入＞110% 预计目标能量。

另一方面，医源性营养缺乏与营养不良仍然是全球范围内的问题，同样应该防止重症患者饥饿或禁食时间超过 3～4 天，避免医源性低蛋白血症与营养不良。

能量消耗测定与估算方法如下所述。

（1）间接能量测定　应用代谢车完整收集呼出的 CO_2 量，通过 weir 公式计算出实际能量消耗量及呼吸熵（RQ），后者有助于了解三大营养素（碳水化合物、脂肪和蛋白质）的产能比例以及供给量是否恰当。碳水化合物的 RQ 较高，为 1.0；脂肪的 RQ 为 0.7；蛋白质的 RQ 为 0.8；理想的 RQ 为 0.85。碳水化合物代谢产生的 CO_2 量较高，如 RQ 大于 1.0 则应适当降低碳水化合物在总能量中的供给比例，这在治疗呼吸衰竭患者时应予重视。

（2）计算方程　在无代谢车实际测量的情况下，可使用计算方程估算基础能量消耗量。但在危重症能量消耗评估的准确性上不足 65%，对于接受机械通气的患者，可通过收集呼末 CO_2 的产生量计算能量消耗（见计算方程 1）或放置 PAC 导管计算能量消耗（见计算方程

2）；如果使用预测方程评估能量需求，入住 ICU 第一周推荐使用低热量供给原则(低于 70% 的测定需求)。当以上方法不能满足时，使用体重计算，即早期 20～25kcal/(kg·d)。

计算方程 1：用于 IMV 患者，经 VCO_2 计算 REE：$REE = VCO_2(ml/min) \times 8.19$。

计算方程 2：用于放置 PAC 导管的患者，经 VO_2 计算 REE：$REE = 6.8 \times VO_2(ml/min)$。

6. 蛋白质需要与供给

急性危重病阶段蛋白质代谢活跃，分解代谢大于合成代谢，结构蛋白与骨骼肌分解迅速，氨基酸作为糖异生底物代偿此时外周胰岛素抵抗导致的内源性葡萄糖合成障碍，因此相对能量供给而言，蛋白质需求相对增加。早期充分的蛋白质，即供给量≥1.3g/(kg·d)(ESPEN)或 1.2～1.5g/(kg·d)(ASPEN)是当前欧美指南中推荐的理想目标。对于接受持续肾脏替代治疗、严重创伤、烧伤等危重患者，蛋白质补充应增加到 2～2.5g/(kg·d)。较理想的氮平衡状态是维持氮平衡在 +2 左右。蛋白质摄入量<0.5g/(kg·d)定义为低蛋白饮食，应予避免。

7. 脂质类型与需要量

脂肪与脂肪乳剂是非蛋白质能量(NPC)的另一来源，提供机体代谢所需的能量，以及生物膜和生物活性物质代谢所需的多不饱和脂肪酸与必需脂肪酸。糖脂双能源供能有助于减轻葡萄糖的代谢负荷和营养支持中血糖升高的程度，推荐供给量为 0.7～1.5g/(kg·d)。静脉脂肪乳剂为等渗液体，其浓度为 10%～20%，对外周血管无刺激作用。重症患者使用中需要注意机体对脂肪的利用与代谢能力，高三酰甘油血症(>4～5mmol/L)不推荐使用脂肪乳剂，合并高脂血症、动脉粥样硬化症患者应慎用；老年患者应降低脂肪的补充量，以 0.5～1.0g/(kg·d)为宜，每周补充一次脂肪乳剂即可达到防止必需脂肪酸缺乏的目的。

可供临床选择的静脉脂肪乳剂包括长链脂肪乳剂(LCT)和中长链混合脂肪乳剂(MCT/LCT)。上述脂肪中所含脂肪酸为 $\omega-6$ 不饱和脂肪酸($\omega-6$PUFA)，因其代谢后生成具有很强生物活性的脂质代谢产物(血栓素、前列腺素、白三烯 B4)，可引起血管收缩、血小板聚集和毛细血管通透性增加，加重炎症反应。$\omega-3$ 不饱和脂肪酸即鱼油脂肪乳，富含 EPA+DHA(鱼油剂量为 0.1～0.2g/kg·d)，可通过代谢竞争方式抑制花生四烯酸释放，产生生物活性较弱的 3 系列前列腺素和 5 系列白三烯，稳定细胞膜，减少细胞因子的分泌和释放，在某些重症患者的研究中显示出下调过度的炎症反应等效应。

8. 肠内营养实施

肠道被视为机体的一道重要防线及"中心器官"，肠道上皮结构与功能的完整性在危重患者的整体治疗中则具有重要意义。接受早期 EN 的重症患者感染的风险明显低于接受 PN 的患者。国际上多个重症营养支持治疗指南均将早期肠内营养作为危重症营养治疗方式的高级别推荐意见。

凡需要营养支持治疗的重症患者在入 ICU 24～48 小时满足以下情况，可考虑开始肠内营养：①胃肠道结构功能完整，可建立喂养通路；②血流动力学稳定，即 MAP>65mmHg，血乳酸低于 2mmol/L，无下列禁忌证时，可尽早开始口服或管饲肠内营养(EN)。

可以考虑早期 EN 的一些疾病情况：①接受 ECMO 患者；②外伤性脑损伤患者；③卒中患者(缺血性或出血性)；④脊髓损伤患者；⑤接受胃肠手术后患者；⑥腹主动脉手术后患者；⑦腹部创伤患者胃肠道连续性稳固/恢复；⑧接受神经肌肉阻滞剂患者；⑨俯卧位患者；⑩腹部开放患者；⑪无论是否存在肠鸣音，除非腹泻患者怀疑有肠缺血或阻塞。

肠内营养方式：能口服饮食采取口服营养供给方式，无法经口摄食者应尝试管饲肠内营养。重症患者肠功能损害与肠功能障碍发生明显增高，导致早期肠内营养不耐受以及由此导致的喂养不足。有些临床情况不允许早期开始肠内营养或者肠道喂养需要延迟，具体如下：①存在难以控制的休克；②难以控制的低氧血症与酸中毒；③难以控制的上消化道出血；④存在明显的肠缺血与肠梗阻；⑤合并腹腔间隔室综合征（ACS）；胃残余量增高累计 6 小时超过 500ml；⑥未建立远端喂养通路的高流量消化道瘘。

喂养途径包括经口饮食、鼻胃管、鼻肠管、胃造口/空肠造口导管。经胃 EN 符合生理，是推荐首选的管饲部位，但重症患者常合并急性胃肠功能损害，胃 EN 不耐受的发生率也高于其他病患。以下情况可考虑选择幽门后小肠喂养以提高早期 EN 的喂养耐受性：①合并胃排空障碍；②吞咽障碍；③意识障碍；④体位限制不能上胸抬高，如骨盆不稳定性骨折无法上胸抬高、合并腹腔压力增高等危重患者，幽门后小肠喂养是减少反流与误吸发生风险、提高早期 EN 实施有效性的保障。危重患者早期 EN 的挑战主要在于对喂养的不耐受，特别是残余量增加与胃-食管反流。而胃动力低下是胃肠动力障碍的突出表现，故幽门后小肠喂养一直是力求改善 EN 耐受性的应对措施。

胃/空肠造口（PEJ/PEGJ）更适合于长时间需要管饲肠内营养者，其优点在于去除了鼻管，减少了鼻咽与上呼吸道的感染性并发症，延长了导管放置时间。

喂养方式：蠕动泵控制下持续输注是推荐的危重症肠内营养的喂养形式，较顿服方式更有利于提高危重症早期喂养的耐受性与充分性。

EN 期间管理：①从低剂量低速（20～30ml/h）开始，逐渐增加，每 4 小时监测一次耐受性，如耐受良好，两次监测后在原基础上增加 20ml/h，至达到预期的目标值。②EN 期间保持上胸部抬高≥30°的体位；③应用胃肠促动力药物，在胃抽吸或胃参与量（GRV）升高时，首先选择胃肠促动药，常用的有甲氧氯普胺、莫沙必利、红霉素等；④反流、误吸高风险的重症患者，选择经小肠喂养的方式更益于安全达到喂养目标；⑤注意喂养期间的血糖监测，高血糖可能对胃动力与排空产生影响；⑥动态监测胃残余量（GRV）与喂养耐受性。⑦定期温开水或者碳酸饮料（可乐）冲洗喂养管，后者作用效果更可靠。

EN 喂养耐受性评价：胃抽吸量或胃潴留量参考值＞500ml/6h 被认为是 EN 喂养不耐受的客观标准，但实际上并非如此，其准确性受到争议，主要认为存在不可去除的影响因素：如导管位置，置管深度、管腔直径与侧孔数量、导管类型（单腔或多腔）、单位时间喂养量与速度，以及患者体位等。因此，对高风险患者而言，持续、动态监测和前后抽吸量对比意义更大。喂养过程中要动态监测，密切注意胃残留量是否增加以及喂养后是否合并腹胀、腹痛、腹泻。

肠内营养制剂分为整蛋白配方饮食、短肽配方、氨基酸配方、疾病特殊配方几种类型。整蛋白配方适用于胃肠道消化功能良好重症患者；短肽配方适用于胃肠道功能不足或急性胃肠损伤等部分胃肠功能障碍患者；疾病特殊配方酌情使用于某种疾病或疾病状态，如高血糖、肾功能障碍、呼吸衰竭及肝功能不全等；免疫调节型配方多含有精氨酸、EPA、DHA、MUFA、核苷酸、谷氨酰胺与牛磺酸，以及抗氧化维生素与微量元素。目前仅推荐颅脑创伤及外科 ICU 围手术期患者可考虑使用，但证据级别较低，不作为常规选择。

9. 肠外营养实施

任何原因导致胃肠道不能使用或应用不足，均应考虑肠外营养或在 EN 基础上添加补充性肠外营养(SPN)。

PN 应用原则：①凡具有营养治疗指征并存在经口摄食或管饲 EN 禁忌证的危重症患者，应在患病后 3～7 天开始 PN。②不论是 PN 还是 EN 的途径，均应避免早期过度喂养，也同样避免超过 3 天以上的无营养供给。③避免存在以下情况时开始"激进式"PN：处于早期复苏阶段、血流动力学尚未稳定或组织低灌注；严重高血糖尚未控制；严重水、电解质、酸碱失衡；严重肝功能衰竭与(或)肝性脑病；急性肾衰竭存在严重氮质血症的无肾脏替代治疗患者。

肠外营养的主要营养元素由葡萄糖(3.4kcal/g)、脂质(含必需脂肪酸，9kcal/g)、氨基酸(4kcal/g)、电解质、维生素与微量元素。葡萄糖与脂肪是非蛋白质热量(NPC)的重要组成部分。外源葡萄糖供给量一般从 100～150g/d 开始，3～4g/(kg·d)，占 NPC 的 60%左右，葡萄糖:脂肪比例保持在(70:30)～(60:40)，葡萄糖的输注速度不应超过 3mg/(kg·min)，必要时同时泵入胰岛素控制血糖浓度不超过 150～180mg/dl。脂肪乳剂补充需考虑到机体对脂肪的利用和清除能力，一般占总热量的 15%～30%，或占 NPC 的 30%～50%，补充量为 0.7～1.5g/(kg·h)，合并脂代谢障碍，如高三酰甘油血症(>4～5mmol/L)患者应降低补充量。常用制剂类型为中长链混合脂肪乳剂(MCT/LCT)；多油脂肪乳剂(较少的 LCT、添加 MCT、ω-3PUFA 及 ω-9 MUFA)更为理想，较以传统大豆油为基础(LCT)的脂肪制剂具有更好的脂肪酸的氧化率与氮的利用率，并不影响单核-巨噬细胞系统功能，应用效果和安全性均优于传统剂型。

氨基酸溶液作为肠外营养液中的氮源，是蛋白质合成底物的来源。重症患者 PN 时氨基酸(蛋白质)补充量及热氮比构成的原则为：维持氮平衡的蛋白质供给量一般从 ≥1.3g/(kg·d)开始，相当于氮 0.2～0.25g/(kg·d)，重症患者热氮比降至(100～150)kcal:1gN。对于接受 TPN 的重症患者，推荐添加药理剂量的谷氨酰胺二肽(丙氨酰-谷氨酰胺)0.5g/(kg·d)被认为是 Gln 有效的药理剂量。对于合并休克、肝肾功能障碍患者不推荐使用。

尿氮排泄量的监测：每日需常规补充的电解质主要有钾、钠、氯、钙、镁、磷。监测血清电解质浓度可为确定电解质的补充量提供可靠依据。虽然微营养素在体内含量低但同样有着重要的生理作用，如参与营养代谢；其中有些维生素、微量元素(如维生素 C、维生素 E、β 胡萝卜素与微量元素硒、锌、铜等)具有抗氧化作用；维生素 D 对免疫功能与能量代谢的影响日益受到重视，当血浆水平 25-羟基-维生素 D<12.5ng/ml 或 50nmol/L 时，应补充高剂量的维生素 D_3(500000UI)作为单剂量可以给予一周以内的时间。

肠外营养液应根据各种营养素需要及药理特性，按浓度、比例、相容性等特点在无菌条件下配制成全静脉营养混合液(TNA 或 all-in-one)后持续匀速输注，为确保输入的混合营养液的稳定性，不应在全合一营养液中添加胰岛素等其他药物。研究显示，商品化多腔袋在 TPN 溶液稳定性、防治感染等方面更具优势。

营养治疗期间的监测指标：①血糖水平：一般在最开始(入住 ICU 或人工喂养开始)的两天内需要测定初始量，每 4 小时一次。血糖超过 10mmol/L 时需要使用胰岛素。②电解质检测：钾、镁、磷酸盐在第一周应该至少每天测定一次。长时摄入不足的患者注意血磷与维生素 B_1 的缺乏，以及由此导致的再喂养低磷酸盐血症(血磷<0.65mmol/L 或营养补充后下降超过 0.16mmol/L。③肝肾功能、血脂：每周 1～2 次，根据需要监测。④血浆蛋白：白

蛋白、转铁蛋白、前白蛋白C反应蛋白(CRP)，每周一次。⑤24小时尿氮排出量，估算氮平衡(根据临床需要)。

　　营养供给时机、供给方式(途径)以及热量与蛋白质的合理供给量等是决定危重症营养治疗效果的核心要素，也是一直以来研究关注的重点。危重患者病情的复杂与多变，使营养治疗实施中常面临着困难与挑战。肠内营养是理想的营养供给方式，应及早启动；当任何原因导致肠内营养不能安全有效实施时，积极的肠外营养(PN+EN 或 TPN)仍然是必要的治疗手段。不论肠内营养还是肠外营养早期均应避免过度营养。认识、掌握治疗原则与规范是有效安全治疗的基础，但认识病患、疾病与治疗特点，个体化评估与调整治疗，是达到理想治疗效果的保障。

第十三章　重症患者院内获得性感染与防控

患者入 ICU 48 小时以后发生的感染，或把入 ICU 当日计为第 1 日，第 3 日之后发生的感染属于重症患者的院内获得性感染（简称院感）。患者在收入时已有的感染和正在潜伏期的感染不属于院内获得性感染。医院工作人员在医院内获得的感染也属于院内感染。

第一节　重症患者常见的院内获得性感染及诊断要点

ICU 的院内获得性感染可有很多种，以下几种最常见、对治疗结果影响大，是重点监测目标。每个诊断的细则可以包括多条，现仅列出最关键的诊断要点。

1. 呼吸系统感染

诊断要点：呼吸系统症状 + 以下三项中的至少两项：咳嗽、脓痰、胸片新发的符合感染的浸润影。

2. 血管内导管感染

诊断要点：导管置入部位出现炎症、淋巴管炎或脓性分泌物。

3. 血流感染

诊断要点：发热或寒战 + 至少一份血培养阳性。

4. 手术部位感染

诊断要点：术后一个月期间，手术部位出现任何脓性分泌物、脓肿、播散性蜂窝组织炎。

5. 泌尿系感染

诊断要点：尿培养阳性（1~2 菌种）且菌量至少 10^5 个/ml，不论是否有临床症状。

第二节　重症患者院内感染的病原体和风险因素

院内获得性感染的病原微生物的来源可分为内源性和外源性。内源性是指源于患者自身身体，包括皮肤、口腔、鼻腔、消化道、阴道等正常情况下即有微生物定植的部位。外源性是指源于患者身体之外，如周围环境、监护设备、医疗仪器、医护人员、探视和陪床人员等。院内获得性感染的病原微生物以鲍曼不动杆菌、铜绿假单胞菌、肺炎克雷伯菌、大肠埃希菌、金黄色葡萄球菌、表皮葡萄球菌、白色念珠菌等，而其中又以阴性杆菌耐药性高，包括多重耐药和泛耐药的环境菌和肠道菌。

1. 重症患者院感发生的普遍性风险因素

(1) 有创装置的长期使用或不当使用。

(2) 抗生素的长期使用或不当使用。

(3) 高危和复杂手术。

(4) 免疫受损和患者原有的严重基础病。

(5) 标准预防和隔离预防实施力度不够。

2. 重症患者院感发生的机构个体化风险因素

(1) 环境卫生差。

(2) 废物处置不当。

(3) 基础建设不合理。

(4) 人员不足。

(5) 过度拥挤。

(6) 对基本的感控知识和措施的知晓和执行不足。

(7) 缺乏注射和输血的相关安全知识。

(8) 缺乏流程。

(9) 没有相关的指南和政策。

第三节　重症患者院内获得性感染的防控

ICU 院内感染预防和控制的要点包括：从源头上减少细菌负荷、切断传播途径以预防交叉传染、保护易感人群和最大程度减少耐药性的产生。医护人员应增强对感染源和传播途径的认识，建立根据传播途径针对性地采取相应的隔离预防措施预防疾病传播的意识。

一、加强 ICU 院感防控的主要出发点和措施

(1) 院内感染相关规章制度的制定和落实。

(2) 加强全员的教育培训和实行责任制。

(3) 人员、设备、资源的最基本配备，包括微生物实验室的能力。

(4) 明确本单位院感发生的决定性因素。

(5) 针对院感发生的普遍性和个体性因素进行相应的整改。

(6) 实施标准预防，尤其是床旁手卫生的严格执行。

(7) 结合本单位实情，研究制定切实、有效的个体化感控措施。

(8) 教育、培训患者和家属参与院感的报告和控制。

二、ICU 院感防控的措施

除制度、人员、设施等的落实，如院感管理小组的建立和工作开展，以及持续的监控、报告、总结、改进等管理性措施外，院感防控具体措施的严格和高质量地执行是院感防控有效与否的关键。

(1) 标准预防　是基于患者的血液、体液、分泌物、排泄物(不包括汗液)及破损的皮肤和黏膜均可能含有感染源的原则，针对所有患者和医务人员所采取的一组预防感染措施，包括手卫生、安全注射和防护。防护是指根据预期可能的暴露选用手套、隔离衣、口罩、护目镜或防护面屏，也包括穿戴合适的防护用品，处理患者所在环境中污染的物品与医疗器械，对重复使用的物品与医疗器械每名患者用后进行正确清洁及消毒或灭菌后备用。标准预防是 ICU 工作人员在日常工作中应该始终执行的最基本的职业防护措施。安全注射是指严格遵守安全操作规程，在整个注射过程中不伤及接受者和提供者，且保证所产生的废物不对社会造成危害。

（2）手卫生　包括皂液洗手、快速手消和外科洗手，是最简捷易行、低廉高效的降低菌负荷和防止交叉感染的方法，应给予高度强调和严格执行。应配备足够的非手触式洗手设施和速干手消毒剂，应使用一次性包装的皂液。每床应配备速干手消毒剂。干手用品宜使用一次性干纸巾。探视者进入ICU前后应洗手或用速干手消毒剂消毒双手。

（3）隔离预防　隔离是限制病原体传播、防止交叉感染最有效的措施。患者在病区的分布与隔离应遵循以下原则：应将感染、疑似感染与非感染患者分区安置；在标准预防的基础上，应根据疾病的传播途径（接触传播、飞沫传播、空气传播），采取相应的隔与预防措施；多重耐药菌、泛耐药菌感染或定植患者，宜单间隔离，如果隔离房间不足，可将同类耐药菌感染或定植患者集中安置，并设醒目的标识。

（4）抗生素使用管理　包括对抗生素的适应证、联用、广覆盖、长期使用、循环使用、交替使用等情况的严格掌握，以最大程度地减少因抗生素使用而导致的耐药性。

三、重点监测项目的防控

1. 中心导管相关血流感染的预防和控制措施

应严格掌握中心导管留置指征，每日评估留置导管的必要性，尽早拔除导管。操作时应严格遵守无菌技术操作规程，采取最大无菌屏障。宜使用有效含量＞2g/L氯己定－乙醇（70%体积分数）溶液，局部擦拭2～3遍进行皮肤消毒，作用时间遵循产品的使用说明。应根据患者病情尽可能使用腔数较少的导管。置管部位不宜选择股静脉。穿刺点应保持干燥，密切观察穿刺部位有无感染征象。无感染征象，不常规更换导管；不宜定期对穿刺点涂抹送微生物检测。当怀疑中心导管相关性血流感染时如无禁忌，应立即拔管，导管尖端送微生物检测，同时送静脉血进行微生物检测。

2. 导尿管相关尿路感染的预防和控制措施

应严格掌握留置导尿指征，每日评估留置导尿管的必要性，尽早拔除导尿管。操作时应严格遵守无菌技术操作规程。置管时间大于3天者，宜持续夹闭，定时开放。应保持尿液引流系统的密闭性，不应常规进行膀胱冲洗。应做好导尿管的日常维护，防止滑脱，保持尿道口及会阴部清洁。应保持集尿袋低于膀胱水平，防止反流。长期留置导尿管时应定期更换，普通导尿管7～10天更换，特殊类型导尿管按说明书更换。更换导尿管时应将集尿袋同时更换。采集尿标本做微生物检测时应在导尿管侧面以无菌操作方法针刺抽取尿液，因其他目的采集尿标本时应从集尿袋开口采集。

3. 呼吸机相关肺炎的预防和控制措施

应每天评估呼吸机及气管插管的必要性，尽早脱机或拔管。若无禁忌证应将患者头胸部抬高30°～45°，并应协助患者翻身拍背及震动排痰。应使用有消毒作用的口腔含漱液进行口腔护理，每6～8小时一次。在进行与气道相关的操作时应严格遵守无菌技术操作规程，宜选择经口气管插管，应保持气管切开部位的清洁、干燥，宜使用气囊上方带侧腔的气管插管，及时清除声门下分泌物。气囊放气或拔出气管插管前应确认气囊上方的分泌物已被清除。呼吸机管路湿化液应使用无菌水。呼吸机内外管路应做好清洁消毒。应每天评估镇静药使用的必要性，尽早停用。

四、环境及用品清洁消毒方法与要求

(1) 物体表面清洁消毒方法 ①物体表面应保持清洁，被患者血液、体液、排泄物、分泌物等污染时，应随时清洁并消毒；②医疗区域的物体表面应每天清洁消毒 1～2 次，达到中等消毒水平；③计算机键盘宜使用键盘保护膜覆盖，表面每天清洁消毒 1～2 次；④一般性诊疗器械如听诊器、叩诊锤、手电筒、软尺等，宜专床专用；⑤一般性诊疗器械如听诊器、叩诊锤、手电筒、软尺等，如交叉使用应一用一消毒；⑥普通患者持续使用的医疗设备如监护仪、输液泵、氧气流量表等表面，应每天清洁消毒 1～2 次；⑦普通患者交叉使用的医疗设备如超声诊断仪、除颤仪、心电图机等表面，直接接触患者的部分应每位患者使用后立即清洁消毒，不直接接触患者的部分应每周清洁消毒 1～2 次；⑧多重耐药菌感染或定植患者使用的医疗器械、设备，应专人专用或一用一消毒。

(2) 地面应每天清洁消毒 1～2 次。

(3) 安装空气净化系统的 ICU，空气净化系统出、回风口应每周清洁消毒 1～2 次。

(4) 呼吸机及附属物品的消毒 ①呼吸机外壳及面板应每天清洁消毒 1～2 次；②呼吸机外部管路及配件应一人一用一消毒或灭菌，长期使用者应每周更换；③呼吸机内部管路的消毒按照厂家说明书进行。

(5) 床单元的清洁与消毒要求 床栏、床旁桌、床头柜等应每天清洁消毒 1～2 次，达到中水平消毒。床单、被罩、枕套、床间隔帘应保持清洁，定期更换，如有血液、体液或排泄物等污染，应随时更换。枕芯、被褥等使用时应保持清洁，防止体液浸湿污染，定期更换，如有血液、体液或排泄物等污染，应随时更换。

(6) 便器的清洗与消毒要求 便盆及尿壶应专人专用，每天清洗、消毒。腹泻患者的便盆应一用一消毒。有条件的医院宜使用专用便盆清洗消毒机处理，一用一消毒。

(7) 空气消毒方法与要求 ICU 空气应达到 GB 15982 的要求。空气消毒可采用以下方法之一，并符合相应的技术要求：①医疗区域定时开窗通风；②安装具备空气净化消毒装置的集中空调通风系统；③空气洁净技术：应做好空气洁净设备的维护与监测，保持洁净设备的有效性；④空气消毒器：应符合《消毒管理办法》要求。使用者应按照产品说明书正确使用并定期维护，保证空气消毒器的消毒效果；⑤紫外线灯照射消毒：应遵循 WS/T 367 的规定；⑥能够使空气达到卫生标准值要求的合法、有效的其他空气消毒产品。

第二篇
常用监测治疗技术操作规范

第一章　血流动力学和氧代谢监测

一、获得血流动力学参数的方法

动、静脉穿刺管置入术是临床上最常用的血流动力学参数获得途径，是抢救休克患者的关键技术和治疗的重要途径。据统计，在 ICU 有 80%以上的患者需要接受动、静脉穿刺以完成必要的监测、检查和血流动力学治疗。现将有关动脉、静脉导管置入术的适应证、禁忌证、操作技术、注意事项以及常见并发症等叙述如下。通过解剖定位有困难或者有重症超声基础的 ICU 病房应积极推进超声引导下深静脉穿刺术。

（一）动脉置管

1. 动脉穿刺的适应证

休克及危重患者需连续有创动脉血压监测；需动脉采血进行实验室检查，如血气分析和动脉血乳酸浓度的测定等。

2. 动脉穿刺的禁忌证

有出血倾向、穿刺局部有感染；如患者可以配合应于桡动脉穿刺前应进行 Allen 试验，阳性者不应做穿刺。

3. 桡动脉穿刺置管术

桡侧腕屈肌腱外侧、桡骨茎突内下方，可触及搏动，是触摸脉搏部位。患者腕部伸直掌心向上，手自然放松，穿刺点位于手掌横纹上 1～2cm 的动脉搏动处。

穿刺针试穿如有血液从针尾搏动状涌出，即可插入导管；如无血液流出，可徐徐退针，直至有血液搏动状涌出，表示穿刺成功(插入导管应无阻力，若有阻力不可插入，否则将穿透动脉进入软组织内)，然后妥善固定导管即可测压。

桡动脉穿刺时，方法不得当，观察不严密，易导致并发症。主要是远端肢体缺血，其主要原因是血栓形成，其他如血管痉挛及局部长时间包扎过紧等也可引起，另外与血管壁损伤、导管太硬太粗及置管时间长等因素有关，监护中应加强预防，具体措施如下所述。

（1）桡动脉置管前尽可能做 Allen 试验，判断尺动脉血供。

（2）穿刺动作轻柔、稳、准，避免反复穿刺造成血管壁损伤，必要时行超声引导下桡动脉穿刺置管。

（3）选择适当的穿刺针，切勿太粗及反复使用。

（4）密切观察远端手指的颜色与温度，当发现有缺血征象如皮肤苍白、发凉及有疼痛感等异常变化，应及时拔管。

（5）绑手腕约束带时注意松紧度。

4. 股动脉穿刺置管术

股动脉穿刺插管术操作方便、安全、损伤小，在 PiCCO 监测中广泛应用。

（1）穿刺步骤　患者仰卧，下肢伸直稍外展，穿刺点位于腹股沟韧带中点下方 1～2cm 的动脉搏动处。常规消毒皮肤、铺巾及局部麻醉，右手持针，与皮肤呈 45°角进针，其余同桡动脉穿刺插管术。注意动脉更易出血，尽可能一次穿刺成功，必要时选择超声引导下置管。

(2) 并发症　常见股动脉内膜损伤，同侧股动脉先后行两次以上穿刺插管可导致血栓形成。假性动脉瘤是在局限性较大血肿的基础上形成的与股动脉相通的囊腔，多位于股鞘内；此外，血管反复损伤容易导致穿刺点血肿。

（二）静脉置管

中心静脉置管技术是测量静脉压、监测右心负荷和行血液净化治疗的重要手段。穿刺路径有颈内静脉、锁骨下静脉及股静脉。

1. 适应证

(1) 各类严重脱水、失血、血容量不足及各种原因的休克状态需行容量状态监测时，随时调节输入液体的量和速度。

(2) 需长期静脉输注高渗或有刺激性液体或实施全静脉营养者。

(3) 需长期多次上腔静脉取血化验及了解氧代谢监测。

(4) 需要经中心静脉导管安置心脏临时起搏器、放置肺动脉导管时。

(5) 需行血液净化治疗为肾替代治疗、体外膜肺氧合治疗时等。

2. 禁忌证

(1) 锁骨外伤。

(2) 穿刺部位局部有感染。

(3) 严重凝血功能障碍。

(4) 兴奋、躁动、不能合作者。

3. 操作技术

(1) 颈内静脉穿刺插管术（以右侧为例）

①前路：左手示指、中指放在胸锁乳突肌中点及颈总动脉外侧，右手持针，针尖指向同侧乳头，针与身体冠状面呈 30°～40°，于胸锁乳突肌的中点前缘进入颈内静脉。

②中路：胸锁乳突肌胸骨头、锁骨头与锁骨上缘构成颈三角，在此三角顶点穿刺，针与皮肤约呈 30°，针尖指向同侧乳头，一般刺入 2～3cm 即入颈内静脉。

③后路：在胸锁乳突肌外侧缘的中下 1/3 交点，约锁骨上 5cm 处进针，针多保持水平位，针尖指向胸骨上切迹。

(2) 锁骨下静脉穿刺插管术

①锁骨上入径：在锁骨上 1cm，距胸锁乳突肌外缘 1cm 的锁骨上窝进行局部麻醉，并用细针穿刺，以与纵切面和水平面呈 45°、冠状切面约 30°，经锁骨后向内下方向进针，进行试探性穿刺。一般进针 3cm 左右即进入锁骨下静脉或锁骨下静脉和颈内静脉的交界处。控制穿刺方向后，拔出细针，再用套针按同一方向穿刺置管，进入静脉时有明显的空虚感。

②锁骨下入径：在锁骨中点的下缘或锁骨的内 1/3 与中 1/3 交界处进行麻醉，继而沿锁骨后经第一肋的前方，向内和稍向上进针。一般需进针 4～6cm。

(3) 股静脉穿刺置管术　穿刺步骤：患者取仰卧位，穿刺侧下肢伸直稍外展，寻找股动脉搏动明显处，也可在髂前上棘和耻骨结节之间划一连线，股动脉走向与该线的中点相交，股静脉在股动脉内侧 0.5cm 处。以左手的示指、中指、环指并排按住股动脉搏动最明显处，于穿刺点头侧方向与皮肤呈 30°～40°进皮后与股动脉平行缓慢进针抽回血或进针 4cm 缓慢退针，抽回血。

4. 三种径路的优缺点

(1) 颈内静脉穿刺具有定位明确，穿刺成功率高，穿刺点离胸膜远，可以避免发生气胸、血胸、胸腔积液及损伤颈动脉之类并发症等优点。但反复穿刺易误伤颈内动脉引起血肿甚至压迫气管，而且不适用于凝血酶原时间延长的患者，穿刺成功后固定较难，不易长期保留。

(2) 锁骨下静脉穿刺易于固定和消毒护理，且不易污染，不影响患者颈部和四肢活动。但气胸发生率高，国外报道为 1.9%，国内报道一般低于 0.5%。

(3) 股静脉穿刺因血流动力学监测价值低故而仅有中心血管通路价值，另外股静脉位于腹股沟，是三种深静脉置管最易发生感染的部位。目前临床用于气管切开伴有大量分泌物、头颈部烧伤患者短期使用，且无气胸、血胸、空气栓塞等并发症。

5. 注意事项

(1) 每次穿刺术者都要做到心中有数，不做盲目穿刺、无解剖定位基础的反复重复穿刺，动作缓慢轻柔，切忌粗暴，争取一次穿刺成功。

(2) 定位准确，医师应选用自己最熟练的定位方法，以提高穿刺准确率及减轻组织损伤。最好在超声引导下确定血管的位置，仔细甄别动、静脉。宜用细针先探查到静脉血管后再用穿刺针进行穿刺，不要直接用粗针反复穿刺。

(4) 严格掌握穿刺方向及深度，熟悉穿刺针所经过或到达之处的解剖结构。

(5) 一次未成功，需再次穿刺时，要使穿刺针退至皮下或完全退出，用肝素盐水冲洗后再进行。重复在一处穿刺或稍退针即改变方向穿刺等，均易撕裂血管壁，造成严重出血、局部血肿，甚至影响脑或肢体的灌注。

(三) 肺动脉导管

肺动脉导管亦被称为肺动脉漂浮导管，因为是由 Swan 和 Ganz 等人设计并引入临床应用，所以又称为 Swan-Ganz 导管。标准型 7Fr 的导管可插入长度为 110cm，由导管顶端开始，每隔 10cm 标有明确的标记。导管共有四个腔，包括顶端开口腔、近端开口腔、气囊腔和热敏电极导线腔。其中近端开口腔的开口位于距顶端 30cm 的导管侧壁上。导管顶端有一个可充入 1.5ml 气体的气囊。充气后的气囊基本与导管的顶端平齐，但不阻挡导管顶端的开口。气囊的后方有一快速反应热敏电极，可以快速测量局部温度的变化。

当有获得 CO 需求时即有放置肺动脉导管的指征，但是需要关注禁忌证。肺动脉导管的绝对禁忌证是在导管经过的通道上有严重的解剖畸形，导管无法通过或导管本身即可使原发疾病加重，如右心室流出道梗阻、肺动脉瓣或三尖瓣狭窄、肺动脉严重畸形等。

置入方法如下：首先应用 Seldinger 方法将外套管插入静脉内，然后把肺动脉导管经外套管小心送至中心静脉内，通过监测仪显示导管远端开口处的压力变化波形，根据压力波形的变化判断导管顶端的位置。导管进入右心房后，压力显示则出现典型的心房压力波形，表现为 a、c、v 波，压力波动的幅度为 0~8mmHg。这时应将气囊充气 1ml，并继续向前送入导管。在部分患者中，由于三尖瓣狭窄等因素，可能会导致充气的气囊通过困难。这种情况下可在导管顶端通过三尖瓣后再立即将气囊充气。一旦导管的顶端通过三尖瓣，压力波形突然出现明显改变呈现心室波形：收缩压明显升高，可达 25mmHg 左右；舒张压下降，可达 0~5mmHg。压力曲线的上升支带有顿挫，这种波形提示导管的顶端已经进入右心室。这时应在确保气囊充气的条件下，迅速而轻柔地送入导管，让导管在气囊的引导下随血流向上经过右心室流出道到达肺动脉。进入肺动脉后，压力波形的收缩压基本保持不变，舒张压明显升高，平均压升高，压力曲线的下降支出现顿挫。继续向前缓慢送入导管，则可以发现压力波形再次发生改变，如出现收缩压下降，舒张压下降，脉压明显减小。压力波动范围为 6~8mmHg，平均压力低于肺动脉平均压。如果无干扰波形，可分辨出 a、c、v 波形。这种波形为典型的肺动脉嵌顿压波形。出现这种波形后应停止继续移动导管，立即放开气囊。放开气囊后压力波形会马上变为肺动脉压力波形。再次将气囊充气 1ml，之后排空气囊，压力波形重复出现由肺动脉嵌顿压波形到肺动脉压力波形的转换，提示导管位置良好。

在为一些插管困难的患者置管或条件允许的情况下，也可以选择在 X 线透视引导下置入肺动脉导管。如果是在床旁根据压力波形插入肺动脉导管，置管后应进行 X 线胸像检查，以确定导管的位置。

(四) 脉搏指示心输出量监测

脉搏指示心输出量监测(PiCCO)的心输出量(CO)测量技术包括两种方法：经肺热稀释法 CO 测量技术和脉搏轮廓分析法连续 CO 测量技术。由于测量方式需要置入有创动脉和中心静脉置管，在放置上述管路存在禁忌时则不能进行 PiCCO 的监测。接受主动脉内球囊反搏治疗(IABP)的患者，不能使用本设备的脉搏轮廓分析方式进行监测。

具体放置方法见前述。

二、血流动力学参数

(一) 压力参数

1. 中心静脉压

中心静脉压(CVP)是指腔静脉与右心房交界处的压力，是反映右心压力前负荷的指标。因此，CVP 的大小与血容量、静脉压力和右心功能有关。临床实践中，通常进行连续测定，动态观察其变化趋势。目前多采用经皮穿刺的方法放置导管至中心静脉部位。常用的穿刺部位有锁骨下静脉、颈内静脉，应该将导管的顶端置入上腔静脉。

(1) CVP 波形分析

①正常波形：有 3 个正向波 a、c、v 和两外负向波 x、y。a 波由心房收缩产生；c 波代表三尖瓣关闭；v 波由右心房主动充盈和右心室收缩时三尖瓣向右心房突出形成；x 波反映右心房舒张时容量减少；y 波表示三尖瓣开放，右心房排空。右心房收缩压(a 波)与舒张压(v 波)几乎相同。

②数值分析：CVP 值升高常见于右心室衰竭、三尖瓣狭窄和反流、心脏压塞、缩窄性心包炎、肺动脉高压及慢性左心衰竭，容量负荷过多。总结原因有右心的前负荷升高、后负荷升高、泵功能下降及周围压力升高(胸腹腔)，生理意义与 Starling 曲线及静脉回流曲线交点相关。呼吸时 CVP 波形：自主呼吸在吸气时压力波幅降低，呼气时压力波幅增高；机械通气时随呼吸变化而显著。

2. 肺动脉压与肺动脉楔压

肺动脉压(PAP)的测量：当 Swan-Ganz 导管的顶端位于肺动脉内(气囊未充气)时，经远端开口测得的压力。肺动脉压力可分别以收缩压、舒张压和平均压力来表示。平均肺动脉压正常值为 11~16mmHg。

肺动脉楔压(PAWP)是将气囊充气后，Swan-Ganz 导管的远端嵌顿在肺动脉的分支时测量的气囊远端的压力，正常值为 6～12mmHg。肺动脉楔压是 Swan-Ganz 导管可测量的特征性参数，具有特殊的意义。由于肺循环是一个相对低压力的系统，并且没有血管瓣膜，理论上讲肺动脉楔压有如下相关性：PAWP∝PVP∝LAP∝LVEDP，式中 PVP 为肺静脉压；LAP 为左心房压；LVEDP 为左心室舒张末压。这种压力相关性的存在，使通过右心导管监测左心的压力改变成为可能，从而了解左心的功能变化。

3. 血压

(1) 无创血压监测　ICU 内最常用的是自动测压技术，连接于监护仪的袖带充气至压力升高超过前一次收缩压 40mmHg，然后逐渐放气并感知袖带内的压力震荡舒张压可获得。

自动测压需注意：①袖带尺寸应覆盖上臂或大腿的 2/3，袖带过窄可使血压测得值偏高；过宽则测得值偏低。②节律影响：如心房颤动可使测得值难以分析。③活动影响：测压时患者活动会影响血压测得值。④无创方法对血压过高或过低时可能与有创动脉内测压结果不一致。

(2) 有创血压监测　是 ICU 内最常用的直接测压方法，常选择桡动脉测量。通过内置动脉套管连接充满液体的管道，再与外部压力换能器相连接，压力换能器将压力信号转换为电信号，再经滤波后显示于监护仪屏幕上。

直接测压与间接测压之间有一定的差异。一般认为，直接测压的数值比间接测压高出 5～20mmHg。仰卧时，不同部位的动脉压，从主动脉到远心端的周围动脉，收缩压依次升高，而舒张压逐渐减低，如足动脉的收缩压较桡动脉高而舒张压较低。

①正常动脉压波形：可分为收缩相和舒张相。主动脉瓣开放和快速射血入主动脉时为收缩相，动脉压波迅速上升至顶峰，即为收缩压。血流从主动脉到周围动脉，压力波下降，主动脉瓣关闭，直至下一次收缩开始，波形下降至基线为舒张相，最低点即为舒张压。动脉压波下降支出现的切迹称为重搏切迹。身体各部位的动脉压波形有所不同，脉搏冲波传向外周时发生明显变化，越是远端的动脉，压力脉冲到达越迟，上升支越陡，收缩压越高，舒张压越低，但重搏切迹不明显。

②异常动脉压波形：波形异常首先需要除外压力传感系统是否存在误差；此外，部分波形对病情有部分提示意义。圆钝波波幅中等度降低，上升和下降支缓慢，顶峰圆钝，重搏切迹不清晰，见于容量不足。不规则波波幅大小不等，期前收缩波的压力低平，见于心律失常患者。高尖波波幅高耸，上升支陡，重搏切迹不明显，舒张压低，脉压宽，见于高血压及主动脉瓣关闭不全。主动脉瓣狭窄者，下降支缓慢及坡度较大，舒张压偏高。低平波的上升和下降支缓慢，波幅低平，严重低血压，见于低心排出量合并外周血管低张力。

(二) 流量参数

心输出量(CO)定义为每分钟心脏泵出的总血量，成人 CO 的正常值为 4～6L/min。心输出量的监测可以准确了解心功能的情况，对于循环管理非常重要，特别是指导重症患者进行合理补液治疗，正性肌力药物或血管活性药物的使用有指导价值。其测量方法通常有以下几种。

心输出量是并不等于心泵功能，CO 测定常用于低血压的分析：CO 的测定有利于低张力状态(如体循环血管阻力低)、低 CO 或两者均低时的诊断。如 CO 降低，再测定心率有助于明确其原因是否与心率或心室实际功能有关。在心室充盈减少时(如低血容量)CO 降低，心肌收缩力下降(泵功能障碍)或血管扩张(如感染性休克)时也会使 CO 降低(血流异常分布)。引起 CO 升高的原因可能包括全身性炎症导致氧需求增加、血液系统疾病或神经源性介导的血管扩张等。

流量是血流动力学分析体系中的龙头，是血流动力学的核心。压力是将流量分配至各个器官的核心要素。

三、氧输送、代谢相关参数

1. 全身氧输送、氧消耗及氧代谢指标

氧输送(DO_2)指单位时间内左心室送往全身组织氧的总量，也就是单位时间内动脉系统输送的氧总量，其计算方法为 $DO_2 = CI \times CaO_2\, ml/(min \cdot m^2)$，$CaO_2 = 1.36 \times Hb \times SaO_2 + 0.003 \times PaO_2$，当 $PaO_2 < 100mmHg$ 时可以简化为 $=1.36 \times Hb \times SaO_2$，为动脉血氧含量，式中 CI 为心指数。正常人在静息状态下的 DO_2 为 $500 \sim 700\, ml/(min \cdot m^2)$。

在微循环水平，动脉血氧含量逐渐减少，血液携带的一部分氧被组织细胞摄取。在此过程中，组织细胞实际消耗的氧量称为氧消耗(VO_2)，表达式为：$VO_2 = CI \times (CaO_2 - CvO_2)\, ml/(min \cdot m^2)$，式中 CvO_2 是混合静脉血氧含量($1.36 \times Hb \times SvO_2 + 0.003 \times PvO_2$，可简化为 $1.36 \times Hb \times SvO_2$)。

VO_2 也可用作代谢监测仪测定，其公式为：$VO_2 = Vte \times (FiO_2 - FeO_2)\, ml/(min \cdot m^2)$，其中 FeO_2 为呼出氧浓度，Vte 为呼出潮气量。

VO_2 主要受组织细胞摄取氧的能力的大小影响，这种能力由氧摄取率(O_2ER)表示，正常人在静息状态下 VO_2 为 $120 \sim 160\, ml/(min \cdot m^2)$，相应的 O_2ER 为 $22\% \sim 30\%$。$O_2ER = VO_2 / DO_2 = (CaO_2 - CvO_2)/CaO_2 \times 100\%$，可简化为 $O_2ER = (1 - SvO_2/SaO_2) \times 100\%$。氧摄取量为组织从每分升流入的血液中提取的氧量，表示为：$C_{a-v}O_2 = CaO_2 - CvO_2 = 1.36 \times Hb \times (SaO_2 - SvO_2)\, ml/dl$，正常值为 $4.0 \sim 5.5\, ml/dl$。

如机体有充足的氧储备，正常情况下 DO_2 约为 VO_2 的 4 倍。VO_2 是组织利用氧的指标，这主要取决于组织功能代谢状态。正常情况下，VO_2 应该与组织氧需量(细胞能量代谢过程中氧的实际需要量)相等，如果出现 VO_2 小于氧需量，就表示发生了组织缺氧，所以 VO_2 与组织氧需量是两个不同的概念。

(1)氧债 是在缺血缺氧期间所累积的氧缺失量。循环衰竭时 VO_2 很低，循环功能改善后的一段时间内 VO_2 达到超正常水平。这个过程即氧债形成时期，VO_2 低于正常值的时期代表持续存在缺氧，而超正常水平的 VO_2 就是偿还氧债。

(2)混合静脉氧饱和度(SvO_2) 是肺动脉导管获得的静脉血的氧饱和度，反映整个机体的氧平衡状态，包括全身氧供需状况 SvO_2 是上腔静脉血和下腔静脉血在右心室混合并逐渐变成肺动脉血的氧饱和度，是反映心输出量、动脉血氧含量和机体氧消耗情况的总指标。SvO_2 小于 65% 提示氧输送不足并且与器官缺氧有关提示此时的休克可能与此有关。持续 SvO_2 监测可以早期发现氧输送恶化，更重要的是能够快速观察处理手段是否有效。而 SvO_2 大于 65% 并不一定提示氧输送充足，比如感染性休克以及氧摄取下降时，患者 SvO_2 可能正常甚至更高。但是低 SvO_2 是灌注不足的强力而可信的指标，如果治疗后 SvO_2 升高到大于 65% 或者 pH、器官功能和 SvO_2 均正常预示氧复苏成功。

$$SvO_2 = (DO_2 - VO_2)/DO_2 \times 100\%$$

$$= 1 - \frac{VO_2}{HR \times EDV \times EF \times [(Hb \times SaO_2 \times 1.34) + (PO_2 \times 0.0031)] \times 10} \times 100\%$$

正常值为 65%～75%，如果 SvO_2 大于 75%，说明氧供多于氧摄取；SvO_2 处于正常范围说明氧储备适当；SvO_2 为 50%～65% 为氧储备有限，说明氧供减少/氧需增加或者代偿性氧摄取；SvO_2 为 30%～50% 为氧储备不足，说明氧供明显少于氧需或氧摄取潜能耗尽常常伴有乳酸性酸中毒；SvO_2 为 25%～30% 说明为失代偿性严重酸中毒；$SvO_2 < 25\%$ 则表示细胞死亡。

中心静脉氧饱和度（$ScvO_2$）由中心静脉导管获得，但它是上半身静脉血的混合，能反映机体的部分（尤其包括脑循环）氧代谢状况。在一般氧储备充分的情况下，$ScvO_2$ 的绝对值高于 SvO_2；而在两者低值时，$ScvO_2$ 的绝对值低于 SvO_2；SvO_2 和 $ScvO_2$ 的波动范围在 ±5% 之内。

(3) 乳酸和乳酸清除率　乳酸是无氧糖酵解的终产物，是通过乳酸脱氢酶的作用使丙酮酸还原而生成的。一般来说，血液中的乳酸浓度在静息状态下为 1mmol/L，当存在缺氧增加时，血乳酸会增加，乳酸是重症患者反映无氧代谢的重要标志。此外，危重患者因儿茶酚胺增加刺激糖酵解增强，故正常值允许达到 2mmol/L，正常人剧烈运动后可上升到 20mmol/L，会有与缺氧无关的乳酸升高情况。乳酸清除率为某时间段内观察终点与基础血乳酸的差值与基础值之比，表示机体清除乳酸的能力。临床上常用的乳酸清除率主要为 6 小时和 24 小时乳酸清除率。乳酸清除率可以对患者进行危险分层并且决定了患者对治疗的反应性。有研究证实，6 小时内血乳酸水平下降大于 10% 的患者死亡率可下降近三倍，并且对血管活性药物的需要量更少。

2. 局部氧代谢监测指标

治疗中组织缺氧往往注重提高整体氧供，但整体氧供的提高并不意味着所有器官的氧供增加。临床监测发生于组织的乏氧代谢比较困难，目前多数监测手段和指标只能间接反映组织利用氧的状态。

(1) 胃肠道黏膜 $PgCO_2$、pHi　胃肠道是对缺血、缺氧最敏感的器官，其血液分布较丰富。机体发生缺氧时，胃肠道黏膜首先受到缺氧损害，直到整个机体缺血、缺氧被纠正之后，胃肠道黏膜的缺氧才得以缓解。因此胃肠道黏膜 CO_2 分压或 pH 值不仅可反映器官局部的氧合状况，还在一定程度上预警反映了全身的缺氧情况。

消化道黏膜张力测定法属于非侵入性或半侵入性测量组织无氧代谢的方法，以测量组织 CO_2 的生成伴随无氧代谢为基础。通过消化道黏膜 CO_2 张力及动脉碳酸氢盐浓度的测定，可以计算出胃黏膜 pH 值（pHi）并由此推测胃黏膜组织碳酸氢盐浓度是否与动脉碳酸氢盐相衡。乏氧代谢细胞氧消耗后生成 CO_2，这一过程由呼吸熵决定；而由产生过剩的 CO_2 使组织中的碳酸氢盐缓冲了同时生成的氢离子。假定消化道内的 PO_2 和 PCO_2 与黏膜的 PO_2 和 PCO_2 相等，这就可以间接测量黏膜氧合情况。

标准 $pHi = 7.40 - \log \dfrac{PCO_2}{PaCO_2}$，正常值为 7.37±0.04。

正常组织 PCO_2 与动脉 PCO_2 接近。组织 PCO_2 增加可代表累积的 CO_2 的低流速状态或正常的有氧代谢，也可能是无氧代谢的结果。厌氧代谢过程中氢离子的生成往往归因于糖酵解和丙酮酸到乳酸的转化。一项实验测量 85 例选择性心脏手术患者发现，pHi 下降可以作为并发症敏感的预测指标。在一项前瞻性研究中观察 83 例重症患者的结果显示，入 ICU 时的 pHi 越低其死亡率越高，且 pHi 是比其他全身测量指标(如动脉 pH 值、DO_2、VO_2、乳酸等)更好的预后参数。

(2) 舌下黏膜微循环　休克被定义为氧供不足无法达到细胞或器官的代谢需求，当考虑到氧供(大循环血流)、血流分布(微循环)和氧利用(线粒体功能)时，休克过程变得更加复杂，而细胞缺氧衰竭可以大致分为三种类型，即大循环衰竭、微循环衰竭和线粒体功能衰竭。评价大循环衰竭的指标包括平均动脉压(MAP)、心指数、混合静脉氧饱和度($ScvO_2$)等，这些参数的异常提示被输送到组织的净氧量不足。小动脉和毛细血管灌注受阻导致微循环衰竭，同时出现生理性分流或者血流分布不均。有时大循环血流充足，但微循环衰竭同样能组织氧输送到细胞水平。线粒体功能衰竭指氧输送正常，而线粒体无法利用氧。

动物实验证实了全身感染中微循环的重要地位。内毒素可使小动脉反应性降低，通过收缩小动脉和增加红细胞时间来限制红细胞流动。有研究在脓毒症实验动物中发现，大循环血流动力学正常的大鼠微血管灌注明显减少，表现为毛细血管灌注密度下降而灌注毛细血管的空间异质性增加，由此推断，微循环功能障碍是多器官功能衰竭发展的重要机制之一。也有实验观察了微循环功能障碍对不同休克状态的影响：用滴定法建立大鼠失血性休克模型使其大循环参数与 CLP 诱导的全身感染大鼠模型参数相匹配，对比发现两组大鼠大循环参数改变相似，但脓毒症组出现明显的微循环改变，失血性休克组则无此明显表现，这说明了微循环在全身感染中地位的重要性。

正交偏正光谱(OPS)或旁流暗场(SDF)可以测量的参数包括血管密度，灌注异质性(灌注血管比例、平均血流指数、异质性指数)和微血管血流。灌注异质性和毛细血管密度是最常用的组织灌注参数，通常用半定量分析方法，较容易操作，可靠性和观察者计算的一致程度都可。不过这种方法只能得到单一积分，而且不能用于评估毛细血管密度，所以它只能用于对微循环的快速评价。

(3) 组织氧饱和度　利用非侵袭性的近红外光谱方法通过皮肤测量组织的光照度并最终计算出 StO_2。

$$StO_2 \approx \frac{O_2Hb}{O_2Hb + HHb}$$

其中 O_2Hb 为氧合血红蛋白，HHb 为去氧合血红蛋白。StO_2 反映局部组织氧代谢状况，并且能够预测器官功能障碍，提示是否达到复苏目标和区分是否发生休克。然而其本身也存在局限。首先，它虽然反映小动脉、小静脉和毛细血管平均组织氧饱和度，但并不能区分到底哪一个因素对氧饱和度的贡献作用更大。其次，StO_2 受多种因素影响；第三，目前还没有出现能够与 StO_2 相比的"金标准"，即缺乏对比度，能够获得 StO_2 数值，却无法预测其可信度。

在休克早期进行积极的复苏以达到血流动力学的复苏目标，但仍有部分患者最终发展为器官功能衰竭，其原因可能是组织细胞的缺氧未得到纠正。因此，纠正组织细胞缺氧应是休克的首要目标。氧代谢监测可以帮助明确组织细胞所处缺氧状态以及经过复苏后缺氧的纠正情况，对于指导休克复苏治疗至关重要。

第二章　氧疗与机械通气

一、有创机械通气

1. 机械通气的适应证

(1) 无呼吸(或呼吸驱动能力不够)。

(2) PaO_2 < 60mmHg。

(3) $PaCO_2$ > 55mmHg(非 COPD 患者)。

(4) pH < 7.25。

(5) RR > 35 次/分。

(6) 肺活量 < 15ml/kg。

(7) 最大吸气压 < 25cmH$_2$O。

(8) $(A-a)DO_2$ > 350mmHg(FiO_2 = 1.0)。

(9) 手术需要。

2. 机械通气的禁忌证

没有绝对禁忌证,相对禁忌证包括以下几个方面。

(1) 严重肺大疱。

(2) 未经引流的气胸、大咯血、支气管胸膜瘘。

(3) 上消化道手术、活动性出血、瘘或者穿孔是无创通气手术的相对禁忌证。

*注意:多发伤初治及放置锁骨下静脉后应注意查体或辅助检查排出气胸。

3. 机械通气初步目标——达到相对正常

(1) PaO_2 > 60mmHg,SpO_2 ≥ 94%,否则应进一步寻找原因。

(2) 无 COPD 基础患者 $PaCO_2$ < 45mmHg,有 COPD 基础患者采取允许性高碳酸血症策略。

(3) 避免气压伤(平台压 ≤ 30mmHg)和 VAP。

(4) 氧浓度的降阶梯策略:急时可用高浓度如 100%,逐步降低 FiO_2 为 30%～60%。

4. 机械通气初始设定原则

(1) 模式　以医生最熟悉的带控制通气的模式优先(A/C, PCV, VCV, CMV, IPPV 均可),可以是复合模式(SIMV, P-SIMV, BIPAP, PRVC、ASV、Bilevel、APRV),不首先选择 PSV 或 CPAP 等模式。

(2) 呼吸频率　12～20 次/分。

(3) 潮气量　6～10ml/kg(理想体重)。

(4) PS　5～15cmH$_2$O。为了保证潮气量的均匀,PS 应该等于患者此时控制通气的平台压,或者根据监测的潮气量是否有区别决定是否增加 2cmH$_2$O。

(5) FiO_2　先纯氧,尽快降低到 ≤ 0.6。

(6) 触发灵敏度　可选择压力或流量触发,压力触发灵敏度为 -1～-2cmH$_2$O,,流量触发灵敏度 1～3L/min,以能够触发又不易发生假触发为宜。

(7) 吸呼比(I:E)　一般为(1:2)～(1:4),COPD 应适当延长,可根据流速曲线呼气相是否归零调整。

（8）PEEP　5cmH$_2$O，如果有明显心力衰竭、咯血或者大量分泌物等，可根据下表设定。

FiO$_2$	0.3	0.4	0.5	0.6	0.7	0.8	0.9	1.0
PEEP（cmH$_2$O）	5	5～8	8～10	10	10～14	14	14～18	18～24

5. 呼吸机相关肺炎 VAP 的预防策略

（1）尽快脱机。

（2）减少广谱抗生素的不必要使用。

（3）间断吸引声门下分泌物。

（4）浅镇静策略。

（5）耐药菌、容易传播病原的患者隔离。

（6）床头抬高 30°。

（7）手卫生策略。

（8）尽量清除管路积水。

二、自主呼吸试验

1. 操作前评估

（1）原发病得到控制。

（2）氧合状态良好。

（3）血流动力学稳定。

（4）较强的自主呼吸和咳嗽能力。

（5）无发热、明显酸中毒。

（6）血红蛋白不低于 80g/L。

（7）精神状态良好。

2. 操作流程

（1）湿热交换器吸氧法

①吸痰；

②将湿热交换器连接氧流量装置，调节流量至 5L/min；

③断开呼吸机管路，气管导管末端连接湿热交换器。

（2）低水平 PSV 法　调节呼吸机模式为 PSV，FiO$_2$ 为 40%，PEEP 为 5cmH$_2$O，PS 为 5～8cmH$_2$O。

（3）试验时间为 30 分钟至 2 小时，监测患者生命体征、呼吸形式及血气分析，无不良反应出现即为试验成功。

（4）试验终止标准

①心率增加或降低 20 次/分，出现心律失常；

②动脉收缩压升高或降低 20mmHg 以上；

③呼吸频率增加 10 次/分以上，潮气量小于 5ml/kg；

④胸腹矛盾呼吸或辅助呼吸肌参与呼吸运动；

⑤血气恶化，PaO_2 下降 10~20mmHg 以上，$PaCO_2$ 升高 8mmHg 以上，pH 下降 0.1；

⑥患者自觉明显气促，表情痛苦，大汗淋漓，意识状况恶化。

三、人工气道的拔除

机械通气目标——上机就是为了脱机，上机的那一刻就应该考虑到怎么拔管、脱机。

1. 拔管指征

(1) 生命体征平稳，原发病及插管原因得到改善。

(2) 呼吸功能恢复　自主呼吸时潮气量 $V_T \geq 5ml/kg$，肺活量 $V_C \geq 10ml/kg$，最大吸气压 $Pi \leq -25cmH_2O$。

(3) 低流量吸氧条件下，自主呼吸 30 分钟至 2 小时，动脉血 pH＞7.30，$PaO_2 \geq 60mmHg$。

(4) 气道保护能力——神志清楚，痰液稀薄，咳嗽有力。

①白色卡片实验是将一张白色卡片放置于距气管插管口 1~2cm 处，嘱患者将分泌物咳至卡片上，不能完成该实验的患者拔管可能失败。

②咳嗽峰流量＞60L/min。

(5) 上气道通畅度——气囊漏气试验　将口腔和气管插管内的分泌物充分吸尽，然后将气管插管套囊放气，以观察有无漏气，以排除上气道水肿。

2. 拔管前准备

(1) 准备好各种抢救设备　简易呼吸器、负压装，吸痰管、10ml 注射器以及插管设备。

(2) 拔管后的呼吸支持设备　根据患者选择不同的氧疗系统。

(3) 吸尽管腔及口腔分泌物，适当增加吸氧浓度。

(4) 有无胃潴留，都做好胃肠减压。

3. 拔管流程

(1) 告知患者，以起到安慰和鼓励作用。

(2) 清理口鼻腔、囊上分泌物。

(3) 患者体位　坐位或半坐位。

(4) 完全松解气管插管固定带，气囊完全放气。

(5) 经气管插管插入吸痰管，保证其远端超过气管插管远端。并嘱患者深吸气时一边用负压吸引一边拔出气管插管，鼓励患者咳嗽咳痰。

(6) 拔管后给予患者氧疗，叮嘱患者作咳痰动作以及深吸气，以利于膈肌运动和患者护理。

4. 拔管后观察和处理

(1) 观察患者神志、心率、血压有无异常，有无发绀，有无呼吸困难。

(2) 喉部有无哮鸣音。

(3) 拔管后出现喉鸣的患者可用生理盐水或激素雾化治疗。

(4) 呼吸功能较差的患者，拔管后可采取有创无创序贯通气。

(5) 拔管后 2~4 小时和 24 小时复查动脉血气分析，以调整治疗方案。

四、气囊漏气试验

1. 操作前准备

(1) 充分清除口鼻腔、气囊上及气管插管内分泌物。

（2）告知患者试验目的，缓解患者紧张情绪。

2．操作流程

（1）容控法

①将呼吸机模式改为容量控制，潮气量为 8～10ml/kg；

②监测吸入和呼出的潮气量，保证两者相差小于 20ml；

③完全排空气囊，记录连续六次呼出潮气量大小，取其中最小三个数的平均值；

④计算气囊排空前后呼出潮气量的差值；

⑤充盈气囊。

（2）听诊法

①无需更改呼吸机模式，直接排空气囊；

②将听诊器置于患者喉部，听诊是否有气流声；

③充盈气囊。

3．操作后评价

（1）容控法时，若气囊排空后，呼出潮气量减少超过 120ml 或 15%，则认为气囊漏气试验阴性，上呼吸道没有梗阻；反之，则认为气囊漏气试验阳性，上呼吸道存在梗阻，不宜拔管。

（2）听诊法时，若气囊排空后，可听诊到明显的气流声，则认为气囊漏气试验阴性，上呼吸道没有梗阻；反之，则认为气囊漏气试验阳性，上呼吸道存在梗阻，不宜拔管。

五、无创通气

1．无创通气的适应证

（1）Ⅱ型呼吸衰竭：CPOD 和 OSAS 的一线选择。

（2）Ⅰ型呼吸衰竭：心力衰竭的一线选择。

（3）术后呼吸衰竭。

（4）拒绝气管插管。

（5）有创无创续贯通气策略或拔管后呼吸衰竭。

2．无创通气的禁忌证

（1）心跳呼吸停止。

（2）血流动力学不稳定。

（3）不能自主保护气道，误吸风险高。

（4）严重意识障碍。

（5）气道分泌物或者排痰困难。

（6）明显不合作或者紧张。

（7）上呼吸道梗阻。

（8）上消化道手术、创伤、活动性出血或者畸形。

3．常见模式的选择

（1）按照患者病情的严重程度、疾病的内容和自主呼吸能力来选择，有 S/T、CPAP、PCV、VAPS 等常用模式。

（2）常用模式　S/T，常用参数：EPAP 4cmH$_2$O，IPAP 8～20cmH$_2$O，FiO$_2$30%～100%，

呼吸频率 12～20 次/分，Ti 0.8～1.2s，IPAP 上升时间 0.2s（可根据患者适应性调整）。

4. 无创呼吸机的操作要点

(1) 患者取半卧位，头抬高 30 度以上，注意上呼吸道的通畅。

(2) 根据患者的病情及配合情况，选择适合患者脸型的鼻/面罩，使之佩戴舒适，漏气量最小。

(3) 开动呼吸机，调节初始模式和参数。将鼻/面罩正确置于患者面部，鼓励患者扶持鼻/面罩；用头带将鼻/面罩固定，避免头带张力过高，要求头带下可插入 1 或 2 个手指。

(4) 调整呼吸机参数，原则是由低到高、逐步调节，在 5～20 分钟内将参数在初始模式基础上逐步增加至合适的水平（达到 VT6ml/kg 以上）。

(5) 鼓励患者放松心情，避免强求闭嘴呼吸和根据医生的指令呼吸，采取适当的最低压力，尽量减少漏气和让患者舒适。

(6) 密切监测，观察患者神志、氧饱和度、呼吸状态以及呼吸音等的变化，鼓励咳嗽、咳痰。

5. 无创通气常见不良反应及处理

(1) 面罩不耐受　更换合适面罩，鼓励尝试适应，适当地镇静（如右美托咪定）。

(2) 口咽干燥　避免漏气，适当提高湿化温度和湿度。

(3) 鼻梁、面部皮肤压疮、损伤　面罩大小合适，压力合适；应用保护贴膜，尽快减少不必要的无创通气时间。

(4) 胃胀气　避免压力、潮气量过高，必要时胃肠减压，应用胃肠动力药物。

(5) 误吸　避免饱餐后立刻使用，抬高床头，必要时胃肠减压，应用胃肠动力药物。

6. 无创通气失败的可能表现

(1) 意识障碍加重。

(2) 不能清除分泌物。

(3) 无法耐受。

(4) 血流动力学不稳定。

(5) 氧合变差，PCO_2 潴留加重。

(6) 治疗后 2 小时无改善。

六、经鼻高流量吸氧

经鼻高流量吸氧（HFNC）和无创正压通气（NPPV）的不同点如表 2-2-1 所示。

表 2-2-1　HFNC 和 NPPV 的不同点

比较项目	HFNC	NPPV
连接方式	主要通过鼻塞进行治疗	主要通过口鼻面罩、鼻罩、全脸罩等进行治疗
压力支持	通过高流量气体提供不稳定的气道正压，辅助通气效果有限	可以设置不同水平的通气支持和模式，如 BiPAP、PCV 汲 CPAP 等，预设压力相对稳定
漏气	允许一定量漏气，漏气较多会影响治疗效果	允许一定量漏气，漏气较多会严重影响人机同步
人机配合	基本不需要人机配合，不需要吸呼切换	需要人机配合，重症患者对呼吸机的要求很高，呼吸之间人机同步直接决定治疗成败
舒适度	舒适感较好	舒适感较差，有幽闭感

比较项目	HFNC	NPPV
气道保护	有利于患者咳痰和气道保护	重症患者要注意气道保护和湿化问题
治疗目标	主要关注于恒温恒湿和提供相对精确的 FiO_2	主要关注于改善患者通气与换气功能解决低氧和高碳酸血症,缓解呼吸肌疲劳
适应患者	主要适用于轻中度 I 型呼吸衰竭患者,对 II 型呼吸衰竭患者应用一定要慎重	可以广泛应用于 II 型和 I 型急慢性呼吸衰竭患者

注:HFNC:经鼻高流量吸氧;NPPV:无创正压通气;CPAP:持续正压通气;BiPAP:双水平正压通气;PCV:压力控制通气;FiO_2:吸入氧浓度。

1. 适应证

(1) 轻中度 I 型呼吸衰竭(100mmHg≤PaO_2/FiO_2<300mmHg)。

(2) 轻度呼吸窘迫(呼吸频率>24 次/分)。

(3) 轻度通气功能障碍(pH≥7.3)。

(4) 对传统氧疗或无创正压通气不耐受或有禁忌证者。

2. 相对禁忌证

(1) 重度 I 型呼吸衰竭(PaO_2/FiO_2<100mmHg)。

(2) 通气功能障碍(pH<7.30)。

(3) 矛盾呼吸。

(4) 气道保护能力差,有误吸高危风险。

(5) 血流动力学不稳定,需要应用血管活性药物。

(6) 面部或上呼吸道手术不能佩戴 HFNC 者。

(7) 鼻腔严重堵塞。

(8) HFNC 不耐受。

3. 绝对禁忌证

(1) 心跳呼吸骤停,需紧急气管插管有创机械通气。

(2) 自主呼吸微弱、昏迷。

(3) 极重度 I 型呼吸衰竭(PaO_2/FiO_2<60mmHg)。

(4) 通气功能障碍(pH<7.25)。

4. 急性呼吸衰竭高流量应用时机流程图(图 2-2-1)

5. 拔管后高流量应用时机流程图(图 2-2-2)

6. HFNC 参数设置及撤离标准

(1) HFNC 参数设置

① I 型呼吸衰竭:气体流量初始设置为 30～40L/min;滴定 FiO_2:维持脉氧饱和度(SpO_2)为 92%～96%,结合血气分析动态调整;若没有达到氧合目标,可以逐渐增加吸气流量和提高 FiO_2,最高至 100%;温度设置为 31～37℃,依据患者舒适性、耐受度和痰液黏稠度适当调节。

② II 型呼吸衰竭:气体流量初始设置为 20～30L/min,根据患者耐受性和依从性调节;如果患者二氧化碳潴留明显,流量可设置为 45～55L/min 甚至更高,达到患者能耐受的最大流量;滴定 FiO_2:维持 SpO_2 为 88%～92%,结合血气分析动态调整;温度设置范围为 31～37℃,依据患者舒适性、耐受度和痰液黏稠度适当调节。

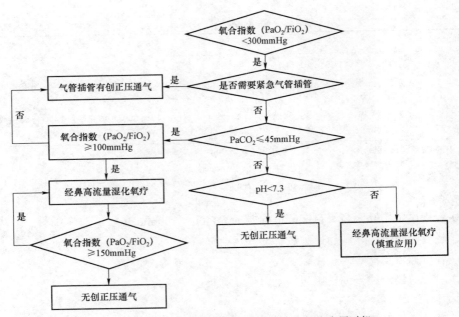

图 2-2-1 急性呼吸衰竭经鼻高流量湿化氧疗应用时机

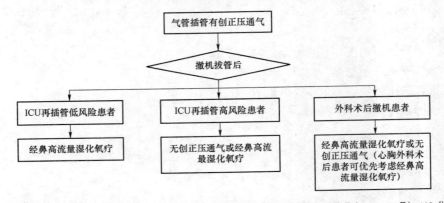

注：ICU 再插管低风险标准（同时符合）：年龄＜65 岁，急性生理和慢性健康状况评分Ⅱ（APACHEⅡ）＜12 分，体重指数＜30kg/m²，气道通畅，排痰充分，撤机顺利，合并症≤1 个，没有心力衰竭、中到重度慢性阻塞性肺疾病及长期机械通气等问题；ICU 再插管高风险标准（至少符合以下一条）：年龄≥65 岁，心力衰竭，APACHEⅡ≥12 分，体重指数≥30kg/m²，咳痰无力或分泌物多，至少有一次 SBT 失败，合并症＞1 个，有创机械通气＞7 天

图 2-2-2 拔管后经鼻高流量湿化氧疗应用时机

（2）HFNC 撤离标准　原发病控制后逐渐降低 HFNC 参数，如果达到以下标准即可考虑撤离 HFNC：吸气流量＜20L/min，且 FiO_2＜30%。

7. HFNC 使用注意事项

（1）上机前应和患者充分交流，说明治疗目的的同时取得患者配合，建议半卧位或头高位（＞20°）。

（2）选择合适型号的鼻塞，建议选取小于鼻孔内径 50% 的鼻导管。

（3）严密监测患者生命体征、呼吸形式运动及血气分析的变化，及时做出针对性调整。

（4）张口呼吸患者需嘱其配合闭口呼吸，如不能配合且不伴有二氧化碳潴留者，可应用转接头将鼻塞转变为鼻/面罩方式进行氧疗。

（5）舌后坠伴 HFNC 效果不佳者，先予以口咽通气道打开上气道，后将 HFNC 鼻塞与口咽通气道开口处连通，如仍不能改善，可考虑无创通气等其他呼吸支持方式。

（6）避免湿化过度或湿化不足，密切关注气道分泌物性状变化，按需吸痰，防止痰堵窒息等紧急事件的发生。

（7）注意管路积水现象并及时处理，警惕误入气道引起呛咳和误吸，应注意患者鼻塞位置高度高于机器和管路水平，一旦报警，应及时处理管路冷凝水。

（8）如若出现患者无法耐受的异常高温，应停机检测，避免灼伤气道。

（9）为克服呼吸管路阻力，建议最低流量最好不小于 15L/min。

（10）注意调节鼻塞固定带松紧，避免固定带过紧引起颜面部皮肤损伤。

（11）使用过程中如有机器报警，及时查看并处理，直至报警消除。

（12）使用过程中出现任何机器故障报错，应及时更换并记录报错代码提供厂家售后，严禁报错机器继续使用。

七、氧疗常规

1. 氧疗的相关定义

（1）氧气治疗（氧疗）　使用高于空气氧体积分数的气体对患者进行治疗。

（2）低氧血症　指血液中的动脉血氧分压（PaO_2）降低，通常指一个标准大气压下 $PaO_2 <$ 60mmHg、经皮血氧饱和度（SpO_2）<90%。

2. 氧疗适应证

低氧血症 $PaO_2 \leq 60mmHg$ 或血氧饱和度<90%。

3. 氧疗目标

（1）没有 CO_2 潴留的患者　SpO_2 为 94%～98%。

（2）有 CO_2 潴留的患者　SpO_2 为 88%～93%。

4. 氧疗输送系统

（1）氧疗输送系统的分类

①低流量氧疗系统　这类装置的输出气流速度低于患者的吸气流速，常见装置包括：鼻导管、简单面罩、非重复呼吸面罩。

②高流量氧疗系统　这类装置的输出气流速度高于患者的吸气流速，常见装置包括：文丘里面罩、经鼻高流量氧疗。

（2）低流量氧疗系统的特点

①输出气流速度低于患者的吸气流速，患者吸气时同时吸入周围的空气。

②患者的呼吸形式（呼吸频率、潮气量和分钟通气量）变化会导致输出的氧浓度不恒定，难以精确控制吸氧浓度。

（3）高流量氧疗系统的特点

①高流量氧疗系统产生的流速必须超过患者吸气峰流速（通常认为至少是患者分钟通气量的 4 倍）。

②患者吸入的全部气体量来自于氧疗系统，无需额外吸入空气。

③输出氧浓度精确且恒定，不受患者呼吸形式的影响。

（4）高流量和低流量氧疗系统的选择

①低流量系统特别是鼻导管在所有系统中有最好的耐受性和适应性。如果它能提供患者所需要的足够的氧气，其是首选。

②如鼻导管不能提供足够的氧气，则应使用简单的氧气面罩或非重复呼吸面罩。

③需要稳定且可预期的 FiO_2 时，选择高流量氧疗系统。

5. 常见氧疗装置

（1）鼻塞导管

①最常用的氧疗装置之一，廉价舒适，患者易于接受。

②氧流量为 1～5L/min，提供的吸氧浓度为 21%～40%，吸入氧浓度的粗略计算方法为：$FiO_2 = 0.21 + 4 \times$ 氧流量。

③FiO_2 受到患者呼吸深度和频率以及张口情况影响。

④适用于大部分轻度缺氧的患者。

（2）简单氧气面罩（图 2-2-1）

①氧流量为 5～10L/min，最小流量＞5L/min，可冲洗出面罩内 CO_2 并防止 CO_2 重复吸入。

②可提供 30%～60% 的 FiO_2，FiO_2 水平的变化很大程度上取决于患者呼吸型态的改变。

③适用于需要较高浓度吸氧的患者。

（3）非重复呼吸储氧面罩（图 2-2-2）

①在普通面罩的基础上增加了一个容积 1L 的储氧袋；

②在面罩和储氧袋之间有个单向阀。患者吸气时，该阀开放，O_2 从储氧袋进入面罩；呼气时，该阀关闭，CO_2 不会进入储氧袋；

③在面罩上有两个呼气孔阀。患者呼气时，该阀开放，CO_2 从该阀排出；吸气时，该阀关闭，空气不会进入面罩稀释吸入气体；

④应用时流量应足够大，保证储氧袋在吸气时不会塌陷；

⑤常用流量为 10～15L/min，提供 60%～80%FiO_2 甚至更高，也取决于患者的呼吸型态；

⑥适用于高浓度吸氧的患者。

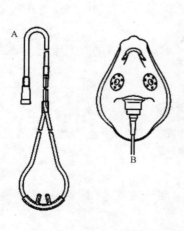

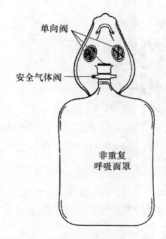

图 2-2-1　简单氧化面罩　　　　　图 2-2-2　非重复呼吸储氧面罩

（4）文丘里面罩（图 2-2-3）

①以文丘里效应作为技术基础，当氧气通过射流孔后形成高速气流，是周围环境产生负压，从而卷入周围的空气，最终形成高流量空氧混合气体。

②产生的流量通常高于患者的吸气峰流量，因此提供给患者的氧浓度能保持稳定，不随患者呼吸形式改变而改变。

③提供的氧浓度由氧流量、射流孔口径、空气入口口径决定，通常有 5 档：24%、28%、35%、40% 和 60%。

④适合需要精确控制氧浓度的患者，如 COPD 患者。

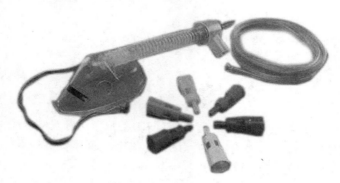

图 2-2-3 文丘里面罩

6. 氧疗的监测与动态评估评估

（1）监测内容

①脉搏血氧饱和度检测仪；

②动脉血气分析；

③潮气量和呼吸频率；

④脉搏和血压；

⑤通过对呼吸和心肌的做功情况来评价氧气治疗的有效性。

（2）动态评估

①氧疗开始后应当每 5~10 分钟评估患者 SpO_2 变化情况，若 SpO_2 未能上升至目标范围，应当积极寻找原因并行血气分析检查全面评估患者情况。

②若 SpO_2 上升至目标范围内，存在 CO_2 潴留风险的患者应当在 30~60 分钟内复查血气了解 $PaCO_2$ 水平。

7. 氧疗的维持与撤离

（1）稳定恢复期患者，SpO_2 稳定于目标区间一段时间后（通常 4~8 小时）可逐渐降低吸入氧气浓度。

（2）若心率、呼吸频率、SpO_2 稳定，可酌情复查血气，逐渐降低吸入氧浓度直至停止氧疗。

（3）终止氧疗后，吸入空气时的 SpO_2 应当至少监测 5 分钟。若 SpO_2 仍处于目标范围内可随后每 1 小时评估一次。若停止氧疗后出现低氧，则应当寻找恶化的原因，若氧合仍不能维持，应当再次给予重新评估并选择合理的氧疗方法。

第三章　血液净化与肾替代治疗

近年来，血液净化技术不断发展完善，除了应用传统方法治疗急、慢性肾衰竭外，临床上还应用连续性肾替代治疗（CRRT）等技术治疗脓毒症、严重创伤、内环境紊乱等疾病，应用血液灌流和血浆置换等技术治疗中毒，应用血浆置换和免疫吸附等技术治疗自身免疫性疾病等重症。

第一节　肾替代治疗

一、模式

肾替代治疗（RRT）是合并严重急性肾损伤（AKI）的危重患者支持治疗的唯一有效方法。肾替代治疗技术包括间歇性血液透析治疗（IHD）、延长的间歇肾替代治疗（PIRRTs）、连续性肾替代治疗（CRRT）和腹膜透析（PD）（表 2-3-1）。

表 2-3-1　肾替代治疗不同模式的比较

	优　势	缺　点
IHD	迅速清除溶质	液体快速清除导致低血压发生频繁
	长的下机时间利于诊断及其他治疗	透析失衡综合征和脑水肿风险
	减少了抗凝暴露	技术复杂
	相较 CRRT 费用低	
PIRRT	相较 IHD 较低的水及溶质清除效率	相较 CRRT 较快的水及溶质清除增加低血压和失衡综合征的风险
	相较 CRRT 较高的溶质清除效率	
	相较 CRRT 下机时间长	技术复杂
	相较 CRRT 减少抗凝暴露	
CRRT	持续清除毒素和溶质，避免浓度反弹	相较 IHD 溶质清除效率低
	血流动力学	需要长时间抗凝
	容易控制液体平衡	限制了患者的移动转运
	避免失衡综合征	低体温
	机器操作相对简单，人机界面友好	费用高

自 1977 年 Kramer 开展连续性动静脉血液滤过（CAVH）技术以来，连续性肾替代治疗已派生出一系列治疗模式，如连续性静脉-静脉血液滤过（CVVH）、连续性静脉-静脉血液透析（CVVHD）、连续性静脉-静脉血液透析滤过（CVVHDF）、缓慢连续性超滤（SCUF）、连续性高流量透析（CHFD）等（表 2-3-2），其中 CVVH 和 CVVHDF 是临床应用最多的模式。另外，根据患者治疗要求不同，可实施高容量血液滤过（HVHF）、高截止血液滤过（HCO-CVVH）等模式。

表 2-3-2　CRRT 常用模式比较

	SCUF	CVVH	CVVHD	CVVHDF
机制	超滤	对流	弥散	弥散和对流
治疗时间	持续	持续	持续	持续
血流速度	100ml/min	50～300ml/min	50～300ml/min	50～300ml/min
透析液	无	无	500～4000ml/h	500～4000ml/h
置换液	无	500～4000ml/h	无	500～4000ml/h
抗凝	肝素、枸橼酸、无抗凝	肝素、枸橼酸、无抗凝	肝素、枸橼酸、无抗凝	肝素、枸橼酸、无抗凝

二、适应证

1. 肾性适应证

肾替代治疗指征包括液体过负荷、严重代谢性酸中毒、严重的电解质紊乱和明显的尿毒症症状(如尿毒症脑病、尿毒症心包炎)。

液体过负荷是指患者体重超过入院时体重的 10%，根据体重校正的液体过负荷百分比表示一段时间内累积的液体平衡，具体计算公式如下:

$$液体负荷\% = (总入量 - 总储量)/(入院体重 \times 100)$$

多数情况下，经药物治疗后血钾＞6.5mmol/L 时应该开始肾替代治疗。AKI 还可以出现其他电解质紊乱，包括严重的高钠血症、低钠血症或高磷血症，可以考虑行肾替代治疗。对于低钠血症，相较 IHD，CRRT 纠正低钠更平缓，血钠水平更可控，这样可以避免发生神经系统渗透性脱髓鞘综合征。

一般认为，动脉血 pH＜7.1～7.2 或碳酸氢根＜12～15mmol/L 是开始肾替代治疗的临界值。

2. 非肾性适应证

非肾性适应证包括脓毒症、急性呼吸窘迫综合征、难治性充血性心力衰竭、重度药物或毒物中毒(表 2-3-3)、高热、横纹肌溶解综合征、造影剂肾病等。

表 2-3-3　肾替代治疗(RRT)可以清除的药物和毒素

药物和毒素	RRT 方式	具体方法
甲醇	IHD/CRRT	RRT 应持续，直到血清甲醇浓度＜25mg/dl、代谢性酸中毒纠正、阴离子间隙和渗透压恢复正常。反弹可能长达 36 小时
异丙醇	IHD/CRRT	RRT 能有效去除异丙醇和丙酮，不过除了严重情况(昏迷时间延长，心肌抑制，肾衰竭)之外，RRT 通常是不必要的
乙醇	IHD/CRRT	RRT 应持续，直到乙醇水平＜20mg/dl，且代谢性酸中毒或其他全身中毒症状已好转。反弹可能长达 24 小时
锂	IHD/CRRT	IHD 能更快地除去锂，但反弹是一个重大问题，可以用 CRRT 有效解决
水杨酸	IHD/CRRT	目前已有报道用 IHD/CRRT 治疗水杨酸盐中毒
茶碱	IHD/CRRT/血液灌流	RRT 应持续，直到临床改善和血浆水平＜20mg/L。可能发生反弹
丙戊酸	IHD/CRRT/血液灌流	在超治疗药物水平时，药物结合血浆蛋白变得饱和，未结合的药物显著增加，可用透析清除

药物和毒素	RRT 方式	具体方法
百草枯	IHD/CRRT/血液灌流	百草枯为水溶性小分子物质，可被血液透析清除，亦可被血液灌流清除，CRRT 可清除毒物和炎症介质，同时可预防 ARDS 或 MODS 发生
有机磷	IHD/CRRT/血液灌流/血浆置换	IHD 联合血液灌流可清除毒物、过多水分和小分子毒素，血浆置换明显提高重症患者体内胆碱酯酶的活性，存在严重并发症，可联合 CRRT
毒鼠强	CRRT/血液灌流	血液灌流可迅速降低血液毒鼠强浓度，CRRT 可稳定内环境及清除毒素
毒蕈	CRRT/血液灌流/血浆置换	CRRT 可缓慢持久清除毒素、炎症介质，维持内环境稳定，目前主张毒蕈中毒尽早行血液灌流，血浆置换亦可清除毒蕈毒素

三、开始时机

目前开始肾替代治疗的合适时机仍存争议。现阶段临床上是否开始肾替代治疗的决定是基于液体过负荷和(或)溶质失衡(氮质血症、高钾血症、严重代谢性酸中毒)的严重程度作出的。当液体过负荷和(或)溶质失衡严重到危及生命的程度时，是作为抢救措施开始肾替代治疗的绝对适应证。但目前临床实践中在出现严重并发症之前就开始 RRT 抢先治疗似乎更合理。更早开始 RRT 的目的是在器官功能衰竭早期阶段及早对肾功能进行支持，以迅速维持内稳态，减轻器官功能衰竭程度和进一步的肾损伤。

2012 年 KDIGO 指南推荐意见是：当出现危及生命的水、电解质、酸碱失衡时应紧急开始行 RRT，作出开始肾替代治疗的决策时应当全面考虑临床情况，是否存在能够被肾替代治疗纠正的情况以及实验室检查结果的变化趋势。

四、血管通路

1. 静脉导管型号

AKI 行 RRT 建立血管通路首先需要一个大直径双腔导管。导管宜选择生物相容性好的材质，如聚氨酯和硅酮。用于成人患者的导管设计需要满足维持血流速度 200~300ml/min。静脉导管内径的选择主要根据患者体重作出选择(表 2-3-4)。

表 2-3-4 静脉导管型号的选择

体 重	导管型号
3~6kg	6.5~7F
6~10kg	8F
10~20kg	8~10F
20~30kg	10F
>30kg	11~13F

2. 置管部位

置管静脉选择要根据患者的临床特点、血管条件及操作者的技能水平等因素决定。一般选择颈内静脉、股静脉和锁骨下静脉，首选右颈内静脉，其次选择股静脉，然后选择左颈内静脉，最后选择锁骨下静脉。

RRT 结束后采用正压法肝素盐水封管，用于封管的肝素盐水量以导管总容量的 120% 为宜，并应定期采用肝素生理盐水给血管导管重新封管。

五、治疗剂量

CRRT 治疗剂量广义上包括容量治疗剂量和溶质治疗剂量，临床习惯上将容量治疗剂量称为容量管理，故治疗剂量一般指溶质治疗剂量。CRRT 治疗剂量是指单位时间内按体重校正的废液剂量，单位为 $ml/(kg \cdot h)$。

处方剂量：是指医生根据患者实际病情希望实现的治疗剂量，应该尽量考虑到停机、更换滤器等因素，通过机器上设定略高的"机器设定目标剂量"来实现。一般认为交付废液量约为处方废液量的 80%～85%，目前普遍推荐处方剂量为 20～35ml/（kg•h）。

交付剂量：是指一次 CRRT 结束实际达成的剂量，2012 年 KDIGO 指南推荐 CRRT 交付剂量为 20～25ml/（kg•h）。

六、容量管理

液体管理可通过净超滤来实现。CRRT 液体管理策略与患者的临床特点、疾病情况、严重程度和临床目标相关，必须根据每一个患者具体情况做到个体化，在 CRRT 开始时，就应根据患者的血流动力学状态和容量状态制订液体管理策略，并在治疗过程中严密监测，不断重新评估超滤目标。

CRRT 液体总平衡＝患者液体平衡（总入量－总出量）＋CRRT 机器液体平衡

七、CRRT 参数设定和基本计算

1. 主要参数设定

（1）血流速度　血流速度一般设置为 120～200ml/min。

（2）治疗量

①急性肾损伤（AKI）临床上多应用肾替代剂量为 20～25ml/（kg•h）；

②脓毒血症患者治疗剂量应不低于 35ml/（kg•h）；

③净超滤根据病情及液体平衡目标设定。

2. 基本计算

（1）弥散清除率（Kd）　指单位时间内通过弥散作用清除的血浆中的溶质量。计算公式：$Kd = (Qd_{out}Cd_{out} - Qd_{in}Cd_{in})/Cb_{in}$，式中，$Qd_{out}$ 为废液量，Cd_{out} 为废液中某物质浓度，Qd_{in} 为透析液流量，Cd_{in} 为透析液中某物质浓度，Cb_{in} 为血液中某物质浓度。

对于尿素氮、肌酐等透析液中没有的物质，清除率可简化为：$Kd = Qd_{out}Cd_{out}/Cb_{in}$。

在连续性血液净化治疗中，透析液流量一般较小，而血流量相对较大。在这种情况下，透析液与血液之间小分子溶质浓度几乎可达完全平衡，弥散清除率与透析液流量呈线性关系，其清除率可计算如下：$Kd = Qd$，Qd 为透析液量。

（2）超滤率（UFR）　指单位时间内通过超滤作用清除血浆中的溶剂量。计算公式：$UFR = Lp \times A \times \Delta P = Kuf \times \Delta P$。

式中，Lp 为滤器膜的超滤系数，单位为 $ml/h/(mmHg \cdot m^2)$，与膜的材料结构有关；A 为膜面积，单位 m^2；Kuf 为滤器的超滤系数；ΔP 为跨膜压，即膜内外压力差。超滤率用体重标化后单位是 $ml/(kg \cdot h)$。

(3) 对流清除率(C)　指单位时间内通过对流作用清除的血浆中的溶质量。计算公式：$C = S \times UFR$，$S = 2[UF]/[A]+[V]$，式中，S 为筛选系数，对于小分子物质 S 等于 1，[UF]、[A]、[V]分别为超滤液、滤器前后血液中的物质浓度。

(4) 后稀释超滤率　$UFR = (RFR - Balance)/$体重，式中，RFR 为置换液流速 ml/h，Balance 每小时液体平衡 ml/h。

(5) 前稀释超滤率　$UFR = $血流稀释比例$(RFR - Balance)/$体重，式中，血流稀释比例$= Qp/(Qp + Qf)$，Qp 为血浆流量，Qf 为置换液量。

(6) 前稀释 + 后稀释超滤率　由于滤出液全部来自经过稀释的血浆，计算方法与全部前稀释相同。$UFR = $血流稀释比例$(RFR - Balance)/$体重。

(7) CVVHDF 清除率　$K_T = K_D + (UFR \times Tr)$；

$$Tr = S \times (1 - K_D/BFR)。$$

式中，K_D 为弥散清除率(超滤 = 0 时)，K_T 为总清除率，S 为筛选系数，Tr 为超滤率增加所致清除率增加的系数，BFR 为血流速。

(8) 滤过分数(filtration fraction，FF)：指单位时间内从流经滤器的血浆中清除的液体量占血浆流量的百分数。计算公式为：$FF(\%) = (UFR \times 100)/[BFR \times (1 - Hct)] \times 100\%$。

应当限制 FF < 25%，一般认为 FF 超过 30% 会明显增加滤器凝血风险。计算 FF 的目的是限制滤器后或滤器中血液血细胞比容(Hct)过高，防止血液过度黏稠而凝血。对于完全前稀释而言，血液浓缩的问题几乎可以忽略，因此计算前稀释的 FF 无意义。

对于前稀释 + 后稀释的情况，某些情况虽经计算出的 FF 值较高，但滤器内血液浓度和后稀释部分所导致的浓缩程度相当。

八、抗凝

抗凝是保证 RRT 充分治疗的基础。抗凝方法包括全身抗凝和局部抗凝，各有优缺点(表2-3-5)，此外肝素包被膜也能减少滤器凝血的发生。

1. CRRT 抗凝方式

表2-3-5　CRRT 抗凝方式的特点比较

抗凝剂	作用机制	抗凝监测	优点	缺点
肝素	通过抗凝血酶Ⅲ，FⅨa、FⅩa、FⅪ、FⅫa 活性	APTT	方案成熟，应用广泛，有拮抗剂，易于监测，价廉	出血发生率高，药代动力学多变，HIT 风险，潜在的促炎作用
低分子肝素	抑制Ⅹa 活性	抗Ⅹa 活性	可靠抗凝作用，出血风险小，HIT 发生率低，药代动力学稳定	肾衰竭时有蓄积作用，抗Ⅹa 监测困难，鱼精蛋白不能充分中和，价格相对昂贵，不同制剂推荐剂量不同
枸橼酸钠	钙离子结合剂	游离 Ca^{2+} 浓度	严格局部抗凝出血风险小	管路护理复杂，存在代谢并发症，需要严格操作规范
无抗凝	前稀释，生理盐水冲洗	无	安全	滤器使用寿命受限，溶质清除效率下降

2. 重症患者肾替代抗凝方式选择流程(图2-3-1)

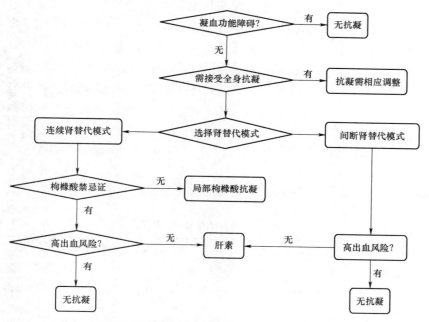

图2-3-1　肾替代抗凝方式选择流程(2012年KIDGO指南)

除使用抗凝剂外，其他可以降低体外循环凝血风险的策略包括：提高血流速度、降低滤过分数、前稀释以及对机器报警迅速响应以尽量减少血流中断时间。

3. 肝素抗凝及无抗凝方案(图2-3-2)

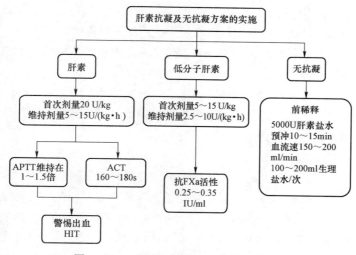

图2-3-2　肝素抗凝及无抗凝的实施方案

4. 局部枸橼酸抗凝

局部枸橼酸的抗凝原理是枸橼酸能迅速螯合体外循环中的游离钙，从而阻断凝血途径中多个依赖钙的环节。

(1) 枸橼酸抗凝方法与监测

①首先确定血流速度，一般为 120～200ml/min。

②初始枸橼酸钠溶液速度是初始血流速度(ml/min)的 2%～2.5%，也可直接将枸橼酸钠溶液的静脉输注速度(ml/h)设置为初始血流速度(ml/min)的 1.2～1.5 倍。

③初始葡萄糖酸钙溶液速度(ml/h)为枸橼酸钠溶液速度(ml/h)的 6.1%。

④监测内容与频度　定期检测外周动脉血游离钙浓度及滤器后静脉端血游离钙浓度，初始监测间隔为 2～4 小时，平稳后间隔可延长至 12～24 小时。另外，定期监测血气酸碱及电解质水平。

⑤监测目标　动脉血中游离 Ca^{2+} 浓度维持为 1.0～1.2mmol/L；滤器后静脉血游离 Ca^{2+} 浓度为 0.2～0.4mmol/L。

根据表 2-3-6 调整枸橼酸钠和葡萄糖酸钙的泵入速度。

表 2-3-6　枸橼酸抗凝监测及调整方案

枸橼酸钠泵速调整		葡萄糖酸钙泵速调整	
滤器后 Ca^{2+} (mmol/L)	枸橼酸钠	外周动脉 Ca^{2+} (mmol/L)	10%葡萄糖酸钙
<0.20	降低 5ml/h	>1.45	降低 6.1ml/h
0.20～0.40	不变	1.21～1.45	降低 3.1ml/h
0.41～0.50	增加 5ml/h	1.00～1.20	不变
>0.50	增加 10ml/h	0.90～0.99	增加 3.1ml/h
		<0.9	推注 0.31ml/kg，增加 6.1ml/h

(2) 枸橼酸抗凝并发症

①代谢性碱中毒：枸橼酸钙复合物一部分回到体内迅速分解，1 分子枸橼酸根离子会生成 3 分子碳酸氢根离子，所以枸橼酸抗凝有发生代谢性碱中毒的倾向。

②电解质紊乱：高渗枸橼酸抗凝剂还可能造成高钠血症，枸橼酸还能螯合镁离子影响血浆镁离子水平。

③枸橼酸中毒：体内总钙水平与游离钙水平比值>2.5。

④代谢性酸中毒：当患者存在严重的肝功能障碍或者其他影响枸橼酸代谢的情况时，可能会造成枸橼酸蓄积，形成高 AG 代谢性酸中毒。

(3) 枸橼酸抗凝注意事项

①血泵停止数分钟，必须同时关闭枸橼酸泵，并同时关闭钙泵。

②若需暂停治疗，重新开始时应按照停止前的速度设置枸橼酸钠及钙泵速度并加强监测，每次更换配套、管路或输液部位后 1～2 小时内应监测离子钙。

③输血：枸橼酸钠溶液本身是血液保存液，所以大量输血时应注意评估枸橼酸负荷。

④管路护理：患者应用枸橼酸抗凝会增加枸橼酸和钙剂输注管路、输液泵及注射泵，建议将抗凝时应用的输液泵和注射泵单独放置，加强核对，以免在输液量调整时发生错误。

⑤病情变化：患者病情产生变化时(如休克，肝功能恶化)可能引起枸橼酸代谢改变，需评估抗凝方案，监测抗凝指标。

九、CRRT 相关并发症

CRRT 常见并发症见表 2-3-7。

表 2-3-7　CRRT 常见并发症

分　类	并发症
导管相关并发症	出血，感染，静脉血栓，静脉狭窄，创伤性动静脉瘘，气胸，血胸，空气栓塞，内脏损伤
体外循环相关并发症	滤器或深静脉导管引起的过敏反应，循环回路中血栓形成，连接断开导致出血，溶血，空气栓塞
低体温	低体温
低血压	低血压
电解质紊乱	低磷血症，低钾血症，低钙血症，低镁血症
抗凝相关并发症	出血，HIT，枸橼酸中毒，低钙血症，代谢性碱中毒
药物剂量错误	药物过量，剂量不足

十、CRRT 时药物剂量的调整

CRRT 时药物剂量调整除体外药物清除还要考虑多个因素，包括非肾代谢途径、残余肾功能、分布容积和蛋白结合力的改变。药物剂量错误会产生两种后果：药物过量导致副作用和药物不足致使治疗失败。

一般情况下，CRRT 药物剂量调整要遵循以下一些原则。

（1）对于像镇静、镇痛、升压等可观察临床效果的药物，剂量应逐步滴定至取得想要的临床效果。

（2）对于大分子量(高蛋白亲和力)或分布容积很大的药物，通过 CRRT 清除的药量很少，剂量调整可不需考虑肾替代治疗因素。

（3）对于小分子蛋白结合很少的药物，体外药物清除量接近于 CRRT 治疗量（废液量）。

（4）对于高蛋白结合率小分子药物，估计的药物清除量需要用药物蛋白未结合率来校正。以 CVVH 为例：后稀释法行血滤时，药物清除率 = 超滤率×(1-蛋白结合率)；前稀释法行血滤时，药物清除率=超滤率×(1-蛋白结合率)×血流量/(血流量+置换液量)。

（5）如果能够监测血药浓度，剂量调整应该基于药代动力学监测做出。需补充药物的剂量 = 差异浓度(需达到药物浓度-实测浓度)×分布容积(Vd)×体重。

（6）负荷剂量不需调整：药物的负荷剂量主要取决于药物的 Vd，与肾清除能力、CRRT 模式等关系不大。

十一、RRT 的转换和停止

停止肾替代治疗的精确标准目前并不存在。2012 年 KDIGO 指南中对停止肾替代治疗的建议是：当不再需要 RRT 时(肾功能恢复至足以满足患者需求或者 RRT 不再符合治疗目标时)，应终止 RRT；建议不使用利尿剂来促进肾功能恢复或缩短 RRT 治疗时间或频率。KDIGO 指南的建议较宽泛，临床实践中是否停止 RRT 主要参考如下情况。

（1）导致此次 RRT 的原发病未再继续恶化。

(2) 此次 RRT 开始的原因改善，RRT 间期无反复。

(3) 未出现新的 RRT 适应证。

在符合以上三个条件时，可停止 RRT，观察患者呼吸、循环、肾功能及内环境的变化，一旦出现与暂停 RRT 有关的并发症时，应及时重新开始 RRT 治疗。

第二节　其他血液净化治疗

一、血浆置换

血浆置换(PE)是最早开展的血液成分分离技术，是将患者的血液抽出，分离血浆和细胞成分，弃去血浆，把细胞成分及所需补充的白蛋白、血浆及平衡液等回输体内，以达到清除治病介质的治疗目的。

1. 适应证

(1) 各种原因引起的中毒　如毒蕈中毒、有机磷农药中毒、重金属中毒等。

(2) 自身免疫性疾病　如系统性红斑狼疮、结节性多动脉炎和皮肌炎等。

(3) 血液系统疾病　如自身免疫性溶血性贫血和血栓性血小板减少性紫癜。

(4) 神经系统疾病　如重症肌无力、多发性神经根炎、抗 N-甲基-D-天冬氨酸受体(NMDAR)脑炎等。

(5) 急、慢性肝衰竭。

(6) 家族性高胆固醇血症。

(7) 甲状腺危象。

2. 操作流程

临床上最常用的血浆置换技术为单膜血浆置换，其优点是分离出来的血浆被全部废弃，清除掉分子量范围较广的物质，可治疗疾病的范围更广；其缺点是这是需要血液制品量最多的一种治疗方法。单膜血浆置换的治疗示意图(图 2-3-3)，单膜血浆置换的操作流程(见图 2-3-4)。

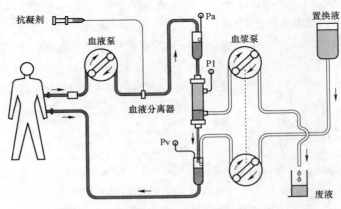

图 2-3-3　单膜血浆置换的治疗示意图

3. 并发症

（1）血压降低　胶体渗透压降低所致，可使用蛋白浓度更高的置换液。

（2）出血　使用蛋白置换液、缺乏凝血因子所致。

（3）过敏　对血制品/抗凝剂等过敏。

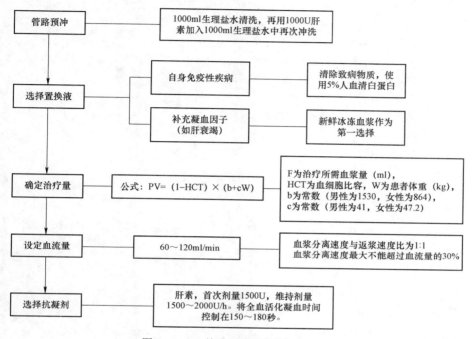

图 2-3-4　单膜血浆置换的操作流程

（4）低钙血症、钠负荷高　应用血浆作为置换液时，血浆保存液中含有枸橼酸钠所致。此时应静脉补充钙剂，同时严密监测血钙、血钠。

二、血液灌流

血液灌流(HP)是借助体外循环，将血液直接灌流进填充了吸附材料的吸附柱内，清除外源性和内源性毒物、药物以及代谢产物等，然后将净化后的血液回输给患者，达到净化血液目的。根据吸附柱的不同，吸附主要分为三种：活性炭吸附、高分子吸附树脂和 β_2 微球蛋白吸附。三种方法的清除原理均不同，见表 2-3-8。

表 2-3-8　血液灌流不同吸附柱的不同吸附原理

治疗方法	活性炭吸附	高分子吸附树脂	β_2 微球蛋白吸附
吸附原理	范德华力	静电结合力，疏水作用	疏水作用，分子筛效果

构造与原理(以活性炭吸附为例)：血液灌流为没有特定配体的非选择性吸附，是通过范德华力将与碳原子间产生可逆的物理吸附作用的物质吸附在吸附柱上。图 2-3-5 为血液灌流示意图。

1．适应证

(1) 各种药物或毒物中毒。

(2) 肝性脑病、高胆红素血症等肝损害疾病。

(3) 全身炎症反应综合征、脓毒症、多器官功能障碍综合征等。

(4) 类风湿关节炎、系统性红斑狼疮、过敏性紫癜等风湿免疫疾病。

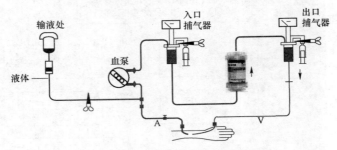

图 2-3-5　血液灌流示意图

2．操作流程

(1) 清洗、预冲　应用生理盐水（>1000ml）清洗，流速为 50~100ml/min；预冲：抗凝剂（肝素 5000U/ 1000ml）加生理盐水（>500ml）。

(2) 治疗参数

①血流速度：100~200ml/min；

②抗凝剂：肝素，维持给药量 1000~1500U/h；

③治疗时间：3~4 小时（若一次治疗效果不明显，可连续/断续给予多次治疗）。

3．并发症

(1) 低血压　与容量不足和血浆渗透压降低有关。

(2) 出血　与血小板和凝血因子被吸附和抗凝过量有关。

(3) 灌流器凝血　与抗凝不足有关。

(4) 吸附柱除吸附毒物外，也会吸附葡萄糖，易出现低血糖。

三、免疫吸附

免疫吸附(IA)是指将高度特异性的抗原、抗体或有特定物理化学亲和力的物质（配基）与吸附材料（载体）结合，制成吸附剂，当全血或血浆通过这种吸附剂时，即可选择性或特异性地吸附并清除体内相应的致病因子，净化血液。免疫吸附的优点：患者自体血浆被回输，无需替代液；可防止传染性疾病；吸附具有选择性或特异性；不影响同时进行的药物治疗。免疫吸附治疗方式包括血浆灌流和全血灌流。

1．适应证

(1) 多种风湿免疫病　尤其是系统性红斑狼疮和系统性血管炎等。

(2) 免疫相关性皮肤病。

(3) 肾疾病　与免疫相关的肾炎，包括紫癜肾、IgA 肾病等。

(4) 消化系统疾病　如暴发性肝衰竭、原发性胆汁性肝硬化、梗阻性黄疸等。

(5) 神经系统疾病　如吉兰-巴雷综合征、重症肌无力和脱髓鞘性多发性神经病等。

（6）血液系统疾病　如冷球蛋白血症、巨球蛋白血症、自身免疫性溶血性贫血及多发性骨髓瘤等。

（7）内分泌疾病　如高脂血症、甲状腺功能亢进危象、肥胖症及 1 型糖尿病等。

（8）各种中毒　如有机磷中毒等。

2. 免疫吸附剂分类

免疫吸附治疗的关键部分是吸附柱，包括载体部分、配体部分及两者间的链接方式。与吸附对象（致病物质）发生吸附反应的核心部分称为载体，固定于载体上，具有免疫吸附活性的物质称为配体，两者间通过交联或耦联的方式相互作用。

配体的吸附活性本质是与吸附对象（致病物质）之间的选择性或特异性亲和力。目前可用于免疫吸附柱配体的物质有：葡萄球菌 A 蛋白、小牛血清、多克隆抗人 IgG 抗体（Ig-Therasorb 吸附）、苯丙氨酸（pH-350 和 pH-250 吸附）、色氨酸（TR-350 吸附）、MedisorbaMG-50 吸附柱、硫酸葡聚糖纤维素（DSC）、多黏菌素 B 纤维柱（PMX-F）、直接全血吸附脂蛋白（DALI）、DNA 吸附、C1q 吸附、抗 LDL 抗体吸附、糖蛋白吸附、各种解毒戒毒吸附、胆红质吸附柱（MedisorbaBL-300）及各种细胞吸附柱等。

根据吸附剂与被吸附剂之间的作用原理分为以下两种。

（1）生物亲和型　抗原抗体结合型、补体结合型、Fc 结合型。

（2）物理化学亲和型　静电结合型和疏水结合型。

3. 操作流程

将患者血液引出体外，建立体外循环并抗凝，血液流经血浆分离器分离出血浆，将血浆引入免疫吸附器与免疫吸附剂接触，以选择性吸附的方式清除致病物质，然后将净化的血浆回输患者体内，达到治疗目的。有的免疫吸附装置不需要分离血浆，而可直接进行血液灌流式免疫吸附治疗。

4. 并发症

免疫吸附较安全，不良反应少。但生物相容性差的免疫吸附柱、血浆分离器和血管通路可以损伤血细胞、激活补体系统、凝血系统和纤溶系统。免疫吸附本身的某些致病物质，可以解离进入血循环，从而引起变态反应。免疫吸附其他并发症如低血压、低钙血症等同血浆置换。

第四章　人工肝支持技术

　　人工肝支持系统（ALSS），简称人工肝，是利用机械、理化和生物的原理而设计的，暂时替代肝脏部分功能的体外血液净化装置。人工肝分为非生物型、生物型和混合型三种。人工肝主要用于治疗各类肝衰竭和高胆红素血症。目前非生物型人工肝在临床上被广泛使用，是肝衰竭治疗的一种有效救治技术，本文仅着重介绍非生物型人工肝技术。

一、人工肝技术的概况

1. 人工肝支持的理论基础

　　肝衰竭发病机制的"二次打击理论"认为，在病因的直接作用下或通过免疫机制造成"原发性肝损伤"；肝损伤本身以及继发感染和肠源性内毒素血症引起全身的炎症反应综合征（SIRS），导致进一步的肝细胞损害和肝外器官损害，造成肝衰竭及其并发症，这个过程称为"继发性肝损伤"。肝脏代谢功能衰竭导致体内有害物质的蓄积与失控的全身炎症反应一起，造成肝功能衰竭和肝外器官功能障碍（肝性脑病、脑水肿、急性肾损伤、循环衰竭等）的发生和发展。人工肝通过清除肝损害的病因、炎症因子和蓄积的有害物质，补充有益物质，暂时替代肝脏部分功能，从而减轻肝脏的负担和防止并发症的发生，为肝细胞再生和获得肝移植争取时机。肝衰竭时体内蓄积的毒性物质和特点见表2-4-1。

表2-4-1　肝衰竭时体内蓄积的毒性物质和特点

物质	分子量(道尔顿)	水溶性	蛋白结合性	体外血液净化的清除特性		
				血液滤过	血浆置换	血液灌流
蛋白结合毒素						
苯二氮䓬类	284	−	+	−	+	+
非结合胆红素	585	−	+	−	+	+
结合胆红素	585	+	+	+	+	+
胆汁酸	390～500	+/−	+	+	+	+
铜(肝豆状核变性)	63	−	+	−	+	+
硫醇	65	−	+	−	+	+
吲哚	117	−	+	−	+	+
中链和短链脂肪酸	40～200	−	+	−	+	+
原卟啉	562	−	+	−	+	+
水溶性小分子						
血氨	17	+	−	+	+	+
芳香氨基酸	155～204	+	+	+	+	+
肌酐	113	+	−	+	+	+

物质	分子量(道尔顿)	水溶性	蛋白结合性	体外血液净化的清除特性		
				血液滤过	血浆置换	血液灌流
大中分子物质						
IL-1	17000	−	+	+/−	+	+
IL-6	26000	−	+	+/−	+	+
肿瘤坏死因子-α	17000	−	+	+/−	+	+
内毒素	10000	−	+	−	+	+
自身抗体	160000～970000	−	−	−	+	+

2. 人工肝的分型

人工肝的分型见表2-4-2。

表2-4-2　人工肝的分型

分型	概　念	主要技术和装置
非生物型人工肝	应用血浆置换、血浆灌流吸附、血液透析滤过等原理发展起来的体外肝脏支持系统	血浆置换、血浆灌流和胆红素吸附、血液滤过透析等，以及 MARS、CPFA 和 Li-NBAL 等组合型装置
生物型人工肝	应用体外构建的含有大量肝细胞的生物反应器，将患者的血浆引入其中，完成肝细胞的代谢功能	ELAD 系统、BLSS 系统、Li-BAL 系统等
混合型人工肝	将非生物型和生物型人工肝结合起来应用	HepatAssist 系统、MELS 系统、AMC 系统等

二、人工肝支持的适应证和禁忌证

1. 适应证

(1) 各种原因引起的肝衰竭早、中期，凝血酶原活动度(PTA)为 20%～40%的患者为宜。晚期肝衰竭患者病情重、并发症多，应权衡利弊，慎重进行治疗，同时积极寻求肝移植机会。

(2) 终末期肝病肝移植术前等待肝源、肝移植术后排异反应及移植肝无功能期的患者。

(3) 严重胆汁淤积性肝病经内科药物治疗效果欠佳者、各种原因引起的严重高胆红素血症。急性肝衰竭病情进展快，当患者出现极度乏力、明显厌食、呕吐和腹胀、黄疸快速升高、PTA 为 40%～60%等肝衰竭趋势时，可考虑进行人工肝支持，不宜拘泥于固定指标。

2. 禁忌证

人工肝支持没有绝对禁忌证，不同人工肝模式的禁忌证不同，可根据患者的病情来选择不同模式。

(1) 严重活动性出血或并发弥漫性血管内凝血。

(2) 对治疗过程中所用血制品或药品如血浆、肝素和鱼精蛋白等高度过敏。

(3) 循环功能衰竭。

(4) 心、脑梗死非稳定期。

三、人工肝技术原理和操作方法

1. 血液透析和血液滤过

血液透析(HD)主要通过弥散原理清除分子量小于 2000 Da 的溶质分子，纠正电解质和酸碱紊乱。血液透析能够降低血氨水平，可以改善肝性脑病的意识水平。血液滤过(HF)主要通过对流方式清除血液中的溶质，提高了中分子物质(分子量为 5000～10000Da)的清除能力。血液滤过透析(HDF)结合了对流和弥散两种方式，对小分子物质和中分子物质均具有很好的清除能力。临床研究显示，HD 和 HDF 可以改善肝性脑病的意识水平和改善肝肾综合征的水、电解质紊乱，但不能改善肝衰竭的最终生存率。此外，间歇性血液透析(IHD)和 HDF 用于肝衰竭患者，治疗过程中容易发生低血压、失衡综合征和出血等并发症，目前已经不再单独用于肝衰竭的治疗，而是作为组合型人工肝的一部分来使用。

2. 连续血液透析滤过

连续血液透析滤过(CHDF)能够改善肝衰竭的水、电解质、酸碱平衡，清除血氨、中分子物质和炎症物质，改善脑水肿和颅内高压和血流动力学状况。在线血液透析滤过(OLHDF)是一种在线生成置换液的高容量 HDF，治疗剂量达到 100～120ml/(kg•h)，治疗时间为 6～12 小时，显著提高了对血氨和中分子物质的清除率。肝衰竭患者的意识障碍改善率为 90% 左右。CHDF 是目前治疗肝性脑病和肝肾综合征的重要血液净化方式，但 CHDF 不能有效清除胆红素等蛋白结合物质。

3. 血浆置换

血浆置换(PE)是应用血浆分离器将患者的血浆分离出来并清除，代之以新鲜冰冻血浆或者血浆替代液(图 2-4-1)。PE 可通过下列机制治疗肝衰竭：①能够清除部分肝衰竭的病因，如药物、毒物、金属离子、自身抗体、免疫复合物等；②能够清除胆红素、胆汁酸、氨、芳香氨基酸、短链脂肪酸等物质；③能够清除内毒素、补体、TNF-α、IL-1 和 IL-6 等；④能够补充凝血因子和其他有益物质，改善凝血障碍。PE 是非生物型人工肝中唯一能够纠正凝血障碍的技术，在肝衰竭治疗中具有独特的地位。但是，PE 对小分子物质的清除能力不足，并且大量冰冻血浆进入体内可能导致枸橼酸中毒，为了克服这些缺陷，目前大多采用 PE 联合 CHDF 的模式来治疗肝衰竭。

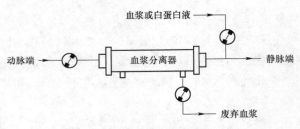

图 2-4-1　血浆置换示意图

以血浆置换为基础的治疗模式，还有下列改良或组合的模式应用于肝衰竭的治疗。

(1)选择性血浆置换　根据血浆分离器的膜孔径的不同，可以分为非选择性血浆分离器和选择性血浆分离器。非选择性血浆分离器的膜孔径为 0.2～0.6μm，对血液中非细胞成分无选择地清除，无选择地清除血浆中的脂蛋白、免疫球蛋白、免疫复合物、纤维蛋白原等大分子溶质。选择性血浆置换（SPE）采用膜孔径为 0.03～0.2μm 的选择性血浆分离器，分子量大于白蛋白的分子（脂蛋白、免疫球蛋白和纤维蛋白原等）不能通过血浆分离器而输回患者体内，白蛋白及白蛋白结合溶质分子被部分清除（不同型号血浆分离器的白蛋白筛选系数从 0.20 到 0.80 不等）。与非选择性血浆置换相比较，选择性血浆置换可以减少凝血因子和白蛋白等的丢失，每次治疗可减少 1000ml 血浆需求量。

（2）高容量血浆置换（HVP）　每次置换 8～12L 冰冻血浆，或者达到理想体重的 15%。肝衰竭相关毒素分布在血浆和细胞外液中，普通血浆置换清除毒素的能力有限，而高容量血浆置换每次置换量可以达到细胞外液总量，连续治疗 3 日，可使血浆和细胞外液中的毒素降至治疗前的 18%。近期的一项 HVP 治疗 ALF 的多中心、随机对照研究共纳入 ALF 患者 182 例，HVP 组存活率（58.7%）显著高于内科标准治疗组（47.8%）。这是 HVP 治疗急性肝衰竭的首个随机对照试验，其结果支持高容量血浆置换治疗肝衰竭的作用。

（3）血浆置换联合连续血液透析滤过　血浆置换能够清除蛋白结合毒素等大分子物质，补充凝血因子，但清除小分子物质和纠正水、电解质平衡紊乱的能力不足。CHDF改善水、电解质平衡和酸碱紊乱，对肝性脑病和肝肾综合征较为有益，但是对大分子物质、胆红素的清除能力不足，且不能改善凝血障碍。因此，血浆置换联合连续性血液透析滤过（PE＋CHDF）具有互补和协同作用，更好地替代肝脏功能。PE＋CHDF 可以改善肝衰竭的病情和生存率，我国各地大量的非随机对照试验支持这种组合模式的作用，但是缺乏大样本 RCT 研究证据支持。PE＋CHDF 是国内最常使用的人工肝支持模式，大部分采用 PE 和 CHDF 序贯治疗的方式，少数单位采用串联的方式。

（4）血浆透析滤过（PDF）　是应用选择性血浆分离器一个滤器，同时完成选择性血浆置换和血液透析滤过的新方法（图 2-4-2）。选择性血浆分离器的膜孔径较小（白蛋白筛选系数为 0.2），在进行缓慢血浆分离的同时，透析液流过选择性血浆分离器的外腔进行透析。PDF 这种模式首先由日本学者提出，这种模式可以有效清除胆红素等白蛋白物质和中分子物质，同时提高了肌酐、血氨等小分子物质的清除率。但是，这种模式的溶质清除受到血

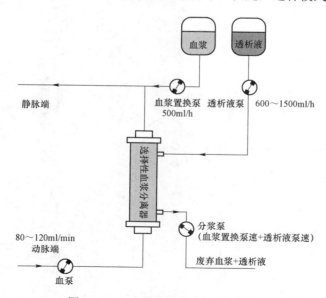

图 2-4-2　血浆透析滤过（PDF）示意图

浆分离器的膜孔径和透析液流量的影响，膜孔径过大会导致大量白蛋白丢失，膜孔径过小则清除白蛋白结合毒素的能力下降。因此，临床应用时需要根据选择的血浆分离器性能、血浆分离速度和透析液速度，来监测白蛋白丢失的规律，并给予补充。此外，这种模式清除小分子物质的能力有限，不适合严重水、电解质平衡紊乱的患者。

4. 血液/血浆灌流

血液灌流(HP)是将血液直接送入活性炭或树脂灌流器，利用吸附剂的特殊孔隙结构将血液中的毒性物质吸附并清除。血浆灌流(PP)也称为血浆吸附，先应用膜式血浆分离器分离出血浆，然而血浆流入灌流器进行吸附。血液灌流时吸附剂直接接触血细胞，容易发生低血压、白细胞减少、血小板减少和滤器凝血。因此，目前在肝衰竭治疗中大多采用血浆吸附。

HP/PP 的溶质清除能力取决于灌流吸附器的特性，需要根据治疗目标选择灌流器。

(1) 活性炭灌流 活性炭比表面积为 $1000m^2/g$，属于广谱型吸附剂，对肌酐、尿酸、胍类、血氨等小分子物质和中分子物质具有较好的吸附作用，可以改善肝性脑病。活性炭灌流每次治疗 2～3 小时，此时活性炭吸附剂基本饱和。

(2) 树脂灌流 树脂是人工合成的一类具有网状立体结构的高分子聚合物。阳离子树脂对氨的清除效果好，阴离子交换树脂对胆红素和阴离子具有较好的吸附作用，中性树脂对胆红素、胆汁酸、游离脂肪酸及酰胺等具有较好的吸附作用。树脂灌流能够有效吸附肝衰竭患者血浆中的胆红素、内毒素和细胞因子，可使胆红素下降 30%～46%。

(3) 双重血浆分子吸附系统(DPMAS) 是串联两个吸附柱的血浆灌流系统(图 2-4-3)，血液经过血浆分离器分离血浆，血浆流过一个可以吸附胆红素的阴离子树脂吸附柱，再流过另一个可以广谱吸附中大分子毒素的中性树脂吸附柱，净化后的血浆流入血液回路，可以有效清除肝衰竭患者的胆红素和炎症因子。

5. 耦联血浆滤过吸附

耦联血浆滤过吸附(CPFA)是一种将血浆吸附和连续性血液透析(CVVHD)串联起来的血液净化模式(图 2-4-4)，能够清除胆红素、大中分子炎症因子，同时能够达到 CVVHD

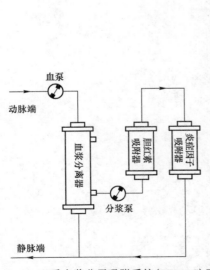
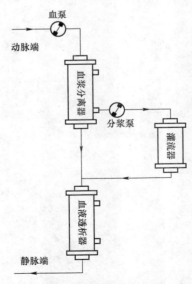

图 2-4-3 双重血浆分子吸附系统(DPMAS)示意图　图 2-4-4 耦联血浆滤过吸附系统(CPFA)示意图

改善水、电解质紊乱的目标。CPFA 的血浆灌流器可以根据治疗目标进行选择，肝衰竭时可以选择对胆红素和炎症因子都具有清除作用的血浆灌流器。CPFA 适合用于急性肝衰竭合并肾衰竭患者。但是需要注意，CPFA 是患者的血液经过两个滤器，血细胞破坏较大，抗凝剂过少容易发生凝血，抗凝剂过多则增加出血风险，枸橼酸抗凝可能降低这种风险。CPFA 治疗肝衰竭的疗效尚缺乏临床对照试验证实。

6. 白蛋白透析

白蛋白透析是应用白蛋白作为透析液进行血液净化的方法。白蛋白分子量约为67000Da，分子表面有许多配体结合位点，可以和药物、毒素、中间代谢产物和金属离子等物质结合。生理情况下，白蛋白结合物质随血液到达肝脏，与肝细胞表面的受体相互作用，这些物质与运载蛋白解离进入肝细胞，在肝细胞内通过一系列生物转化，最终由胆管或肾脏排出体外。白蛋白透析就是利用上述原理而设计的肝脏支持技术，采用聚砜膜高通量透析器(膜孔直径为 100nm 左右)。在透析膜两侧，新鲜白蛋白透析液与患者血液中的游离小分子物质依据浓度梯度进行弥散，血液中白蛋白结合物质被吸附在膜孔上，进而被透析液中具有空余结合位点的白蛋白竞争性吸附，从而把血液中白蛋白结合物质转运至透析液中(图 2-4-5)。

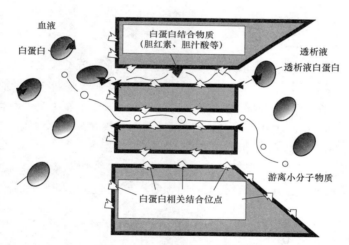

图 2-4-5 白蛋白清除毒素原理

(1) 单次通过白蛋白透析(SPAD) 应用高通量透析器(截留分子量为 30000Da)，透析液是由标准碳酸氢盐透析液和白蛋白溶液配制成的 2%(20g/L)白蛋白溶液，以 20～30ml/h 的流速通过滤器外腔，每天治疗 6～8 小时。白蛋白透析液因一次性使用而被丢弃，因此被称为"单次通过"。SPAD 因白蛋白消耗量大，费用非常昂贵，近年来普遍采用 4.5L透析液和 20%白蛋白 700ml 溶液配制成 4.5%的白蛋白透析液，反复循环使用 6～8 小时。临床研究显示，SPAD 清除胆红素能力与 MARS 相似，但清除胆汁酸、血氨、肌酐和尿素的能力显著低于 MARS。

(2) 分子吸附再循环系统(MARS) MARS 由三个环路组成，即血液环路、白蛋白环路和透析环路。在血液环路，血液以 150～250ml/h 的流速经过 MARS 滤器，分子量<50000Da的蛋白结合物质和水溶性小分子物质依据浓度梯度穿过 MARS 膜，进入白蛋白环路并与白蛋白结合。在白蛋白环路，20%白蛋白溶液 600ml 灌满环路，以 150ml/h 的流速在环路中循

环流动，携带毒素的白蛋白溶液首先流过高通量透析器，水溶性毒素通过透析被清除，然后白蛋白溶液流入活性炭吸附柱（AC250）和阴离子树脂吸附柱（IE250），白蛋白结合毒素被吸附，白蛋白溶液得到再生并再次回到 MARS 滤器。透析环路含一个普通透析器，白蛋白溶液通过透析器内腔，透析液反向流过透析器外腔，通过弥散来清除尿素、尿酸和肌酐等水溶性小分子物质。白蛋白在 MARS 中发挥分子吸附剂的作用，需要 MARS 主机和血液透析机联合使用，每次治疗 6～8 小时或者连续治疗 24 小时。MARS 具有血液灌流和血液透析双重功能，能够有效清除蛋白结合毒素和水溶性毒素，纠正水、电解质和酸碱紊乱。

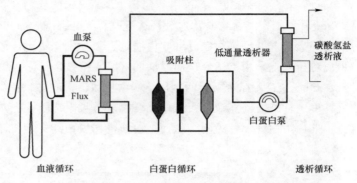

图 2-4-6　分子吸附再循环系统

MARS 是目前欧美国家应用最多的人工肝系统，具有很好的安全性，单次治疗可使胆红素、肌酐、尿素氮、乳酸和芳香氨基酸降低 30%左右，胆汁酸、短中链脂肪酸降低 40%以上。MARS 可以清除一氧化氮等血管活性物质，清除炎症细胞因子，改善肝衰竭患者的血流动力学，提高平均动脉压和外周血管阻力，改善脑灌注和降低颅内压。MARS 治疗 ALF 的一个随机对照试验中，入选 ALF 患者 102 例，MARS 组 6 个月存活率为 84.9%，对照组为 75.5%，统计学无显著差异。荟萃分析显示，MARS 能够显著改善 ALF 患者的生化指标和肝性脑病症状，改善 I 型肝肾综合征患者的预后，但未证实 MARS 能够改善 ALF 患者的存活率。

四、人工肝的临床应用

1. 治疗模式和治疗剂量

（1）根据病因选择　药物和中毒引起的 ALF，可选择血浆置换联合血浆灌流或 MARS。对于自身免疫性疾病引起肝衰竭患者，应选择普通血浆分离器进行血浆置换。

（2）根据病情选择　严重凝血障碍者先进行血浆置换，然后再进行其他人工肝模式治疗。对于存在肝性脑病者，应联合血浆灌流、CHDF 或者 MARS。对于伴有水、电解质紊乱和肝肾综合征时，应选择 CHDF、MARS 或 CPFA。对于没有严重凝血障碍和肝性脑病的患者，可以选择血浆胆红素吸附或 DPMAS 治疗。

（3）治疗剂量　血浆置换量一般选择血浆量的 1.3 倍左右，高容量血浆置换的血浆量为体重的 15%。CHDF 的治疗剂量同 AKI 的剂量，一般为 25～35ml/min。血浆吸附的治疗需要根据血浆灌流器的性能确定治疗时间。急性肝衰竭的第一周应每日或隔日进行治疗，以后每周 2～3 次，每例患者平均治疗 3～5 次。如果治疗效果不佳，应尽早进行肝移植。

2. 血管通路选择和建立

深静脉置管是人工肝治疗首选的血管通路，但是需要特别注意肝衰竭患者进行深静脉置管具有较高的出血并发症风险，建议深静脉置管应在超声引导下进行。穿刺部位以股静脉和颈内静脉为宜，锁骨下静脉穿刺不适合严重凝血障碍患者，一旦出血无法进行有效压迫。严重凝血障碍患者应在补充血浆或凝血因子后进行穿刺，或者选择股静脉置管较为安全。

3. 人工肝治疗的抗凝

根据肝衰竭患者的凝血特点、治疗方法，采取个体化的抗凝方案（表2-4-3）。

（1）无抗凝 测定 PT 和 APTT 不凝血的患者，进行血浆置换和 CHDF 治疗，可进行无抗凝治疗。大部分血浆置换，可以在 2~3 小时内顺利完成。CHDF 可以使用肝素预处理的滤器，每 4 小时使用生理盐水冲滤器，观察凝血状况。

（2）普通肝素抗凝 根据 APTT 和 ACT 来监测指导肝素剂量，宜采取边缘肝素化，以输注较为安全，保持 APTT 延长至 1.5 倍正常值上限。在治疗结束前 30 分钟停止肝素输注，治疗结束后给予静脉输注鱼精蛋白中和肝素，一般鱼精蛋白的剂量按照中和肝素总剂量的 1/3~1/2 来给予。

表 2-4-3　人工肝支持中小剂量肝素抗凝方案

APTT（秒）	负荷量*	维持剂量*	复查 APTT
<40	1000 U	+200U/h	4 小时复查
40.1~45.0	无	+100U/h	4 小时复查
45.1~55.0	无	不调整	2 小时复查
55.1~65.0	无	停 30 分钟 调整剂量 -100U/h	2 小时复查
>65.0	无	停 60 分钟 调整剂量 -200U/h	2 小时复查

* 肝素负荷剂量为 10~20IU/kg，初始泵入剂量为 5IU/(kg·h)

局部肝素化是在体外循环管路的动脉端连续输注肝素钠，在静脉回血端输注等效价的鱼精蛋白来中和肝素。该方法操作难度较大，并不比边缘肝素化安全。

（3）低分子肝素抗凝 低分子肝素在人工肝治疗中的安全性与肝素相似。但低分子肝素不能完全被鱼精蛋白中和，抗 Xa 活性监测并未在临床常规开展，这些因素可能增加肝衰竭患者的出血风险。一般首剂给予 1000~2000IU，维持剂量为 750IU，并监测抗 Xa 活性。出血风险低的患者抗 Xa 活性控制在 0.4~0.5IU/ml，有出血倾向者可控制在 0.25~0.3IU/ml。

（4）枸橼酸盐局部抗凝（RCA） RCA 是非肝衰竭患者 CRRT 治疗的首选抗凝剂，在人工肝治疗中的应用越来越多，能够减少出血风险和延长滤器寿命。RCA 应用于肝衰竭的 CRRT，患者对枸橼酸的清除能力显著降低，RCA 连续进行 72 小时后，患者血液中枸橼酸浓度平均升高 27 倍，碱剩余（BE）随治疗时间的延长有逐渐升高的趋势，但并未发生显著的酸碱紊乱。治疗前凝血酶原活动度≤26% 或血清乳酸水平≥3.4mmol/L，预计发生枸橼酸蓄积的风险较高。在肝衰竭患者中应用 RCA 时，必须密切监测酸碱紊乱和血液总钙/离子钙比值（Ca_{tot}/Ca_{ion}），若 Ca_{tot}/Ca_{ion}≥2.5 提示存在枸橼酸蓄积，应停用 RCA。

4. 人工肝治疗并发症和防治

(1) 出血　出血是最常见的并发症，主要表现为插管部位出血、消化道出血、皮肤黏膜出血和颅内出血等。注意深静脉置管的部位、方式的合理选择。抗凝必须个体化，尽量减少抗凝剂的使用。

(2) 凝血　深静脉导管或体外循环管路的凝血。选择合适的抗凝剂量，注意观察滤器跨膜压的动态变化，及时调整抗凝剂量。应提高操作的熟练程度，治疗前和治疗中保持导管通畅，避免临时停机。

(3) 过敏反应　过敏主要见于血浆置换，表现为皮疹、发热、过敏性哮喘和休克。治疗前应询问过敏史，尽量选择非生物成分的治疗模式，在进行血浆置换前给予预防性抗过敏治疗。

(4) 低血压　肝衰竭患者血流动力学特点与脓毒症类似，容易发生低血压。必要时进行血流动力学监测，血液净化治疗过程中应保持合适的血容量，治疗模式以缓慢持续清除为佳，避免血容量和渗透压短期剧烈变化。在患者存在水肿、胸水和腹水时，注意补充白蛋白以提高胶体渗透压。经上述处理后仍存在低血压者，应给予去甲基肾上腺素等血管收缩药物以维持恰当的血压水平。如果大量升压药物仍无法维持血压，应停止人工肝治疗。

(5) 继发感染　深静脉导管和体外循环增加血流感染的风险，治疗过程中应严格无菌操作。若患者出现感染征象，需警惕导管相关血流感染，及时留取外周血和导管血进行培养，必要时拔除深静脉导管。导管相关血流感染以耐甲氧西林的凝固酶阴性葡萄球菌最为常见，如考虑导管相关血流感染，可经验性选择万古霉素进行治疗。

5. 人工肝的疗效评价

(1) 单次治疗疗效评价　观察治疗前后意识水平、消化道症状、血流动力学等临床指标的改善状况，评价血浆白蛋白、胆碱酯酶、凝血酶原活动度、支链氨基酸/芳香氨基酸比值、内毒素、胆红素、胆汁酸、乳酸、血氨等的改善状况。

(2) 近期疗效评价　4 周好转率，指标包括肝性脑病减轻、消化道症状改善、PTA 稳定在 30% 以上、血清胆红素降低。

(3) 总体预后评价　主要评价非肝移植患者存活率和肝移植患者存活率，包括 12 周存活率、24 周存活率和 48 周存活率和住院存活率等。

第五章　心肺脑复苏

心跳骤停是指突然、不可预料的原因所导致的患者心脏机械活动突然终止，导致有效自主循环丧失。广义的心肺复苏是指针对患者心跳骤停所采取的一切抢救措施。临床上心肺复苏(CPR)技术是指通过有效的人工血液循环将氧合动脉血传输到全身血管床，以保护重要器官的生理学基础活动和功能，直至自主循环重新建立，是心脏骤停患者最有效的抢救措施。心肺复苏是针对有可逆病因的心跳骤停患者，对以下患者无益：转移癌或重要器官有恶性肿瘤患者，对治疗无反应伴多器官功能衰竭的严重感染，因脑血管意外或创伤导致广泛脑损伤的患者等。并非所有的心跳骤停患者均接受 CPR 和高级生命支持，临床医生是否对患者进行心肺复苏，目前在临床还需要根据患者之前的意愿、患者家属或监护人意见及医生的判断等来综合决定。

1966 年美国第一届全美复苏会议提出将 CPR 技术标准化；1985 年正式提出心肺脑复苏。美国心脏学会(AHA)从 1992 年开始的每 5 年发布的心肺复苏指南是在此领域最权威的指南。2015 年 AHA 发布《美国心脏协会心肺复苏及心血管急救指南更新》，这一版指南与之前版本相比，并未在复苏技术层面有突破性进展，而是在相关系统的构建和具体技术细化等方面进行了修正和补充。2017 年 AHA 对 2015 版指南成人基本生命支持和心肺复苏质量部分进行了更新，2018 年对成人高级生命支持部分再次予以重点更新。2015 年欧洲复苏委员会(ERC)也同时发布《欧洲复苏学会复苏指南》，2018 年针对心跳骤停抗心律失常药物的应用部分进行了更新。本章节主要依据上述指南，介绍医务人员针对成年人院内心跳骤停所需要掌握的心肺复苏技术。

1. 生存链

心跳骤停患者的生存链分为院内和院外两条途径。院内生存链包括：监测和预防、识别和启动应急反应系统、及时高质量心肺复苏、快速除颤、高级生命支持和心跳骤停复苏后治疗。院内患者应该加强监测和相关流程规范的建立以有效预防心跳骤停；一旦发生心跳骤停，医疗机构各个部门之间应有及时的沟通和配合，并根据病情评估是否收入重症监护病房接受心跳骤停复苏后治疗。

2. 成人基本生命支持

(1) 判断患者意识　如发病地点不存在其他影响人身安全的危险因素且适合抢救，医务人员应立即就地抢救。医务人员应快速判断患者有无反应，可轻拍或摇动患者，并大声呼叫以判断意识。如果患者有头颈部创伤或怀疑有颈部损伤，要注意保护颈椎，不适当的搬动可能造成患者截瘫。

(2) 判断患者呼吸和脉搏　患者心脏停搏后会出现呼吸减慢、停止，甚至出现濒死叹气样呼吸(也称为喘息)。因此，一旦患者出现无意识和呼吸异常(停止、过缓或喘息)，即可认定出现心跳骤停，应该立即予以心肺复苏。可以通过直接观察胸廓的起伏来确定患者的呼吸状况；也可以通过患者鼻、口部有无气流参考判断。对于经过培训的医务人员，建议判断呼吸的同时应该判断循环。循环征象通过大血管搏动判断，通常检查的部位为颈动脉。

检查颈动脉搏动时，患者头后仰，医务人员找到甲状软骨，沿甲状软骨外侧 0.5～1.0cm 处，气管与胸锁乳突肌间沟内即可触及颈动脉。医务人员经过培训，需要同时判断呼吸、脉搏，并且时间限定在 5～10 秒内。

（3）启动急救系统　在院内发生的心跳骤停，对于第一目击者来说，如发现患者无意识及有上述的呼吸异常，且只有 1 人在现场，要先设法呼唤其他医务人员，并启动院内应急反应体系，有条件者应携带除颤器尽快抵达现场。启动院内应急反应体系包括呼救，在组织现场医务人员 CPR 的同时，如果有的话应启动院内专有的应急体系代码，呼叫院内的复苏小组。现场有其他人在场时，第一目击者应该指定现场某人启动院内应急反应体系并获取除颤仪，自己立即开始实施心肺复苏。在病房进行的心肺复苏，强调团队合作，指挥者为在场最高年资医师，负责分配团队成员分别负责以下职责（但不局限于此）：心脏按压；人工通气、建立高级气道；电除颤；开放静脉、按照医嘱给药；记录抢救、计时及质量监督等。团队成员应职责明确、快速反应、注意相互轮换。团队协作演练和指挥者领导力训练应当作为院内心肺复苏培训的重点。

（4）实施高质量的心肺复苏

①胸外按压技术：从 2010 年起 AHA 指南推荐的基础生命支持的步骤由"A–B–C"改为"C–A–B"。C 是胸外按压，A 是开放气道，B 是人工通气。这种顺序的调整有利于更早地开始胸外按压，避免因为开放气道和人工通气而延误按压。胸外按压时，应将患者以仰卧位置于硬质平面上。医务人员位于患者的一侧，暴露患者胸部，迅速确定按压部位（胸骨中线与两乳头连线交点或胸骨中下部），用一只手掌根部置于按压部位，另一手掌根部叠放其上，双手指紧扣，以手掌根部为着力点进行按压。身体稍前倾，使肩、肘、腕位于同一轴线上，与患者身体平面垂直。用上身重力按压，按压与放松时间相同。每次按压后放松使胸廓充分回弹，但放松时手掌不离开胸壁，不可双手倚靠患者，必须避免在按压间隙倚靠在患者胸廓上，施救者必须依靠自己腰部及大腿肌肉支撑。有效的胸外按压必须快速、有力，需要平时规范的培训和练习。心脏按压频率为 100～120 次/分，按压深度在成人患者中应不少于 5cm，但不超过 6cm，每次按压后胸廓充分回弹，按压与放松比大致相等。过快的按压速率会导致按压深度下降，而按压反馈装置的检测中，抢救人员的按压往往过浅而不是过深。

当两名或以上医务人员在场时，应每两分钟交换按压人员，以保证按压质量，交换时尽量避免胸外按压中断（中断应＜10 秒）。心脏按压期间的按压分数（即胸外按压时间占整个 CPR 时间的比例）应≥60%，尽量避免在人工通气、电除颤、气管插管、轮换、床旁重症 B 超评估等环节耽误按压时间，应尽量减少中断胸外按压并最大限度地提高按压质量。在建立人工气道前，成人单人或双人心肺复苏的按压/通气比都为 30:2（18 秒左右），建立高级气道（如气管插管或声门上气道）之后，通气频率设定为 10 次/分，心脏按压仍按照 100～120 次/分的频率。心脏按压的并发症包括胸骨和肋骨骨折、胸腹腔脏器损伤、纵隔血肿、心包血肿、心脏挫伤、肝脾破裂、胃食管撕伤等。

②体外除颤技术：成人突发非创伤性心跳骤停的心电图表现为：心室停搏、室颤、心电–机械分离、无脉室速，其中最常见和最初发生的心律失常是室颤。电除颤是终止室颤最有效的方法，随着时间推移，成功除颤机会迅速下降，数分钟内室颤即可恶化并导致心脏停搏。因此早期电除颤是心跳骤停患者复苏成功的关键之一。有目击者的心跳骤停，当

施救者可以立即取得除颤仪或自动体外除颤仪（AED）时，应尽快使用。若无目击者或不能立刻取得除颤仪或 AED，应该在他人前往获取以及准备除颤仪或 AED 时继续心肺复苏，在设备提供后尽快尝试进行除颤。在准备使用除颤仪或 AED 时，医务人员应继续进行胸外按压，并且尽快使用准备好的除颤仪或 AED。选择心底部和心尖部（胸骨右缘第二肋间，左第五肋与腋中线交叉处）为电极板放置部位，使用导电胶使电极板与皮肤充分接触或使用粘贴式电极板。自动心律分析或心电图显示证实为室颤/无脉性室速时应立即行非同步电除颤，之后继续做 5 组胸外按压（2 分钟），再检查心律，必要时再次除颤。单相波除颤仪首次电击能量选择 360J，再次除颤的能量也为 360J。双相波除颤仪首次电击能量选择应根据除颤仪的品牌推荐，一般为 120J 或 150J，而第二次电击应选择相同或更高的能量。150J 双相波除颤与 200～360J 单相波除颤效果相当，但复苏后心肌损害程度明显减轻。如使用 AED，则根据语音指引操作。对心跳停搏（心电图示呈直线）、心电-机械分离的患者不可电除颤，应立即实施胸外按压。对于有心电监护的患者，从室颤到给予电除颤的时间不应超过 3 分钟，并且应在等待除颤仪就绪时进行胸外按压。在完成除颤后，应立即恢复继续实施胸外按压直至两分钟后判断自主循环是否恢复，而不是继续进行电除颤，因为新式除颤器首次电击具有很高的成功率，如果首次电击失败，给予胸外按压可以改善氧供和养分运送到心肌，而且有可能使细颤变为高电压室颤（粗颤），使得随后进行的电击更可能除颤成功。电除颤时操作者应注意自身和周围医护人员勿触电。

③人工通气

a. 开放气道：如果患者无反应，医务人员判断患者无呼吸或异常呼吸后，应使患者处于仰卧位，先行 30 次心脏按压，再开放气道。如无颈部创伤，可以采用仰头抬颏或托颌法。怀疑有颈椎脊髓损伤时，应避免头颈部的延伸，可使用托颌法。

仰头抬颏法：完成仰头动作应把一只手放在患者前额，用手掌把额头用力向后推，使头部向后仰，另一只手的手指放在下颏骨处，向上抬颏，使牙关紧闭，下颏向上抬动，勿用力压迫下颌部软组织，也不要用拇指抬下颏，以免可能造成气道梗阻。

托颌法：把手放置患者头部两侧，肘部支撑在患者躺的平面上，托紧下颌角，用力向上托下颌，如患者紧闭双唇，可用拇指把口唇分开。如果需要行口对口人工呼吸，则将下颌持续上托，用面颊贴紧患者的鼻孔。

开放气道后，如果发现有异物或分泌物，应进行及时有效的清理。

b. 人工通气：基本生命支持中常用的人工通气方法包括：口对口呼吸、口对面罩、球囊-面罩通气（简易呼吸器507）。采用人工通气时，每次通气可见胸廓上抬即可，避免过度通气，其原因为：①过度通气可能引起胃胀气和反流误吸；②CPR 期间，肺部血流减少，要维持适当的通气/血流比，通气应降低；③过度通气会引起胸内压力的降低，静脉回流降低，心脏前负荷降低，心排出量减少。在建立高级气道前成人单人或双人心肺复苏，按压/通气比都为 30:2；在建立高级气道后，实施连续通气的频率为 10 次/分。

口对口呼吸：口对口呼吸时，要确保气道通畅，捏住患者的鼻孔，防止漏气，医务人员用口把患者的口完全罩住，呈密封状，缓慢吹气，每次吹气应持续 1 秒以上，确保通气时可见胸廓起伏。口对口呼吸常会导致患者胃胀气，并可能出现严重并发症，如胃内容物反流导致误吸或吸入性肺炎、胃内压升高后膈肌上抬而限制肺的运动。所以应缓慢吹气，不可过快或过度用力，减少吹气量及气道压峰值水平，有助于降低食管内压，减少胃胀气的发生。对大多数未建立人工气道的成人，推荐 500～600ml 潮气量，既可降低胃胀气的风险，又可提供足够的氧合。

球囊-面罩通气：使用球囊面罩可提供正压通气，但未建立人工气道容易导致胃膨胀。潮气量要控制在可见胸廓起伏，但急救中挤压气囊难保不漏气。因此，单人复苏时易出现通气不足，双人复苏时效果较好。双人操作时，一人压紧面罩，一人挤压皮囊通气。如果气道开放不漏气，挤压 1L 成人球囊 1/2～2/3 量或 2L 成人球囊 1/3 量可获得满意的潮气量。如果仅单人提供呼吸支持，急救者位于患者头顶。如果没有颈部损伤，可使患者头后仰或垫高肩背部，便于打开气道，一手压住面罩，一手挤压球囊，并观察通气是否充分，双人球囊-面罩通气效果更好。人工通气也可结合放置合适型号的鼻咽或口咽通气道，以改善通气条件。

④其他心肺复苏技术

a. 机械胸外按压装置：不建议常规使用，但已证实特殊情况下这项技术可能有用。人工胸外按压仍然是治疗心脏骤停的救治标准，但特殊条件下如施救者有限、长时间心肺复苏、低温心脏骤停时进行心肺复苏、在移动的救护车内进行心肺复苏、在血管造影室内进行心肺复苏，以及在准备体外心肺复苏期间进行心肺复苏时可以使用机械胸外按压装置。

b. 开胸心脏按压：胸外心脏按压无效时，15 分钟内进行开胸心脏按压可改善心肺复苏预后，20 分钟后再进行不能改善预后。开胸心脏按压可提供接近正常的心、脑灌注，但人员需经特殊培训、医源性合并症多、复苏后治疗复杂，限制了其应用。胸外心脏按压的适应证包括胸部创伤、胸腔内出血、心包填塞、胸廓畸形、大范围肺栓塞、开胸手术中心跳停搏等。

c. 体表起搏：推荐治疗不稳定缓慢心律失常，直至安装了经皮或静脉的起搏器。有持续房性心律的缓慢心律失常导致低心排血量或无脉性电活动时，应用体表起搏有助于心脏按压产生适当的血循环。

d. 体外技术和有创灌注装置：体外心肺复苏(ECPR)指对心脏骤停患者行复苏时，启动体外循环和氧合。若怀疑由可逆因素导致心脏骤停，可以考虑对选定的患者使用 ECPR，但不推荐常规使用。目前已发表的系列研究在选择使用 ECPR 的患者时都有严格的纳入和排除标准。尽管这些纳入标准之间差别很大，但多数仅包括年龄为 18～75 岁，合并症较少，为心源性心脏骤停，并接受了超过 10 分钟的传统心肺复苏后仍未恢复自主循环(ROSC)的患者。ECPR 需要训练有素的团队、专业的设备以及当地医疗系统的跨学科支持。

3. 成人高级生命支持

(1) 常用药物治疗

①肾上腺素：肾上腺素是心肺复苏的首选用药，其机制为主要通过兴奋 α 受体收缩外周血管，提高主动脉舒张压，增加冠脉灌注压，同时收缩颈外动脉，增加脑血流量；其 β 受体兴奋作用可以增强心肌收缩力，提高心率，因为该作用能增加心肌作功和减少心内膜下的血供，是否有利于复苏尚有争议。在心肺复苏中，应及早使用肾上腺素。肾上腺素用法：标准剂量 1mg(0.02mg/kg)静脉推注，每 3～5 分钟重复 1 次。每次从周围静脉给药后应该使用 20ml 生理盐水冲管，以保证药物能够到达心脏。特殊情况下，可以骨内通路和气道内给药(每次 2～2.5mg，10ml 盐水稀释)。不推荐使用高剂量(0.1～0.2mg/kg)的肾上腺素。

②胺碘酮：胺碘酮属Ⅲ类抗心律失常药物。在心肺复苏中用于治疗难治性室颤或无脉室速。难治性室颤或无脉室速是指室颤或无脉室速持续存在或经三次以上电除颤后再次出现室颤或无脉室速。成人心跳骤停患者出现难治性室颤或无脉室速时往往提示预后不佳。胺碘酮初始剂量为300mg溶入20～30ml葡萄糖液内快速推注，3～5分钟后再推注150mg，维持剂量为1mg/min持续静脉滴注6小时，以后减为0.5mg/min静脉输注18小时，每日最大剂量不超过2g。

③利多卡因：2018年美国心脏协会关于心肺复苏和心血管急救指南的重点更新中，建议将利多卡因作为胺碘酮的替代药物，治疗除颤难以纠正的室颤/无脉室速。初始剂量为1.0～1.5mg/kg静脉推注，如室颤/无脉室速持续，可给予额外剂量0.50～0.75mg/kg，5～10分钟一次，最大剂量为3mg/kg。

④镁剂：不推荐在成人心跳骤停中常规使用镁剂，仅用于治疗尖端扭转型室速。用法：硫酸镁1～2g以5%葡萄糖溶液稀释后缓慢注射。

⑤β受体拮抗剂：目前的证据尚不足以支持或反对ROSC后尽早（最初1小时内）常规使用β受体拮抗剂。但因室颤/无脉室速导致心跳骤停入院后，可以考虑尽早开始继续口服或静脉注射β受体拮抗剂。

⑥血管加压素：现有研究结果显示，联合使用肾上腺素和血管加压素，相比于单独使用肾上腺素并没有优势。为了简单起见，已从成人心跳骤停复苏中去除血管加压素，而只使用标准剂量肾上腺素治疗心跳骤停。

⑦阿托品：不再建议在治疗无脉性心电活动/心搏停止时常规使用阿托品。

⑧钙剂：对于心跳骤停期间使用钙剂的研究对自主循环恢复的影响有不同结果，未发现在院内、院外存活率方面有获益，因此不推荐常规使用钙剂。

⑨激素：对于院内心跳骤停可能有益，不建议常规使用。

(2) 高级气道　在心肺复苏中常用的高级气道包括气管插管、喉罩、气管食管联合导管，经口明视气管插管最为常用。在建立高级气道后，实施连续通气的频率为10次/分（每6秒1次）。气管插管后建议通过进行CO_2波形描记或CO_2监测仪，确认及监测气管插管位置、心肺复苏质量并监测是否恢复自主循环。$ETCO_2$大于10mmHg，复苏成功可能性大；$ETCO_2$小于10mmHg，复苏成功可能性小，但也要综合其他因素来判断。

(3) 识别和治疗可逆病因　识别和治疗可逆病因是实现ROSC的重要措施。在高级生命支持中，应积极识别和治疗可能导致心跳骤停的可逆病因。常见病因包括低血容量、缺氧、酸中毒、高钾血症、低钾血症、低体温、张力性气胸、心包填塞、中毒、肺栓塞和冠状动脉血栓形成。在不影响按压连续性的前提下，床旁重症B超可以迅速识别严重低血容量、张力性气胸、心包填塞和大面积肺栓塞等病因。

(4) 自主循环恢复的判断　自主循环恢复的标志包括：脉搏和血压恢复、$PetCO_2$突然升高（通常≥40mmHg或$PetCO_2$短暂升高超过心脏停跳前水平）、动脉血压监测到自主动脉压波形。如果高级生命支持30分钟后，仍然没有自主循环，可以考虑停止心肺复苏。

4. 心跳骤停复苏后ICU治疗

绝大部分患者心跳骤停复苏后需转运至ICU行综合性治疗：优化心肺功能，保证重要器官灌注；确定和治疗可逆病因；预防和治疗MODS；脑复苏。

(1) 循环管理目标　在心脏骤停后治疗中,应避免和立即纠正低血压(即收缩压<90mmHg,平均动脉压<65mmHg),否则会造成患者死亡率增加和神经功能恢复的降低。由于患者基线血压各不相同,不同患者维持最佳器官灌注的血压可能各不相同,尤其对于慢性高血压患者。对于所有 ST 段抬高的患者,以及无 ST 段抬高但血流动力学或心电不稳定、疑似心血管病变患者,建议紧急行冠状动脉血管造影。对于持续休克或循环不稳定的患者,应继续寻找可能的原因并行高级血流动力学监测。循环功能支持的手段包括避免容量不足或过负荷,恰当的液体治疗,合适的血管活性药、正性肌力药的选择,抗心律失常药物及装置的使用,抗缺血治疗,有适应证时及时使用 IABP、ECMO、左心室辅助装置等。

(2) 呼吸支持目标　维持 SaO_2≥94%,$ETCO_2$ 35～40mmHg,$PaCO_2$ 40～45mmHg。注意肺保护性通气的临床实施,选择合适的呼气末正压(PEEP)。

(3) 目标温度管理　作为脑复苏的主要手段,所有在心脏骤停后恢复自主循环的昏迷(即对语言指令缺乏有意义的反应)成年患者都应采用目标温度管理,以有利于脑功能的恢复。控制目标温度为 32～36℃,并至少维持 24 小时。24 小时后应积极预防昏迷患者发热。

(4) 其他脑复苏措施　维持循环稳定和氧和,预防颅内压增加:如果有继发脑水肿,需及时进行渗透治疗,脑水肿一般 3～4 天达高峰,脱水治疗应维持 5～7 天;积极抗癫痫和治疗肌阵挛发作,以减轻脑耗氧,有条件者进行床旁脑电监测;选择合适的镇痛镇静,丙泊酚和咪唑安定在镇静的同时有抗癫痫作用,不推荐常规使用肌松剂。严密监测并控制血糖,激素在脑保护中非常规使用。

(5) 神经系统预后评估　对于没有接受目标体温管理的患者,利用临床检查不良神经系统预后的最早时间是心跳骤停后 72 小时后;但若怀疑有镇静的残余效果或瘫痪干扰检查时,可进一步延长时间。对于接受了目标体温管理的患者,应等恢复正常体温后 72 小时再行评估。休克、脓毒症、代谢紊乱等其他临床因素也需要认真考虑,因为这些因素可能会影响某些测试的结果或相应的解读。判断不良神经系统预后的指标有:心脏骤停后 72 小时或以上无瞳孔对光反射;最初 72 小时内出现肌阵挛状态;心脏骤停或体温恢复 24～72 小时后,无体感觉诱发电位皮质波;心脏骤停 2 小时后,脑部 CT 示灰质－白质比显著减少;心脏骤停后 2～6 天,脑部核磁出现广泛的弥散加权受限;心脏骤停后 72 小时,脑电图对外部刺激持续无反应;恢复体温后脑电图表现持续暴发抑制或难治性癫痫持续者。

神经系统的恢复可能是完全恢复,也可能是部分恢复(癫痫发生率为 5%～20%,不同程度认知障碍如记忆缺失、性情改变、共济失调、精细运动受损)、持续植物状态、脑死亡或死亡,一般在自主循环恢复后 3 天～2 周即可作出诊断。

第六章　体外膜氧合

体外膜氧合(ECMO)是指依靠插管将患者血液引流至体外，经人工膜肺进行气体交换后再回输患者体内的过程，能够短期(几天或几周)替代病变的心脏和(或)肺脏功能，为器官功能恢复提供机会。ECMO 模式主要分为 VV-ECMO 和 VA-ECMO，前者仅提供呼吸辅助，后者可同时提供呼吸和循环辅助。ECMO 主要用于严重呼吸窘迫综合征(ARDS)、难治性心源性休克(RCS)和难治性心跳骤停(RCA)的辅助治疗。

(一) 临床适应证与禁忌证

1. VV-ECMO 的临床适应证

(1) 严重 ARDS 患者在充分常规传统呼吸治疗，如肺复张、使用肌肉-神经节阻滞剂、俯卧位通气、吸入一氧化氮或高频震荡通气条件下，$PaO_2:FiO_2 < 50mmHg$，$FiO_2 > 80\%$，持续 3 小时；$PaO_2:FiO_2 < 80mmHg$，$FiO_2 > 80\%$，持续 6 小时；pH 值 < 7.25，持续 6 小时。

(2) 肺移植围手术期应用　过渡至肺移植，辅助肺移植手术，移植肺术后急性排斥反应。

(3) 高危气道手术操作。

2. VA-ECMO 的临床适应证

(1) 难治性心脏骤停。

(2) 难治性心源性休克。

(3) 可恢复的心肌病变：如心肌炎、心肌病。

(4) 肺栓塞术后肺缺血再灌注损伤症候群：呼吸衰竭、右心衰竭。

(5) 心脏术后低心排。

(6) 感染性休克。

(7) Bridge：为准备心脏手术、心室辅助装置或心脏移植，进行短期心脏辅助。

(8) 辅助高危操作，如高危 PCI、高危冠状动脉搭桥等。

3. ECMO 的临床禁忌证

(1) 颅内出血。

(2) 不可控制的出血或有其他抗凝禁忌。

(3) 中度以上主动脉瓣反流(VA-ECMO 模式下)。

(4) 严重血管疾病或畸形，无法插管。

(二) ECMO 建立

ECMO 抢救病情危重患者，死亡率较高。ECMO 团队评估危重症患者符合临床适应证且无临床禁忌证时，可考虑对患者实施 ECMO 辅助。

1. 准备

插管、ECMO 环路套包、ECMO 安装器械包、消毒和铺单、手术衣、外科缝合针线、接头、ECMO 环路预充用品(婴幼儿和低体重儿童需备血)。

2. 镇静和镇痛

如患者处于清醒状态，应充分镇静和镇痛。

3. 预充

使用 1000ml 生理盐水充分排气以达到管路和氧合器无可视气泡，同时连接必要的延长三通管和静脉氧饱和度监测接头。

4. 消毒

充分消毒铺巾，ECMO 插管过程中严格无菌操作。

5. 选择合适的血管入路

VV-ECMO 辅助可使用单根双腔插管，仅行右侧颈内静脉插管即可；也可采取双部位插管方式，即由股静脉插管引流氧合后经颈内静脉回输。成人 VA-ECMO 辅助以股静脉-股动脉插管方式应用最多。ECMO 插管前应行血管超声检查，评估血管状况。

6. 插管型号选择

以成人股静脉-股动脉插管为例，股静脉插管管径常用 19~25Fr，股动脉插管管径常用 15~17Fr，导管进入体内长度需详细记录。

7. 置管方式

ECMO 插管主要分为经皮穿刺置管和外科切开置入。一旦经皮穿刺置管失败，应立刻转为外科切开插管。VA-ECMO 辅助时，通常先行股静脉插管，再行股动脉插管。

8. 连接并启动 ECMO 辅助

插管完成后连接管路，开始运转，插管和皮肤需固定牢靠。

9. 初始设置

提高转速，使流量达到 3~4L/min，同时给予足够氧流量，使动脉氧饱和度大于 90%，$PaO_2 > 60mmHg$，$PaCO_2$ 为 35~45mmHg，平均动脉血压高于 60mmHg。

（三）ECMO 日常管理

1. 环路检查

检查 ECMO 整个环路有无扭结及张力过高状态；检查 ECMO 及其附属配件是否正常工作运转；检查插管固定是否牢靠，并通过 X 射线及超声检查明确插管位置是否合适；使用手电筒光源对环路部分进行有顺序的彻底检查，观察是否有血栓形成。

2. 流量和血流动力学管理

ECMO 开始后应逐渐提升流量，并注意观察整个系统运行情况。ECMO 开始阶段，在允许的情况下尽可能维持高流量辅助，使机体尽快改善缺氧状况，维持 SvO_2 在 65% 以上。在血流动力学参数基本趋于稳定后，可逐渐降低正性肌力药物和血管活性药物的用量，进入以 ECMO 辅助为主的状态，使患者的心肺得到充分休息。

3. 抗凝管理

在确定无活动性出血时开始持续静脉泵入肝素，每 4 小时监测一次激活全血凝固时间（ACT），一般维持为 180~220 秒，APTT 维持为 50~70 秒。

4. 呼吸机管理

采取保护性肺通气策略，潮气量为 4~6ml/kg（理想体重），平台压限制在 25cmH_2O 以下，吸入氧浓度设置为 30%~40%，应用 6~10cmH_2O 的呼气末正压（PEEP）以维持肺泡开放，呼吸频率设置 12 次/分以下，定期吸痰膨肺。

5. 镇痛和镇静

常用镇痛和镇静药物包括丙泊酚、右美托咪定、咪达唑仑和阿片类药物。ECMO 环路会吸附结合药物，所以为达到同一镇静目标，药物剂量可适度加大。应明确 ECMO 团队制定的当日镇静镇痛目标，并观察药物镇静效果。

6. 插管意外脱出

ECMO 意外脱管短时间内循环血液可能大量丢失，危险性极大，故意外脱管重在预防，预防的关键是检查管路固定是否牢靠。一旦发生，立即关闭 ECMO，夹闭动静脉管路，同时按压插管脱出位置止血。根据患者病情需要，加强呼吸机条件或给予血管活性药物，并评估是否再次 ECMO 插管。

（四）ECMO 撤除

1. ECMO 撤除指征

（1）VV-ECMO 呼吸功能明显改善，肺复张良好，感染可控，在关闭 ECMO 气源后，且在呼吸机设置 PEEP≤10cmH$_2$O 和平台气道压力≤30cmH$_2$O 条件下，PaO$_2$:FiO$_2$>150mmHg，循环稳定。

（2）VA-ECMO 心脏功能明显改善，VTI≥12cm，且血管活性药物剂量较小的状态下降低流量至50%，血压及呼吸循环仍稳定，血气分析结果回报好，乳酸不高。

2. ECMO 撤机操作

充分消毒铺巾，拆除固定线结。VV-ECMO 插管可直接拔除，局部按压止血至少 30 分钟。VA-ECMO 如经皮放置，静脉插管可直接拔除按压，动脉插管拔除建议应用血管缝合器止血。VA-ECMO 如外科切开放置，拔管时充分清洗伤口，血管缝合确切，保证动脉远端血供良好，切口逐层缝合，不留死腔。

3. 拔管后注意事项

密切关注患者生命体征，及时调整呼吸机参数和血管活性药物剂量，同时关注患者插管位置远端血流是否通畅，下肢有无缺血。

第七章　脑功能监测

随着危重病医学理念、技术及设备的进步，维持患者呼吸循环等基本生命体征的手段越来越多，但对于神经危重患者，仅仅监测患者的血压、心率、呼吸等反映基本生命功能的指标是不够的，对脑功能整体状态的监测非常重要。

本章节介绍的脑功能监测主要指在患者床旁就可以进行的持续监测，包括颅内压力及灌注压监测、脑电生理监测、脑血流代谢监测，综合起来称多模态监测。电生理监测包括脑电和诱发电位；脑血流代谢监测包括经颅多普勒、激光多普勒脑血流监测、热弥散脑血流监测、颈内静脉氧饱和度、脑组织氧分压、近红外光谱脑氧饱和度及脑细胞代谢的监测。

一、颅内压及脑灌注压监测

颅腔内容纳着脑组织、血液和脑脊液。由于颅腔是没有弹性的骨性结构，其中任一种成分的容量变化都会引起颅内压力的改变，当颅内压力持续在 $200cmH_2O$ 以上，会引起包括脑疝等一系列综合征，如不及时处理，会导致死亡，因此颅内压的监测及颅内压增高的治疗十分重要。

任何颅内成分体积异常增加超过代偿范围都会造成颅内压上升，原因主要包括脑组织体积增加、脑血容量增加、脑脊液增加和颅内占位等，临床表现主要为脑水肿、血压增高、静脉回流障碍、脑积液循环障碍引起的脑积水，因此颅内高压的治疗也是针对减轻脑水肿、减少脑脊液、清除占位及去除骨瓣降低 ICP。

1. ICP 监测适应证

针对增高的 ICP 治疗的基础就是要及时、准确地监测 ICP。颅内压监测的适应证在不同的颅内疾病也有不同，在创伤性颅脑损伤患者有明确的指南推荐意见，在 2016 年美国脑创伤基金会发表的第四版创伤性颅脑创伤指南明确指出，依据 ICP 监测管理重型颅脑创伤患者可缩短住院时间并降低伤后两周病死率，在第三版指南中明确提出创伤性颅脑损伤患者颅内压监测的指征为：

①所有可抢救的严重创伤性颅脑损伤患者均应监测颅内压(创伤性颅脑损伤：复苏后GCS3-8，CT 异常；CT 异常包括血肿、挫伤、水肿、脑疝和基底池受压)；

②严重创伤性颅脑损伤伴 CT 异常：有以下两项或以上者应进行 ICP 监测，如年龄＞40，单侧或双侧运动障碍，SBP＜90mmHg。

其他颅内疾病的 ICP 监测指征，一般为患者 GCS 8 分以下，影像学检查有中线移位、脑积水或基底池受压消失的表现。

2. ICP 监测方法

ICP 监测的位置可以是脑室内、脑实质内、硬脑膜下、蛛网膜下隙及硬脑膜外，应用最多的是脑室内和脑实质内，经脑室穿刺置引流管外接换能器的方法是最准确、可靠的监测方法，目前临床应用较多的是用光纤换能器在脑室或脑实质测压。

脑室测压不但可以进行 ICP 监测，而且可以通过引流 CSF 达到治疗增高的 ICP 作用，但在脑严重肿胀时脑室穿刺困难，因此要结合病情选择监测位置。

3. ICP 监测阈值的变化

颅内压增高与病死率紧密相关，美国脑创伤基金会第四版颅脑创伤指南将 ICP 治疗阈值由之前的 20mmHg 提高至 22mmHg，临床实践中 ICP 监测要与其他指标如临床检查和头颅 CT 相结合得出判断。

4. ICP 监测的并发症

ICP 监测的并发症主要是出血及感染，出血是急性并发症，发生率 <5%，脑实质内监测发生率低于脑室内监测；感染也是 ICP 监测的严重并发症，目前临床常用的颅骨钻孔、皮下隧道潜行置管的方法可以降低感染发生率在 1% 以下。

5. ICP 监测的争议

一项在玻利维亚和厄瓜多尔进行的 ICP 监测与临床影像的随机对照研究中，结果是阴性的，ICP 没有表现出优势；但更多的研究支持 ICP 监测可以降低颅脑创伤患者病死率。

与颅内压紧密相关的是脑灌注压（CPP）监测，CPP = 平均动脉压（MABP）- ICP。CPP 反映的是脑血管床的血流压力梯度，足够的脑灌注压是脑血流的基本保证，也是维持脑血流自动调节功能、保证脑血流的关键因素，基于指南的 CPP 监测可以降低颅脑创伤患者伤后两周病死率。创伤性颅脑损伤患者的 CPP 为 60～70mmHg，因此在处理增高的 ICP 时要同时注意避免血压的剧烈波动，过低会导致 CPP 过低，但也不推荐通过输液或升压药物使 CPP >70mmHg，会增加呼吸衰竭的发生。

正常生理状况下，通过脑自动调节功能 CPP 保持为 70～85mmHg，但在病理状态下脑血流自动调节能力受损甚至丧失，其最佳 CPP 的确定要结合 ICP 的情况。

近年出现应用 ICP 计算最佳脑灌注压的研究。通过结合 ICP 监测，观察动脉血压变异率与 ICP 变异率之间的关系，应用数理计算相关性系数，即压力反应性指数，反映脑血管自我调节能力，数值在 1 和 -1 之间，与脑灌注呈 U 形曲线相关，可以根据曲线低点确定最佳脑灌注压。2012 年 Sorrentino 等研究颅脑创伤患者 PRx 在 0.05 组比 0.25 组结局更好，而且 CPP = 70mmHg、ICP = 22mmHg 组的预后更好，据此，美国脑创伤基金会在第四版创伤指南中将 ICP 阈值调整为 22mmHg。PRx 还可以应用近红外光谱方法进行检测计算，这种无创的检测方法可以在心外科及新生儿中进行脑保护监测。目前应用 PRx 指导的 optimal CPP 对患者最终结局的影响还需要大规模临床研究验证。

二、电生理监测

神经科患者治疗的最高目标是神经功能的恢复，电生理监测是神经功能监测的重要指标，可以提供神经系统功能评估的客观指标，为患者的治疗及预后提供重要信息。

在神经科 ICU 中常用的电生理监测方法主要包括脑电图（EEG）、体感诱发电位（SEPs）和脑干听觉诱发电位（BAEPs）。电生理监测的主要目的是监测脑功能状况，包括癫痫发作尤其是非痫性发作，早期脑功能损害（如缺血缺氧早期表现为功能改变而没有影像和结构变化），镇静的效果评估及监测，预后的判断。

1. 持续脑电图监测

由于神经细胞活动情况与脑血流密切相关，因此持续脑电图（continuous EEG，cEEG）监测可以及时发现脑缺血，而且 cEEG 敏感性很高，可以在脑缺血发生数分钟内检测到，通过波形种类的变化提示脑缺血（表 2-7-1）。

表 2-7-1　脑电图变化与脑缺血的关系

CBF[ml/(100 g·min)]	EEG 变化	损伤程度
35~70	正常	无损伤
25~35	β 波消失	可逆
18~25	θ 波变慢	可逆
12~18	δ 波变慢	可逆
<8~10	抑制	不可逆

　　cEEG 监测是脑功能监测的敏感手段，但在实际应用中面临很多实际问题。ICU 嘈杂的电磁环境对于 EEG 监测有很大的干扰，包括患者必须使用的医疗设备带来的干扰、临床操作的干扰等，如何从复杂的背景噪音中正确判读是 EEG 提供准确信息的关键；药物的影响也是在 EEG 检测中需要考虑的问题，在 NICU 中经常使用镇静剂，每一种镇静剂对都会产生明显的影响 EEG。

　　目前随着技术的进步，开发出很多简单易读的脑电监测方法，包括脑电双频谱指数（BIS）、Nacrotrend 指数及脑状态指数（CSI）等。脑电双频谱指数监测是目前应用最多的脑电指数监测方法，是脑电信号经过计算机特殊处理的定量分析指数。脑电信号经快速傅立叶变换，将时间振幅关系的脑电信号转换成频率功率的关系，可以用来实时监测皮层功能的变化。BIS 的范围由 0 至 100，0 代表等电位，100 代表完全清醒，使脑电信息直观易读。

　　2. 诱发电位监测

　　诱发电位是患者接受特定刺激后，神经反应沿特定的神经通路传导到大脑皮层产生的电位变化。因产生的诱发电位与诱发反应间有恒定的时间关系，而且诱发电位的特异波形与神经传导通路的解剖结构存在相对固定关系，可对昏迷的神经重症患者神经功能状态、受损程度及预后的判断提供信息。诱发电位不受镇静药物的影响，可以重复检查，可以应用在 ICU。

　　目前临床上常用的诱发电位检查有三类：体感诱发电位，视觉诱发电位和听觉诱发电位。神经重症常用的诱发电位监测主要包括体感诱发电位（SEP）和脑干听觉诱发电位（BAEP）。

　　（1）体感诱发电位　体感诱发电位的检测方法通过电刺激大脑神经获得神经通路上不同解剖结构产生的波形，反映臂丛、上段颈髓、丘脑和大脑皮层的功能。刺激的神经包括正中神经和胫后神经，主要判读内容是 N13~N20 波的潜伏期，包括波幅降低程度及潜伏期延长程度，反映颈髓到大脑皮质感觉区的功能。

　　体感诱发电位作为临床监测手段主要应用于对昏迷患者预后的评估，紧密结合临床表现及影像结果对于提高预测的准确性是有益的。对于不同原因造成的昏迷有不同的临床意义。创伤性颅脑损伤患者双侧 N20 消失可以比临床表现更早提示预后不良；在脑死亡评估中，SEP 是必要的检查手段，但确诊需要结合其他检查。

　　（2）脑干听觉诱发电位　通过短声刺激，记录不同传导水平的电信号，产生 6~7 个波形，反映从外周神经到脑干、中脑、桥脑的功能状态。常用的 I ~ V 波的对应部位分别为：

Ⅰ波来自耳蜗神经远端，Ⅱ波起源于耳蜗神经入颅段，Ⅲ波来自耳蜗核，Ⅳ波代表脑桥上橄榄核，Ⅴ波代表外侧丘系。Ⅰ、Ⅱ波代表听觉传入通路的外周波形，其后各波代表中枢结构电位。

诱发电位信号稳定，可重复性好，不受镇静药物影响，是监测患者意识状态的可靠工具，但BAEP的解剖定位较低，不能反映脑干以上的状态，因此诱发电位需要与其他临床资料结合以利做出判断。

三、脑血流监测代谢监测

(一)监测方法

在床旁可以应用的监测方法主要有：激光多普勒血流测定法(LDF)、热弥散法、经颅多普勒法(TCD)、近红外脑氧饱和度法(NIRS)、颈内静脉血氧饱和度法(SjO_2)、脑组织氧分压($PtiO_2$)等。

1. 激光多普勒血流测定法

20世纪90年代起LDF局部脑血流量(rCBF)监测的实验和临床应用研究逐步开展。这是一种连续、实时、微创和敏感的微循环血流监测技术，适用于神经外科术中rCBF监测。

LDF的工作原理是利用激光多普勒效应，激光通过探头照射到脑组织内的快速运动的红细胞表面，使其波长发生改变，产生多普勒位移效应。波长改变的程度及幅度与红细胞的数量和运动速度有关。通过记录波长改变的幅度和强度，从而可以推测局部脑组织血流(rCBF)。LDF的测量范围较小，在探头周围$1mm^3$，适合检测大脑皮层的血流量，尤其适用于比较血流的相对变化。PU值为LDF的基本测量指标，即流动的红细胞产生多普勒位移值，是一个表示测量深度内rCBF大小的相对单位，PU值的变化反映了rCBF的改变。

LDF监测不但可以在手术中应用也可用于其他疾病如脑蛛网膜下隙出血(SAH)及重症颅脑外伤等的脑血流检查。LDF持续监测脑皮层血流量对发现SAH造成的缺血性障碍比TCD或血管造影更迅速、及时，而且可以与脑水肿、充血等鉴别以指导临床采取不同的治疗方案。LDF持续监测重型颅脑损伤脑皮质rCBF，可了解皮层血液灌注及脑血管自动调节功能，有助于指导治疗和判断预后。Huang的研究还说明动物实验中LDF可以作为疗效观察的指标。

2. 热弥散法

局部脑血流变化对于判断神经外科患者的病情变化及预后有着非常重要的意义。近来以热弥散法为原理的微创脑血流监测仪已应用于临床。热弥散法的原理是利用温度梯度作为示踪剂，通过测量探头上两点间的温度变化从而计算出脑血流量。热弥散流量仪是目前唯一以绝对数量方式持续监测局部脑血流的方法。

随着技术的发展，探头的直径可以在1mm左右，比脑室外引流管还要细，对脑组织的损伤很小。脑血流测得正常值为$50\sim70ml/(100g\cdot min)$，当脑血流低于$40ml/(kg\cdot min)$时必须注意血管痉挛的可能以及与脑缺血相关的问题。

(二)临床适应证

用热弥散法就可以监测动脉瘤夹闭过程中相应脑皮质血流变化，以此作为指导夹闭时间的指标，还可以应用热弥散法测量血管痉挛患者动脉注射对局部脑血流的影响，说明其对脑血管痉挛的作用。

对严重颅脑损伤患者的脑血流监测是热弥散法应用的另一重要领域，而且可以对多种治疗手段的疗效提供良好的判断依据。

1. 经颅多普勒

经颅多普勒超声是二十世纪八十年代发展起来的一种无创持续监测脑血流技术。由于颅骨的屏蔽作用，多普勒检测的部位是颅骨最薄的地方，通过颞窗可以探测大脑中动脉（MCA）、大脑前动脉（ACA）、大脑后动脉（PCA）和颈内动脉终末段（ICA1）等；通过眼窗探测 ICA 颅内段和眼动脉（OA）；通过枕窗检测椎动脉（VA）颅内段和基底动脉（BA）。这样就可以了解大脑 Willis 环动脉的血流状况，其中最常用的是检测 MCA 的血流。TCD 可以探测到血管内血流的方向，朝着探头方向的血流规定为正向，背着血流的方向为负向，当出现血流方向异常时常提示血管病变，可以检测脑血流的变化情况从而协助诊断。

TCD 监测的优点是无创检查，但受检查者个体差异较大的影响，不同的检查者可以得到完全不同的结论，给临床判断带来困难。

2. 颈内静脉氧饱和度

颈内静脉氧饱和度监测通过测量脑静脉血的血氧饱和度，反映脑氧供及氧需求之间的关系，间接提示脑血流状况。通过颈内静脉逆行置管，测量颈静脉球部以上血红蛋白的氧饱和度，在置管过程中要注意颈内静脉插管的深度必须在颈内静脉球以上，否则会由于混入颅外血管的血液引起结果出现偏差。

监测的方法有两种：一种是间断抽血行血气分析得到氧饱和度；另一种是将光纤探头插入颈内静脉直接测定。SjO_2 的正常值为 55%~71%，其变化与脑的氧摄取呈负相关。脑氧摄取增加，下降，SjO_2<50%提示脑缺血缺氧。在脑严重充血、脑氧代谢率下降以及脑死亡等患者中，SjO_2 异常升高，原因与脑氧代谢下降及动静脉分流有关。美国颅脑创伤指南第四版建议应该避免 SjO_2<50%以降低病死率，改善预后，参考 $AVDO_2$ 的临床决策可能降低 TBI 患者的病死率，改善伤后 3~6 个月的预后。

3. 近红外光谱仪

近红外光谱技术是无创脑功能监测技术。波长为 650~1100nm 的近红外光能够穿透头皮、颅骨到达颅内数厘米的深度。脑血氧饱和度是局部脑组织混合血氧饱和度，其正常值为 64%±3.4%。<55%提示异常，<35%时出现严重脑组织缺氧性损害。影响 $rScO_2$ 的因素主要有缺氧、颅内压（ICP）升高、灌注压（CPP）下降。$rScO_2$ 对于脑缺氧非常敏感，当大脑缺氧或脑血流发生轻度改变时，$rScO_2$ 就可以探测到。$rScO_2$ 对缺氧的敏感性高于 EEG，这是由于 $rScO_2$ 直接监测脑组织的氧含量，而 EEG 探测到的是脑组织发生缺氧以后出现的结果。

4. 脑组织氧分压

脑组织氧分压（$PbtO_2$）是直接反映脑组织氧合状态的指标，它通过放置在脑局部的探头直接测量脑组织的氧分压，其正常范围是 16~40mmHg，10~15mmHg 提示轻度脑缺氧，<10mmHg 则为重度缺氧。

$PbtO_2$ 监测脑氧代谢的变化不但应用于颅脑损伤患者，而且可以用来监测其他疾病的患者。脑动静脉畸形患者手术切除前后监测畸形附近脑组织 $PbtO_2$ 的变化，证明在脑动静脉畸形切除过程中正常灌注压突破现象的存在，说明 $PbtO_2$ 监测可以为术后治疗提供指导避免严重并发症的出现。

四、微透析

微透析技术是一种将灌流取样和透析技术结合起来实现从活体生物组织内进行微量生化取样的技术。它具有活体取样、实时观察、组织损伤小等特点。

微透析可以检测脑组织 pH 值、乳酸、丙酮酸、葡萄糖、甘油、谷氨酰胺等物质。乳酸浓度、乳酸和丙酮酸比值及谷氨酰胺浓度的变化可以提示脑缺血，目前认为乳酸/丙酮酸比值超过 25 是微透析各项生化指标中标志最有意义的指标。

微透析技术的优点是可以在体内正常代谢过程的情况下进行在体、实时取样，可以有效监测脑细胞的代谢过程，尤其是葡萄糖的代谢，可以反映脑细胞损伤的程度。

目前脑监测手段虽多，但监测本身并不改变患者的结局，只有充分理解监测指标的意义，才能采取正确的更积极的治疗，改善患者的预后。

第八章　凝血功能监测

重症患者凝血功能障碍十分常见。严重创伤、感染、肝功能衰竭、产科出血、恶性肿瘤等常伴有凝血功能障碍或弥漫性血管内凝血(DIC)。血栓性疾病的治疗和体外脏器功能支持技术，如持续肾脏替代治疗(CRRT)和体外膜肺氧合(ECMO)的抗凝管理，均涉及到凝血功能监测。这对于重症患者十分重要。

第一节　重症患者凝血障碍的筛查与评估

【危险因素评估】

1. 病史

性别、年龄、肥胖、吸烟等人口学特征，血友病等家族史，自发性出血、易栓症、心脏瓣膜疾病(包括瓣膜置换植入)、体内植入物(如永久性起搏器)、肾病、活动性溃疡、炎性肠病、糖尿病、风湿免疫性疾病、静脉曲张或静脉功能不全等病史，长期服用激素、避孕药物、抗凝或抗血小板药物等。

2. 高危因素

卧床或制动，伴有妊娠、感染、恶性肿瘤、房颤、大手术、创伤、严重肝肾功能衰竭等，有大量输血、动静脉穿刺、导管留置、心脏瓣膜疾病等，实施器官支持治疗，如CRRT、人工肝、ECMO等，实验室检查存在血小板数量和(或)功能异常、凝血功能异常等。

3. 临床表现

重症患者应常规监测出血或血栓倾向，特别是有高危因素和已出现出凝血障碍的患者。

(1) 观察出血倾向　包括皮肤、黏膜、牙龈有无出血，切口、穿刺点有无渗血、皮下瘀血、血肿等，各种引流管内引流液的颜色、量、速度等。

(2) 监测血栓倾向　包括新出现的呼吸困难、不明原因血氧饱和度下降、肢体不对称肿胀等。床旁心肺超声和深静脉血流多普勒已成为重症患者深静脉血栓(VTE)，包括深静脉血栓(DVT)和肺血栓栓塞症(PTE)的重要筛查及诊断手段。

【评估量表及应用】

目前有多种风险评估模型来明确高危患者VTE的风险。

1. 血栓风险评估量表

由于重症患者本身即为VTE高风险人群，评估患者VTE风险已成为重症监护室工作中的重要环节。目前有多种评分，如Wells评分、Rogers评分、Padua预测评分、RAPT评分、Caprini评分等。美国胸科医师协会(ACCP)指南建议，针对外科(不含骨科)患者应用Caprini风险评估模型，将患者VTE风险分为低风险、中等风险和高风险。对于内科患者，Caprini评估量表相对复杂，因此多采用意大利帕多瓦大学的Padua评分量表(表2-8-1)，积分≥4的患者VTE风险高。

表 2-8-1　　住院患者静脉血栓栓塞症风险因素 Padua 评分标准

危险因素	评分
活动性恶性肿瘤,已有局部或远端转移和(或)6 个月内接受过化疗和放疗	3
既往静脉血栓栓塞症	3
制动,由于身体原因或遵医嘱需卧床休息至少 3 天	3
有血栓形成倾向、抗凝血酶缺陷症、蛋白 C 或 S 缺乏,Leiden V 因子、凝血酶原 G20210A 突变,抗磷脂抗体综合征	3
近期(≤1 个月)创伤或外科手术	2
年龄≥70 岁	1
心脏和(或)呼吸衰竭	1
急性心肌梗死和(或)缺血性脑卒中	1
急性感染和(或)风湿性疾病	1
肥胖(体重指数≥30kg/m²)	1
正在进行激素治疗	1

注:≥4 分为静脉血栓栓塞症风险患者

2. 出血风险评估量表

对于接受抗凝治疗或采用抗凝的器官支持治疗患者,评估出血风险非常重要。表 2-8-2 为内科住院患者出血风险评估表。

表 2-8-2　　内科住院患者的出血风险评估

危险因素	OR 值	95%CI	评 估
活动性胃肠道溃疡	4.15	2.21~7.77	
入院前 3 个月内有出血事件	3.64	2.21~5.99	1 项即为出血高危
血小板计数<50×10⁹/L	3.37	1.84~6.18	
年龄≥85 岁	2.96	1.43~6.15	
肝衰竭(INR>1.5)	2.18	1.10~4.33	
严重肾衰竭[(GFR<30ml/(min·m²)]	2.14	1.44~3.20	
入住 ICU 或 CCU	2.10	1.42~3.10	
中心静脉导管	1.85	1.18~2.90	两项即为出血高危
风湿性疾病	1.78	1.09~2.89	
癌症	1.78	1.20~2.63	
男性	1.48	1.10~1.99	

注:具有 1 项 OR>3 或≥2 项 OR<3 的因素,即为高危出血患者

第二节　实验室凝血监测与应用

(一)血小板

1. 血小板计数

血小板计数是出凝血的基本检查,反映止血功能。血小板计数在我国正常值通常为

$(100\sim300)\times10^9/L$。近年来不同医疗单位也推出不同的正常值范围。

（1）血小板减少　血小板计数 $<100\times10^9/L$ 时定义为血小板减少。而国外血小板减少的标准为血小板计数 $<150\times10^9/L$，血小板计数 $<50\times10^9/L$ 称为严重血小板减少。

血小板减少的原因包括血液稀释、血小板消耗增加（如创伤、出血、DIC）、血小板破坏增加（免疫机制）、血小板生成减少（如再生障碍性贫血、急性白血病、骨髓异常增生综合征等）、血小板滞留增加（脾亢）和假性血小板减少（乙二胺四乙酸抗凝剂引起的血小板聚集现象等）。血小板计数的变化与疾病严重度密切相关，是很好的疾病严重度标志。

（2）血小板增多　血小板计数 $>400\times10^9/L$ 为血小板增多，在 ICU 内并不常见。一过性血小板增多一般为反应性增多，可见于急慢性感染、急性大出血后、溶血或脾切除后、癌症、缺铁性贫血等。持续性血小板增多，则见于骨髓增生性疾病（慢性粒细胞性白血病、真性红细胞增多症等）和原发性血小板增多症等。当血小板计数增多时，易出现栓塞并发症，如脑卒中、急性冠脉综合征、VTE 等，必要时可给予抗血小板药物治疗。

2. 血小板功能检测

血小板功能检测在 ICU 应用相对较少，仅做简单介绍。

（1）血小板退缩试验（CRT）　CRT 与血小板数量、质量、纤维蛋白原和其他凝血因子的量与功能，以及纤溶功能均有关。CRT 参考值为血液凝固后 30 分钟至 1 小时开始退缩，24 小时内退缩完全。血块退缩不良见于血小板减少（$<50\times10^9/L$ 时退缩显著减弱），血小板无力症，凝血因子异常（如因子Ⅷ缺乏症），纤维蛋白原或凝血酶原显著降低，纤溶亢进等。

（2）血小板聚集试验（PAgT）　检测血小板聚集功能，反映血小板活化状态。最大聚集率正常参考值（比浊法，诱导剂 ADP）为 70%±17%。

糖尿病、心肌梗死、DVT、高脂血症、自身免疫性疾病、人工瓣膜、口服避孕药、吸烟等可造成 PAgT 增高。血小板无力症、血小板储藏池病、巨大血小板综合征、纤维蛋白原缺乏症、严重肝病、尿毒症、细菌性心内膜炎、抗血小板药物等导致 PAgT 降低。

（3）血小板抗体　当血小板减少原因不明时，应鉴别是否存在免疫因素导致血小板减少。目前多检测与血小板膜相结合的 IgG 型血小板抗体（PAIgG），其参考值为 PAIgG$<178ng/10^7$，大于此值为阳性。

血小板抗体增高或阳性，多见于免疫性血小板减少、如 ITP、SLE、类风湿关节炎等。但需注意反复大量输血、药物、脓毒症等也可导致血小板抗体阳性。

（4）其他特殊检查　血小板释放（如血小板 ATP 释放、5-HT、PF4、GMp-140）、血小板代谢（TXB2、丙二醛）、血小板膜蛋白（GPⅠ、GPⅡb/Ⅲa）、血小板钙内流（钙波动）等。

（二）血管壁

针对血管壁的检查较少，ICU 中可进行以下检测。

1. 血管性血友病因子

vWF 是由血管内皮细胞和巨核细胞分泌合成的一种大分子促凝糖蛋白。当内皮细胞受损时，vWF 会释放入血而加速血栓形成。参考值：vWF 抗原：94.1%±32.5%。vWF 减低主要用于血管性血友病的诊断和分型；vWF 是一种急性时相反应蛋白，是血管内皮损伤的特异性敏感标志物，很多临床情况如脑卒中、冠心病、DVT、肾小球疾病、糖尿病、大手术后等均可增高。

2. 出血时间(BT)

将皮肤毛细血管刺破后，从出血开始到自然停止所需的时间为出血时间，其长短受血小板数量和功能、血管壁完整性和收缩功能的影响。血浆凝血因子对其影响较小。

(1) Duke 法　1～3 分钟为正常，>4 分钟为异常。

(2) Ivy 法　2～6 分钟为正常，>7 分钟为异常。

(3) BT 延长　原发或继发性血小板减少，血小板无力症，血管异常(如遗传性出血性毛细血管扩张症)，血浆凝血因子缺乏，DIC，药物(如乙酰水杨酸、双嘧达莫)作用等。

(4) BT 缩短　严重高凝状态和血栓形成。

(三) 凝血/抗凝血

1. 活化的部分凝血活酶时间(APTT)

主要用于检测内源性凝血途径功能。参考值：男性为 (37 ± 3.3) 秒，女性为 (37.5 ± 2.8) 秒。异常：与正常对照相差 10 秒。

APTT 延长：先天性内源性途径的凝血因子缺陷(Ⅷ、Ⅸ、Ⅺ因子减少)：血友病 A、B(因子Ⅷ或Ⅸ缺乏)、因子Ⅺ缺乏症；血管性血友病(vWF 缺乏)；共同途径凝血因子缺陷(如因子Ⅴ或Ⅹ)、凝血酶原、纤维蛋白原下降；严重肝病、DIC(APTT 与 PT 延长同时存在)；循环中抗凝物质增多，如肝素抗凝治疗、SLE 抗磷脂抗体综合征、原发或继发性纤溶亢进等。

APTT 缩短：高凝状态(脑血栓、心梗、DIC 高凝期等)；妊娠高血压综合征；肾病综合征；严重烧伤。

2. 凝血酶原时间和国际标准化比值

凝血酶原时间(PT)和国际标准化比值(INR)用于监测外源性凝血途径功能。PT 正常参考值：男性 11～13.7 秒，女性 11～14.3 秒。异常：较正常对照延长或缩短 3 秒。

$INR = ($患者 PT/正常对照 PT$) \times ISI$，正常值为 0.8～1.2，ISI 为国际敏感指数(ISI)。

PT 延长：先天性：因子Ⅱ、Ⅴ、Ⅶ、Ⅹ缺乏，纤维蛋白原缺乏症；获得性：DIC，维生素 K 缺乏症，肝脏疾病，血液循环中抗凝物质(肝素、FDP 和抗因子Ⅱ、Ⅴ、Ⅶ、Ⅹ的抗体等)。

PT 缩短：因子Ⅴ增多症、高凝状态、血栓性疾病、口服避孕药等。

香豆素类抗凝剂(如华法林)治疗应监测 PT。对 VTE 的治疗监测，INR 应控制在 1.5～2.5。

3. 活化凝血时间(ACT)

活化凝血时间是纤维蛋白单体激活剂作用下反应的全血凝血时间，正常值为 70～130 秒。用于检测内源性凝血途径功能，常用于监测体外循环(如 ECMO)和肾脏替代治疗时肝素的用量。

4. 血浆纤维蛋白原(FIB)

血浆纤维蛋白原即凝血因子Ⅰ，由肝脏合成，在凝血酶作用下转变成纤维蛋白，使血液凝固，是凝血过程中的主要蛋白质。FIB 是急性时相蛋白，与 C 反应蛋白相似，但不如其敏感。此外，FIB 还可以评价肝脏功能，肝脏功能下降时，FIB 合成下降。FIB 正常值为 2～4g/L。

FIB 增高见于血液浓缩、高凝状态、血栓性疾病(如急性心肌梗死)、急性感染、手术创伤、系统性自身免疫性疾病(如 SLE)、糖尿病酸中毒、妊娠高血压综合征等。部分正常老人和妊娠晚期也可生理性 FIB 增高。

FIB 减低见于原发性纤溶亢进症、DIC、严重肝脏疾病、大出血、血液稀释等。

5. 凝血/抗凝血指标的临床应用

(1) CRRT 和 ECMO 的抗凝监测　CRRT 使用普通肝素抗凝时，APTT 目标为 45~60 秒或正常值的 1.5~2.0 倍。对于有 DIC 或血小板减少症的患者，要下调肝素剂量和 APTT 目标。ECMO 的肝素抗凝目标用 ACT 监测，维持目标 ACT 为 180~250 秒或正常值的 1.5 倍。

(2) VTE 的抗凝治疗监测　对于溶栓治疗的患者，溶栓结束后每 4~6 小时测定 APTT，当 APTT 降至正常值 2 倍以下时，开始肝素抗凝治疗。每 4~6 小时测定 1 次 APTT，使之达到并维持于正常值的 1.5~2.5 倍。在普通肝素(UFH)或低分子量肝素(LMWH)开始应用后的 24 小时内加用口服抗凝剂华法林，需与 UFH 或 LMWH 至少重叠应用 4~5 天，当连续 2 天测定的 INR 大于 2.0 时，即可停用 UFH/LMWH，单独口服华法林治疗。根据 INR 调节华法林剂量。在达到治疗水平前，应每日测定 INR，其后 2 周每周监测 2~3 次，以后根据 INR 的稳定情况每周监测一次或更少。若考虑长期治疗，每 4~8 周测定 INR 并调整华法林剂量。

(3) 产科出血与 FIB　产科出血是孕产妇死亡的重要原因，纤维蛋白原浓度与严重产后出血密切相关。FIB<2.0g/L 是严重产后出血需要栓塞术或手术干预的独立预测因子，保持 FIB 在 2g/L 以上可改善预后。

(4) 创伤患者的凝血功能障碍与监测　急性创伤性凝血功能障碍(ATC)和创伤性凝血病(TIC)治疗难度大，死亡率高。两者差别仅在于凝血障碍的程度不同，ATC 的发生发展是多因素共同作用的结果，可进一步进展为 TIC。应常规评估创伤后的凝血障碍，包括早期、重复和联合检测 PT、APTT、FIB 和血小板。

ATC 的实验室诊断标准为满足以下一项：PT>18 秒；APTT>60 秒；TT>15 秒；凝血酶原时间比值(PTr)>1.2。

TIC 的实验室诊断标准为满足以下一项：PT>18 秒；APPT>60 秒；TT>15 秒；PTr>1.6；有活动性出血或潜在出血，需要血液制品或者替代治疗。

(四) 弥散性血管内凝血

1. 概述

弥散性血管内凝血(DIC)是一个病理生理学过程，指在某些致病因子作用下凝血系统被激活，导致全身微血栓形成，在血栓形成的过程中血小板和凝血因子被大量消耗并激发纤溶亢进而发生的出血及微循环衰竭的综合征。在 DIC 发生发展的过程中涉及到凝血、抗凝、纤溶等多个系统，临床表现多样化，易与其他引起出凝血异常疾病相混淆。

2. 临床表现

DIC 是众多疾病复杂病理过程中的中间环节，其主要诱因包括：脓毒症、恶性肿瘤、病理产科、手术及外伤等，是 ICU 中十分常见的并发症。DIC 早期高凝状态期可能无临床症状或轻微症状，也可表现为血栓栓塞、休克。消耗性低凝期则以广泛多部位出血为主要临床表现。继发性纤溶亢进期出血更加广泛且严重，如难以控制的内脏出血。脏器衰竭期可表现为肝肾功能衰竭，呼吸循环衰竭是导致患者死亡的常见原因。

3. 诊断标准

除诱因和临床表现外，DIC 的诊断需结合实验室指标综合评估。近年来国际血栓与止血协会(ISTH)、日本卫生福利部(JMHW)、日本急诊医学学会(JAAM)等组织相继制订出多指标的 DIC 积分诊断系统。其中，ISTH 的 DIC 积分具有较高的敏感性和特异性而被广泛应用(表 2-8-3)。

表 2-8-3 ISTH 的 DIC 积分系统

指 标	0 分	1 分	2 分	3 分
血小板计数($\times 10^9$/L)	≥100	<100，≥50	<50	
PT 延长时间(s)	≤3	>3，≤6	>6	
纤维蛋白原(g/L)	≥1.0	<1.0		
D-二聚体(mg/L)	≤0.4		>0.4，≤4.0	>4.0

注：积分≥5 分为显性 DIC，积分<5 分为非显性 DIC

上述三个标准诊断的应用存在一定争议，在国内应用也较为混乱。为进一步推进中国 DIC 诊断的科学化、规范化，统一诊断标准，2017 年中华医学会血液学分会血栓与止血学组建立了中国弥散性血管内凝血诊断积分系统(CDSS)，该系统突出了基础疾病和临床表现的重要性，强化动态监测原则，简单、易推广，使 DIC 诊断标准更加符合我国国情(表 2-8-4)。

表 2-8-4 中国弥散性血管内凝血诊断积分系统(CDSS)

项 目			分值
存在导致 DIC 的原发病			2
不能用原发病解释的严重或多发出血倾向			1
不能用原发病解释的微循环障碍或休克			1
广泛性皮肤、黏膜栓塞，灶性缺血性坏死，脱落及溃疡形成，不明原因的肺、肾、脑等脏器功能衰竭			1
临床表现	非恶性血液病	≥100 × 10^9/L	0
		(80～100) × 10^9/L	1
		<80 × 10^9/L	2
	恶性血液病	24 小时内下降≥50%	1
		<50 × 10^9/L	1
		24 小时内下降≥50%	1
D-二聚体		<5mg/L	0
		5～9mg/L	2
		≥9mg/L	3
PT 及 APTT 延长		PT 延长<3 秒且 APTT 延长<10 秒	0
		PT 延长≥3 秒或 APTT 延长≥10 秒	1
		PT 延长≥6 秒	2
纤维蛋白原		≥1g/L	0
		<1g/L	1

注：非恶性血液病：每日计分 1 次，≥7 时可诊断 DIC；恶性血液病：临床表现第一项不参与评分，每日计分 1 次，≥6 时可诊断 DIC。PT：凝血酶原时间；APTT：部分激活凝血活酶时间。

（五）纤溶系统评估

1. 纤维蛋白（原）降解产物

纤维蛋白（原）降解产物（FDP）是综合反映纤溶亢进的敏感指标，参考值为＜10mg/L。FDP 增高见于原发性纤溶亢进、DIC、恶性肿瘤、血栓性疾病（如 DVT、脑血管疾病、心肌梗死）、创伤、炎症、近期手术等。FDP 无法区别原发性或继发性纤溶。

2. D-二聚体（D-Dimmer）

D-Dimmer 为交联的纤维蛋白被纤溶酶降解后的产物，提示凝血后的继发纤溶，其参考值为（450±300）ng/ml。D-Dimmer 增高反映高凝状态和纤溶亢进，多见于血栓性疾病、DIC、肝脏疾病、近期手术。

由于 D-Dimmer 是继发性纤溶亢进的敏感指标和特异性指标，可用于原发性与继发性纤溶亢进的鉴别。在 DIC 前数天 D-Dimmer 就开始上升，并可显著高于正常水平，因此也是诊断 DIC 前期的标记物。但需注意 D-Dimmer 增高并非 DIC 特异试验，不能与炎症、近期手术、VTE 等鉴别，凡伴有微血栓形成的许多疾病都可能导致 D-二聚体的增高。

（六）血栓弹力图（TEG）

传统凝血功能检查只能反映凝血过程某一时段而非凝血过程的全貌。近年来 TEG 的出现以图形方式动态、完整地检测从凝血开始到血凝块形成以及纤维蛋白溶解全过程。它能对全血血凝块形成的速度、强度、稳定性及凝血因子、纤维蛋白原、血小板数量和功能、纤维蛋白溶解等因素进行全面、实时的评估。

1. 检测类型和用途

（1）普通 TEG 和快速 TEG（r-TEG）检测　普通 TEG 以高岭土为激活剂，主要用于评估凝血全貌和判断凝血状态，指导成分输血，判断促凝和抗凝等药物的疗效以及评估患者血栓发生概率。r-TEG 以高岭土和组织因子为激活剂，内外源途径同时激活，加速凝血级联反应，在十几分钟内提供检测结果。r-TEG 以活化凝血时间（ACT）取代反应时间（R），其他参数与普通 TEG 一致。r-TEG 检测迅速、简便，ACT 可预测创伤患者短期内有无大输血需求，更适用于创伤、手术患者凝血功能监测。

（2）TEG 肝素酶对比检测　评估肝素、低分子肝素及类肝素药物疗效，评估是否肝素抵抗或过量。常用于围手术期监测肝素化情况和评价鱼精蛋白对肝素的中和效果。

（3）TEG 血小板图用于评估抗血小板药物，如阿司匹林、ADP 受体抑制剂（如氯吡格雷、替格瑞洛等）或 GP Ⅱb/Ⅲa 受体抑制剂（如替罗非班、阿昔单抗等）对血小板的抑制情况。TEG 血小板图可监测药物疗效，指导个体化抗血小板治疗，使药物有效性和安全性达到最佳平衡。

（4）TEG 功能性纤维蛋白检测　可用于评估纤维蛋白对血凝块的影响。

2. 主要参数及临床意义

（1）R 值/ACT　是 TEG 最重要的参数，代表纤维蛋白开始形成的时间（凝血时间），即从加入血标本至检测到第一块纤维蛋白凝块所需的时间。它反映了凝血因子的激活及参加凝血启动过程凝血因子的综合作用，正常值为 5～10 分钟。

低凝状态时 R 值延长，高凝状态时 R 值缩短。

（2）K 值和 α 角　反映纤维蛋白形成和交叉连接导致血栓形成后获得固定的弹性黏度的速度，代表了血块形成的过程。K 值为血块生成时间（即从 R 时间终点至描记图幅度达 20mm 所需的时间，评估血凝块强度达到某一水平的速率），正常值为 1～3 分钟。α 角指从血凝块形成点即 R 终点向描记图最大曲线弧度做切线与水平线的夹角，代表血凝块形成的速度，正常值为 53°～72°。α 角不受极其低凝状态的影响，较 K 时间更全面。（重度低凝时，K 值无法确认，使用 α 角更有价值。）

低凝状态时 K 值延长，α 角减小；高凝状态时 K 值缩短，α 角加大。

（3）最大振幅（MA） 代表纤维蛋白与血小板相互联结的纤维蛋白凝块的最终强度，即血凝块的绝对强度，反映血小板和纤维蛋白原的最大动力性质和功能，其中血小板的作用占 80%，纤维蛋白原占 20%。因此它主要反映血小板功能，正常值为 50～70mm。

低凝状态时，MA 缩窄变小；高凝状态时，MA 增宽增大。MA 下降提示血小板功能弱，易出血；MA 升高提示血小板功能强，易形成血栓。

（4）LY30 和纤溶评估分数（EPL）反映纤维蛋白溶解速率和血块的稳定性。LY30 指 MA 值确定后 30 分钟内血凝块幅度减少的速率，反映血凝块溶解情况。正常值为 0～7.5%。EPL 为在 MA 值确定后 30 分钟内血凝块将要溶解的百分比，EPL ＝（MA－A30）/MA × 100%，正常值为 0～15%。

LY30＞7.5%或 EPL＞15%提示处于高纤溶状态（或低凝状态）。

（5）综合凝血指数（CI）以 R、K、α 角和 MA 值为基础来描述总体凝血状态，反映样本在各种条件下凝血的综合状态，其正常值为－3～＋3。

CI＜－3 时为低凝状态，CI＞＋3 时为高凝状态。

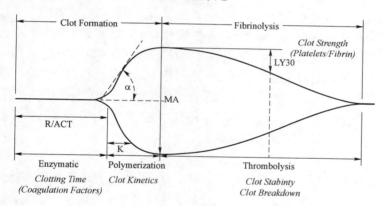

图 2－8－1 血栓弹力图

这些参数综合起来显示凝血级联反应的整体过程（图 2－8－1），包含了凝血和纤溶过程中的所有因子，如启动因子、纤维蛋白原、血小板功能和纤溶成分。

3. TEG 在 ICU 中的应用

（1）脓毒症 脓毒症患者凝血情况十分复杂。研究显示，脓毒症患者中约 50%的感染性休克患者符合 DIC 诊断标准。因此，相较于传统凝血功能检测指标，应用 TEG 能够更早地发现凝血紊乱的类型和原因，例如，当脓毒症患者 α 角、MA 值、CI 值等明显增大时，常提示脓毒症患者存在高凝状态，然而传统指标如 PT、APTT 等却可能仍在正常范围内，这样可以更及时地发现凝血功能的异常，尽早进行治疗或干预。

（2）创伤 创伤后的出凝血损伤机制较为复杂，因此正确评估患者凝血功能的状态非常困难，而且患者病情变化快，传统凝血功能检测对于患者凝血功能改变的反应常常会出现滞后甚至没有反应；而随着创伤后低体温、失血、休克等症状的发生，TEG 的参数可相应发生变化，可以较快速地反映机体凝血功能的变化，可以为复苏策略的制定提供指导。因此，应用 TEG 不仅可以监测凝血功能改变，也能监测体温、输液等对凝血改变的影响，在多发性创伤患者的救治中具有积极意义。

（3）抗凝及抗血小板药应用　ICU 患者发生 VTE、脑栓塞、急性心肌梗死以及需要 CRRT 治疗的概率远高于普通患者。为了预防血栓、治疗冠心病、进行 CRRT 治疗等往往需要给予抗凝或抗血小板治疗，而对于抗凝及抗血小板疗效的评估，相较于传统凝血功能监测，TEG 具有明显优势。在抗凝治疗时，TEG 可反映 UFH、LMWH、华法林等抗凝药物的作用效果，评估这些抗凝药物剂量是否达标、超量或不足，从而指导抗凝药物的应用；同时 TEG 还能反映体内肝素残留情况，有助于判断患者出血原因。而在抗血小板治疗时，TEG 的血小板图可以准确、敏感地监测抗血小板药物抑制血小板是否有效。由于心脑血管疾病患者对阿司匹林和氯吡格雷反应的个体差异较大，可通过 TEG 监测血小板 AA/ADP 受体抑制率，评估阿司匹林/氯吡格雷是否有效或者是否发生药物抵抗，为个体化抗血小板治疗提供依据；同时 TEG 还可以判断患者的出血及血栓风险，为抗血小板治疗患者选择进行外科手术的时机提供依据。

（4）高凝状态　多种疾病或生理状态可导致机体处于高凝状态，如创伤或手术等应激反应、先天性抗凝因子缺乏、肾病综合征、妊娠等。传统凝血功能检测往往只偏重于诊断低凝状态，忽略了高凝状态，而 TEG 则可以快速诊断患者是否处于高凝状态，从而判断其血栓风险，以便及时开始相应处理；同时还可以用于鉴别引起高凝状态的具体原因，如高凝血因子活性、高血小板功能、继发性纤溶亢进等，为医生处理高凝问题提供了方向。

（5）TEG 的局限性　虽然 TEG 的应用范围很广泛，但是目前 TEG 只能综合反映血浆和细胞的凝血进程，无法检测血小板与血管内皮的黏附、聚集以及相互作用，不能反映内皮细胞功能的改变，在以内皮细胞损伤为主的患者中的应用有一定局限性。其次，TEG 检测需在 37℃进行，无法监测较低温度时患者的凝血动态，因此对于低体温或者需低温治疗的患者的凝血功能状态的监测具有一定的局限性。

【小结】

重症患者常出现原发性或继续性凝血异常，出、凝血监测对于疾病诊断和判断病情转归非常重要。此外，血栓性疾病的治疗和脏器支持技术的体外抗凝，也要求对凝血进行严密监测，以达到治疗目的，并最大程度降低不良事件。重症患者病情复杂，对出凝血影响也是多方面的。这要求我们对不同凝血指标监测的意义及临床应用十分熟悉。

第九章　胃肠功能监测

胃肠道不仅具有消化、吸收体液和营养素的作用，也可通过上皮屏障和黏膜免疫系统预防肠道微生物的入侵。胃肠功能包括运动功能、消化吸收功能、屏障功能、内分泌和免疫功能。胃肠道是 MODS 的枢纽器官，促进 SIRS 和 MODS 的发生，并进一步导致胃肠道黏膜的缺血缺氧、腹腔内高压(IAH)或腹腔间室综合征(ACS)的发生，从而影响呼吸、循环、肾脏功能，并可导致颅内压增高，引起脑缺血，上述病理生理变化形成恶性循环，进一步加重胃肠功能障碍。灌注、分泌、运动和肠道-微生物群相互作用是胃肠道功能的必要条件。胃肠道蠕动对于胃肠道的消化功能和保护功能的维持是至关重要的。

目前评价胃肠功能常用的评价工具有以下几种。

1. 胃残余量(GRV)测定

胃残余量测定是评价胃排空功能最常用的工具，GRV 监测的意义在于有研究认为它可预测反流与误吸，以及患者对肠道喂养的耐受程度。但对于测量的 GRV 能否可靠的预测及评价肠内营养的耐受情况仍存在争议。测定方法是通过胃管向受检者胃内注入 750ml 生理盐水，30 分钟后抽出胃内残余液体量，超过 300ml 表示胃排空延迟，对于重症患者由于此方法胃充盈量太大，常难以忍受。对正在实施肠内营养的患者，一般常于肠内营养实施 2 小时后开始测定，每 2～4 小时测定一次，肠内营养速度为 25～125ml/h 时，允许 GRV 在 150～400ml。关于 GRV 判断标准报导不一，150～500ml 均有报导，多数学者采用的标准为 150～200ml。我国《危重病营养支持指导意见 2006》指出：实施肠内营养的危重患者放置胃管者胃底或胃体的允许潴留量应小于 200ml，而胃肠造口管的允许潴留量应小于 100ml。GRV 测定是一项无创、简单、易行的检测方法，主要用于经胃喂养的重症患者，不仅应用于成人，还可以应用于新生儿的胃肠动力监测。但是 GRV 测定的频次、停止喂养的标准、抽吸物是否丢弃等目前尚没有统一标准。GRV 无法预先判断能够供给重症患者营养量的多少，而且 GRV 测定受胃管直径及尖端位置、患者体位、胃和唾液分泌等因素的影响较大。仅仅根据 GRV 测定指导肠内营养通常会造成喂养不足。

2. 核素显像

核素显像是评估胃排空的金标准。核素法是一种无创的符合生理的检查方法，可以比较客观地描述胃肠运动功能障碍的严重程度，由于目前所用的放射性核素的化学性质稳定，且不易被胃肠道吸收，在胃内的运动过程与食物的运动过程完全一致，其不仅可以测定胃底、胃窦和全胃的排空，还能观察胃内食物的分布。将放射性核素标记的药物混匀于标准试餐内，口服后经伽玛照相机在检查区域进行连续照相，根据胃内食物放射性核素的量来评价胃肠动力。常用 ^{99m}Tc-硫化锝胶体(^{99m}Tc-SC)、^{111}In-DTPA 标记在固体或液体的试验餐中，以餐后即刻扫描为起始计数，以后在规定的时间点采集图像，最后经过计算机自动计算经过放射性衰变校正和前后位校正后的胃排空曲线，根据排空曲线得出所需要的观察指标。由于其在小肠和结肠运动方面过程比较繁琐，对病理状态的小肠和结肠功能测定方法还不成熟，所以应用较少。核素显像优点在于无创、可重复性好、患者易接受。核素显像法的缺点是具有放射性，不适合孕妇和儿童，需要专用设备，设备较昂贵，易受患者体位、胃和唾液分泌的影响，需有一套专门人员，费时，缺乏标准化的操作规范，不能床旁进行等。目前尚不适用于重症患者临床监测。

3. X线检查

X线检查包括钡餐法和不透X线标志物检测法。不透X线标志物胃肠传输功能检查是由Hinton等于1969年提出来的，其原理是按照一定的时间间隔吞服一定数量的不透X线的标志物，于特定的时间摄片，根据标志物在腹部平片上存留的数目和部位应用微积分的原理计算出胃肠传输时间，由于平片上不易区分小肠和结肠，目前临床上较多用于结肠传输时间的测定。胃排空检查时，受试者口服一种或一种以上的不透X线的标志物后定期摄片，通过胃排出标志物的量来估算胃排空的速度，一般用硫酸钡做成长10mm、直径1mm的钡条。受试者将20个钡条分4～5次与试餐同服，由于直到餐后2小时才开始有标志物排出，此项检查已经简化为试餐后一段时间（如餐后5小时）拍一张腹部平片，因而比较容易完成。拍片前受试者需口服20%～40%的硫酸钡溶液10～20ml，并在检查床上缓慢转体两周，使钡液均匀地涂在胃壁上，以便确定胃的轮廓，准确计算胃内标志物的量。由于钡条是不被消化的标志物，因而从某种程度上讲，钡条排空也能反映消化间期的功能。由于此方法简单，仪器要求不高，所以容易普遍开展；但由于标志物不符合生理，从而影响检查结果，还容易受胃形态、试餐组成以及拍片时间的影响，所以此方法有待进一步完善。在胃肠传输时间的测定时，需口服三种不同直径的标志物分别口服三天（每天服一种型号），于吞服后72小时拍摄腹部平片，如果全部标志物均未排出，于吞服标志物后144小时摄取延时腹平片。此方法主要适用于功能性消化不良的患者，不适用于重症患者临床监测。

4. 核磁共振（MRI）成像

MRI在胃肠动力检测时主要用来评定胃的排空，受试者摄入含有钆络合物（Gd-DOTA，能改变质子自旋的弛豫特点，加强成像效果，为MRI检查时的造影剂）的试验餐后，立即行胃MRI扫描，得到胃的断层切面，以后每隔15分钟扫描一次，根据每次扫描得到的胃部层面的面积得到胃的立体图像，计算出胃内容物的体积，根据时间-体积曲线计算胃排空功能。MRI的优点是既能测定液体排空，也能测定固体食物的排空，而且没有放射性，但由于MRI设备昂贵，检测成本高，耗费时间长，因此目前仅用于特殊的科研研究，不适用于重症患者临床监测。

5. 测压法

消化道的压力测定是通过压力传感器将消化道内压力变化的机械信号转变为电信号，经过多导的生理记录仪记录下来的一种技术。由于测压技术只对因关闭性收缩引起的压力变化敏感，因此胃压力测定只能反映远端胃的压力变化，随着测压技术的发展，目前测压导管已能够到达多个部位进行测定，记录的时间也在延长。目前临床上常用的测压方法有两种：液体灌注导管体外传感器法和腔内微型压力传感器法。测压导管主要有灌注式、袖套式和固态式导管。目前多用低顺应性的灌注导管系统和腔内微型传感导管系统组成的测压设备，用微量泵向导管内以恒定的速度注水，导管末端侧孔逸水时克服的阻力即为胃肠腔内压力。测压法可以测量食管、胃、小肠、结肠和直肠等的压力。受检者禁食4～6小时，坐位，经鼻插管，需在X线透视下定位，或经口内镜引导下插管，将测压导管放到正确位置后受试者休息30分钟后即可开始测压。多导式灌注法一般需记录5小时，包括3小时空腹和 2 小时餐后，便携式固态导管一般记录 24 小时。根据记录波形测定受试者的胃肠运动情况。测压法的优点是既可以提供消化间期，又可以监测消化期的动力信息，便携式记录还可以观察消化道症状和异常胃肠运动的关系；缺点是插管的不适感以及导管容易移位，动力指数并不能反映胃肠的协调收缩。除有插管禁忌的患者外，测压法适用于几乎所有人群，包括重症患者。

6. 胃电图检查

胃电图检查是一种将胃的肌电信号转变为电信号记录出来的技术，可以通过体表电极、黏膜电极和浆膜电极进行记录。临床上有双导和多导胃电图仪。胃电图的检查主要用于以下情况：①功能性胃肠病，即一类具有消化道症状而不能用器质性病变或生化指标异常来解释的疾病；②不能缓解的恶心和呕吐；③怀疑有胃动力紊乱；④观察药物或手术后胃的肌电活动。胃电图对器质性疾病诊断无明确意义。目前胃电图检查时间尚未统一，一般根据试验目的而定，根据胃电功率指数、胃电节律百分比、主频不稳定系数和主功率不稳定系数来反映胃电活动。由于胃电记录法抗干扰能力不强，其检测的胃电活动并不能准确反映胃电的节律变化。体表胃电图是一种非侵入性、无痛苦、重复性强、无禁忌证的检查方法，为胃肠动力检查提供了便利条件，同时其可以帮助确定其他动力检查方法无法记录到的现象，所以其应用前景非常广阔。胃电图的检查可应用于各种人群的胃动力检查，尤其适用于年老体弱、小儿、胃出血、休克以及重症患者等不能耐受其他检查者。

7. 胶囊内镜检查

胶囊内镜是集图象处理、信息通讯、光电工程、生物医学等多学科技术为一体的典型的微机电系统高科技产品，2000 年由 Iddan 等科学家经过 20 年的研究发明的，是消化系统无创性诊断的一种革命性创新。2001 年引入我国，2004 年国产 OMOM 胶囊内镜研制成功，目前国内外应用的多为以色列 Given 公司的产品，其质量好但价格昂贵。胶囊内镜主要由智能胶囊、图像记录仪和影像工作站(计算机和图像分析软件)三个部分组成，其工作原理是：患者像服药一样用水将智能胶囊吞下后，它即随着胃肠肌肉的运动节奏沿着胃→十二指肠→空肠与回肠→结肠→直肠的方向运行，同时对经过的腔段连续摄像，并以数字信号传输图像给患者体外携带的图像记录仪进行存储记录，工作时间达 6～8 小时，在智能胶囊吞服 8～72 小时后就会随粪便排出体外，医生通过影像工作站分析图像记录仪所记录的图像就可以了解患者整个消化道运动情况以及解剖图像，从而对病情做出诊断。由于胶囊内镜比较昂贵，目前只用于对无消化道梗阻患者的小肠动力和疾病的检查，尤其适用于合并心脑肾多脏器疾病，难以承受肠系膜血管造影、小肠钡灌肠等有创检查的患者。缺点：①肠梗阻、肠瘘、肠穿孔、肠憩室、胃肠道手术后，胶囊内镜可因无法通过整个肠道而停留在梗阻部位；②电池寿命短(6～8 小时)；③无法控制胶囊在小肠中运行的速度及方向，定位不确切，无法进行活检；④检查费用高。

8. 对乙酰氨基酚吸收试验

对乙酰氨基酚吸收试验是一种衡量胃排空的间接方法。对乙酰氨基酚在胃内不被吸收而在十二指肠被快速吸收。血浆出现对乙酰氨基酚的时间主要取决于胃排空时间。对乙酰氨基酚的早期血浆浓度峰值与来自小肠的药物吸收增加有关。对乙酰氨基酚吸附试验分别在给药之前，给药后 15、30、60 和 120 分钟收集血样，以从 0 到 120 分钟对乙酰氨基酚血药浓度曲线下的面积反映胃排空时间。由于对乙酰氨基酚在首过代谢，分布和消除等药代动力学存在个体差异，影响血药浓度，较易出现误差。各项研究报道其与胃排空的相关性不一。Cohen 等人发现在接受连续肠内营养重症患者对乙酰氨基酚吸收试验和胃残余量之间的相关性较差。对乙酰氨基酚吸收试验的禁忌证包括对乙酰氨基酚过敏，严重肝功能不全和严重肾功能损害。

9. 呼气试验

呼气试验是对胃排空的间接测量方法。患者服用 ^{13}C 标记物混合后的试验餐，试验餐在通过胃肠道时 ^{13}C 标记物在十二指肠中被迅速分解，并在肝脏中氧化成 $^{13}CO_2$。利用气体同位素比值质谱仪或红外线能谱仪等设备检测呼出气中底物的最终代谢产物 $^{13}CO_2$ 的变化曲线，计算出胃排空时间。呼气试验受十二指肠、肝功能、肺功能是否正常影响较大。重症患者相关性尚待进一步研究。

10. 折光测定法

折光测定法可用于评估肠内营养耐受性。测定胃残余量时，将抽取的胃内容物进行折光测定。光束通过溶液偏离或折光程度来得出溶液中的物质成分，进而判定抽取的胃内容物的肠内营养制剂比例，评估肠内营养耐受性。连续测定抽取的胃内容物折光指数可提示肠内营养制剂被排空的程度。折光测定法的优点在于简单、廉价，可区分消化液和肠内营养制剂；缺点是尚无统一操作的标准化流程，没有与金标准核素显像法的相关性研究，重症患者相关性尚待进一步研究。

11. 生物电阻抗法

生物电阻抗技术是一种利用组织与器官的电特性及其变化规律提取与人体生理、病理状况相联系的生物医学信息的检测技术。依据胃组织的电特性及其在消化过程中的变化规律，可采用生物阻抗技术提取与胃动力学状况相对应的生理、病理信息，无创、连续地检测胃的运动状况，完整获取胃的收缩、蠕动、传导及排空过程信息，实现胃动力功能的检测与评价。一对电极分别放在腹部和背部胃对应区，对电极施加高频低振幅交流电，确定基础阻抗，然后给予低导电性液体餐。胃膨胀使阻抗迅速增加，胃排空使阻抗随之下降，进而推算胃排空时间。生物电阻抗法具有无创、廉价、方便和功能信息丰富等特点，但费时，尚无重症患者相关研究。

12. 超声评价胃肠道运动功能

胃窦单切面法：1989 年 Marzio 等人首先应用胃窦单切面面积检测液体胃排空，与放射性核素法比较有很好的一致性，由于胃窦距离体表较近，位置相对固定，检测过程中影响因素相比全胃体积法小，此方法克服了全胃体积法和胃窦体积法过程繁琐、设备及人员要求高等缺点，以肠系膜上静脉、腹主动脉以及肝左叶作为胃窦切面标志，在中上腹作胃窦切面，胃窦面积可直接描记得出或使用双直径法（分别测量胃窦前后径和头尾径，胃窦面积 $=\pi \times$ 前后径 $\times$ 头尾径/4）计算得出。

具体操作如下：患者半卧位，将凸振探头放置剑突下，标志点朝向头部，B 超探测以肠系膜上静脉、腹主动脉以及肝左叶作为胃窦切面标志，得椭圆形胃窦横切面。先测定空腹时胃窦面积大小，然后给患者胃腔注入温水 300ml。连续记录充盈后 6 分钟胃窦收缩次数，以每 2 分钟胃窦收缩次数记为胃窦收缩频率（ACF），然后连续测量 3 次胃窦最大舒张（$S_{舒张}$）和收缩（$S_{收缩}$）时的面积，计算胃窦面积变化（ΔS），ΔS 与其最大舒张面积之比 $\Delta S/S_{舒张}$ 代表胃窦收缩幅度（ACA），ACF 与 ACA 的乘积即为胃窦运动指数（MI）（即：ACA $=\Delta S/S$

舒张；MI＝ACF × ACA）。充盈后即刻测定胃窦最大舒张面积，以后每隔 5min 重复测定，直至胃窦舒张面积恢复至充盈之前即胃排空时间（GET）。胃排空率（%）表示如下：（充盈后即刻胃窦最大舒张面积 - 15 分钟时胃窦最大舒张面积）× 100/充盈后即刻胃窦最大舒张面积。

超声在重症患者小肠、结肠运动功能评估方面研究尚少，需进一步探讨研究。

近年来，随着超声技术的发展，三维超声技术也已经广泛应用于胃肠动力的检测中，三维超声的应用避免了二维超声靠面积估算和胃窦形状变异带来的误差，同时避免了许多人为因素，在体外和体内测定的准确性较二维超声大大提高，因此已越来越多地应用于胃肠动力特别是胃动力的检测中。腔内超声在胃肠动力疾病领域的应用也日益增多。这些技术在重症患者相关研究尚少，需进一步研究。

重症胃肠超声虽然有一定缺陷，如肥胖、腹部手术、非典型解剖、胃肠腔内的气体会影响图像的质量；但其具有无创、无放射性、可床旁操作并可动态比较，符合生理并能用于儿童、孕妇尤其适用于重症患者等优点。随着这一技术得到不断地完善，重症超声评估胃肠功能将得到广泛推广及应用。

胃肠功能已成为判断重症患者预后的一个重要条件。消化道运动障碍可导致营养摄取不足，增加感染的风险，并可能会增加重症监护病房（ICU）的死亡率。因此，测定重症患者的胃肠功能状态具有重要的临床意义。

第十章 急性肺栓塞

肺栓塞是以各种栓子阻塞肺动脉或其分支为其发病原因的一组疾病或临床综合征的总称，包括肺血栓栓塞症(PTE)、脂肪栓塞综合征、羊水栓塞、空气栓塞、肿瘤栓塞等，其中PTE为肺栓塞的最常见类型。引起PTE的血栓主要来源于下肢的深静脉血栓形成(DVT)。PTE和DVT合称为静脉血栓栓塞症(VTE)，两者具有相同易患因素，是VTE在不同部位、不同阶段的两种临床表现形式。血栓栓塞肺动脉后，血栓不溶、机化、肺血管重构致血管狭窄或闭塞，导致肺血管阻力(PVR)增加，肺动脉压力进行性增高，最终可引起右心室肥厚和右心衰竭，称为慢性血栓栓塞性肺动脉高压(CTEPH)。

【诊断标准】

1. 临床表现

急性PTE的临床表现多种多样，均缺乏特异性，容易被忽视或误诊，其严重程度亦有很大差别，从轻者无症状到重者出现血流动力学不稳定甚或猝死。在PTE的诊断过程中，要注意是否存在DVT特别是下肢DVT。急性PTE的临床表现见表2-10-1。

表2-10-1 急性肺血栓栓塞症的临床表现

症　状	体　征
呼吸困难及气促(80%~90%)	呼吸急促(52%)
胸膜炎性胸痛(40%~70%)	哮鸣音(5%~9%)；细湿啰音(18%~51%)；血管杂音
晕厥(11%~20%)	发绀(11%~35%)
烦躁不安、惊恐甚至濒死感(15%~55%)	发热(24%~43%)，多为低热，少数患者可有中度以上的发热(11%)
咳嗽(20%~56%)	颈静脉充盈或搏动(12%~20%)
咯血(11%~30%)	心动过速(28%~40%)
心悸(10%~32%)	血压变化、血压下降甚至休克
低血压和(或)休克(1%~5%)	胸腔积液体征(24%~30%)
猝死(<1%)	肺动脉瓣区第二心音亢进(P2>A2)或分裂(23%~42%)
	三尖瓣区收缩期杂音

2. 实验室检查

(1) 血浆D-二聚体　诊断敏感度为92%~100%，对低度或中度临床疑诊患者有较高的阴性预测价值。对于诊断PTE的阳性预测价值较低，不能用于确诊。

(2) 动脉血气分析　常表现为低氧血症、低碳酸血症和肺泡-动脉血氧分压差增大，但部分患者的结果可以正常。

(3) 血浆肌钙蛋白　包括肌钙蛋白I(cTNI)及肌钙蛋白T(cTNT)，是评价心肌损伤的指标。急性PTE并发心功能不全(RVD)可引起肌钙蛋白升高，水平越高，提示心肌损伤程度越严重。

(4)脑钠肽(BNP)和 N-末端脑钠肽前体(NT-proBNP)　急性 PTE 患者右心室后负荷增加，室壁张力增高，血 BNP 和 NT-proBNP 水平升高，升高水平可反映 RVD 及血流动力学紊乱的严重程度。

3. 辅助检查

(1)心电图　常见的表现包括：$V_1 \sim V_4$ 的 T 波改变和 ST 段异常；部分病例可出现 $S_IQ_{III}T_{III}$ 征；其他心电图改变包括完全或不完全右束支传导阻滞；肺型 P 波；电轴右偏，顺钟向转位等。

(2)胸部 X 线片　常见的表现包括：区域性肺血管纹理变细、稀疏或消失，肺野透亮度增加，肺野局部浸润性阴影，尖端指向肺门的楔形阴影，肺不张或膨胀不全，右下肺动脉干增宽或伴截断征，肺动脉段膨隆以及右心室扩大征，患侧横膈抬高，少至中量胸腔积液征等，但均缺乏特异性。

(3)超声心动图　可发现右心室后负荷过重征象，包括出现右心室扩大、右心室游离壁运动减低，室间隔平直，三尖瓣反流速度增快、三尖瓣收缩期位移减低。超声心动可作为危险分层的重要依据。

(4)确诊相关影像学检查　CT 肺动脉造影(CTPA)可直观地显示肺动脉内血栓形态、部位及血管堵塞程度，对 PTE 诊断的敏感性和特异性均较高，且无创、便捷，为确诊 PTE 的首选检查方法。其他确诊检查包括核素肺通气/灌注(V/Q)显像、磁共振肺动脉造影(MRPA)、肺动脉造影等。

(5)求因相关检查　急性 PTE 患者需积极寻找相关可逆的危险因素，如手术、创伤、骨折、急性内科疾病等。不存在诱发因素者，需探寻潜在疾病，如恶性肿瘤、抗磷脂综合征、炎性肠病、肾病综合征等。年轻或家族性 VTE 且无可逆诱发因素的急性 PTE 患者，建议行易栓症筛查。

4. 危险分层综合评估

(1)首先根据血流动力学状态区分其危险程度，血流动力学不稳定者定义为高危，血流动力学稳定者定义为非高危。

(2)血流动力学稳定的急性 PTE，建议根据是否存在 RVD 和(或)心脏生物学标志物升高将其区分为中危和低危(表 2-10-2)。

表 2-10-2　肺血栓栓塞症危险分层

危险分层	休克或低血压	影像学(右心室功能不全)[a]	实验室指标(心脏生物学标志物升高)[b]
高危	+	+	+/-
中高危	-	+	+
中低危	-	+/-[c]	-/+[c]
低危	-	-	-

注：a：右心功能不全(RVD)的诊断标准：影像学证据包括超声心动图或 CT 提示 RVD，超声检查符合下述表现：(1)右心室扩张(右心室舒张末期内径/左心室舒张末期内径>1.0 或 0.9)；(2)右心室游离壁运动幅度减低；(3)三尖瓣反流速度增快；(4)三尖瓣环收缩期位移减低(<17mm)。CTPA 检查符合以下条件也可诊断 RVD：四腔心层面发现的右心室扩张(右心室舒张末期内径/左心室舒张末期内径>1.0 或 0.9)。b：心脏生物学标志物包括心肌损伤标志物(心脏肌钙蛋白 T 或 I)和心力衰竭标志物(BNP、NT-proBNP)；c：影像学和实验室指标两者之一阳性

【治疗原则】

1. 一般支持治疗

(1) 生命体征监测　对于高度疑诊或确诊急性 PTE 的患者，应严密监测呼吸、心率、血压、心电图及血气变化。

(2) 呼吸与循环支持　给予适当呼吸支持手段维持氧合，合并休克或低血压的患者需进行血流动力学监测，必要时应用血管活性药物。

(3) 镇静镇痛及对症治疗　适当予镇静、镇痛、退热、止咳治疗；保持大便通畅，避免用力，以防止血栓脱落。

2. 急性期抗凝治疗及抗凝疗程

(1) 临床高度可疑急性 PTE，在等待诊断结果过程中，建议开始应用普通肝素(UFH)、低分子量肝素(LMWH)、磺达肝癸钠等胃肠外抗凝治疗。一旦确诊，若无抗凝禁忌，推荐尽早启动抗凝治疗。

(2) 初始抗凝推荐选用 LMWH、UFH、磺达肝癸钠、负荷量的利伐沙班或阿哌沙班(表 2-10-3)。初始抗凝治疗通常指前 5～14 天的抗凝治疗。与 UFH 相比，LMWH 和磺达肝癸钠发生大出血或者 HIT 的风险较低，所以首选用于 PTE 患者的初始抗凝治疗。UFH 半衰期较短，抗凝易于监测，且鱼精蛋白可以快速逆转其作用，因此对于需要进行再灌注治疗、有严重肾功能损害(肌酐清除率<30ml/min)、严重肥胖的患者，推荐应用 UFH。

(3) 若选择华法林长期抗凝，推荐在应用胃肠外抗凝药物 24 小时内重叠华法林，调节 INR 目标值为 2.0～3.0，达标后停用胃肠外抗凝。若选用利伐沙班或阿哌沙班，在使用初期需给予负荷剂量；若选择达比加群或者依度沙班，应先给予胃肠外抗凝药物至少 5 天。

(4) 有明确可逆性危险因素的，在 3 个月抗凝治疗后，如危险因素去除，建议停用；如危险因素持续存在，建议继续抗凝治疗。

(5) 特发性 PTE 治疗 3 个月后，如果仍未发现确切危险因素，同时出血风险较低，推荐延长抗凝治疗时间，甚至终生抗凝；如出血风险高，建议动态评估血栓复发与出血风险，评估是否继续进行抗凝治疗。

表 2-10-3　常用 LWMH 和磺达肝癸钠的使用

药　品	使用方法(皮下注射)	注意事项
依诺肝素	100U/kg，1 次/12h 或 1.0mg/kg，1 次/12h	单日总量不＞180mg
那曲肝素	86U/kg，1 次/12h 或 0.1ml/10kg，1 次/12h	单日剂量不＞17100U
达肝素	100U/kg，1 次/12h 或 200U/kg，1 次/d	单日剂量不＞18000U
磺达肝癸钠	5.0mg(体重＜50kg)，1 次/d 7.5mg(体重 50～100kg)，1 次/d 10.0mg(体重＞100kg)，1 次/d	－

注：LWMH：低相对分子质量肝素，简称低分子量肝素

胃肠外抗凝药物主要包括以下几种。

(1) 普通肝素(UFH)　UFH 首选静脉给药，先给予 2000～5000U 或按 80U/kg 静脉注射，继之以 18 U/(kg·h)持续静脉泵入，根据 APTT 调整剂量，使 APTT 在 24 小时之内达到并维持于正常值的 1.5～2.5 倍。

（2）低分子量肝素（LMWH） 我国用于 PTE 治疗的 LMWH 种类见表 2-10-3。对过度肥胖者或孕妇宜监测血浆抗 Xa 因子活性并据之调整剂量。

（3）磺达肝癸钠 为选择性 Xa 因子抑制剂，应用方法见表 2-10-3。对于中度肾功能不全（肌酐清除率为 30～50ml/min）患者，剂量应该减半。对于严重肾功能不全（肌酐清除率＜30ml/min）患者禁用磺达肝癸钠。

（4）阿加曲班 精氨酸衍生的小分子肽与凝血酶活性部位结合发挥抗凝作用，可应用于 HIT 或怀疑 HIT 的患者。

（5）比伐卢定 直接凝血酶抑制剂，通过直接并特异性抑制凝血酶活性而发挥抗凝作用，作用短暂（半衰期 25～30 分钟）而可逆。

口服抗凝药物主要包括以下两种。

（1）华法林 最常用，初始剂量可为 3.0～5.0mg，＞75 岁和出血高危患者应从 2.5～3.0mg 起始，推荐 INR 维持在 2.0～3.0，稳定后可每 4～12 周检测 1 次。

（2）直接口服抗凝剂（DOACs） 主要包括直接 Xa 因子抑制剂与直接 IIa 因子抑制剂。直接 Xa 因子抑制剂的代表药物是利伐沙班、阿哌沙班和依度沙班等。直接凝血酶抑制剂的代表药物是达比加群酯。

3. 急性 PTE 的溶栓治疗

（1）急性高危 PTE 如无溶栓禁忌，推荐溶栓治疗。急性非高危 PTE 患者，不推荐常规溶栓治疗。

（2）急性中高危 PTE 建议先给予抗凝治疗，并密切观察病情变化，一旦出现临床恶化且无溶栓禁忌，建议给予溶栓治疗。

（3）急性 PTE 应用溶栓药物 建议 rt-PA 50mg、尿激酶 2 万 U/kg 或重组链激酶 150 万 U，2 小时持续静脉滴注。

（4）急性高危 PTE 溶栓治疗前如需初始抗凝治疗，推荐首选 UFH。

4. 急性 PTE 的介入治疗

（1）急性高危 PTE 或伴临床恶化的中危 PTE，若有肺动脉主干或主要分支血栓，并存在高出血风险或溶栓禁忌，或经溶栓或积极的内科治疗无效，在具备介入专业技术和条件的情况下，可行经皮导管介入治疗。

（2）低危 PTE 不建议导管介入治疗。

（3）已接受抗凝治疗的急性 DVT 或 PTE，不推荐放置下腔静脉滤器。

5. 急性 PTE 的手术治疗

急性高危 PTE，若有肺动脉主干或主要分支血栓，如存在溶栓禁忌、溶栓治疗或介入治疗失败、其他内科治疗无效，在具备外科专业技术和条件的情况下，可考虑行肺动脉血栓切除术。

第十一章 重症超声

重症患者病因多样，病情变化快速，常合并多器官受累，治疗头绪繁杂且预后与干预时间强烈相关。因此，及时、准确的评估和快速的治疗决策至关重要。呼吸困难和循环衰竭常常是重症医生面临的最突出问题。利用现代技术早期识别病因，明确诊断，缩短针对性治疗开始时间是当前重症医学研究的热点问题。

重症超声是在重症医学理论指导下运用超声技术，针对重症患者，有问题导向的、多目标整合的动态评估过程，是确定重症治疗方向及指导精细调整的重要手段。重症疾病病情变化迅速，器官损伤多系统、多器官交叉，相互影响又各有特点。重症超声将可视化的结构和功能评估融为一体，结合定性与定量；通过问题导向，既可重复检查也可连续监测，目前已经成为无损、便携、快速的疾病诊断辅助检查工具，在重症患者中的快速诊断和治疗价值日益受到关注。而基于重症超声的可视化诊疗流程则在确定方向的基础上整合监测与治疗，进行静态与动态评估，治疗干预的目的与目标整合成为连续的临床行为，帮助临床医生更快、更全面地发现问题，减少遗漏和人为差错。

一、目标导向的心脏超声循环管理

（一）重症心脏超声的基本概念

1. 评价目标

重症超声需要全面评价心脏功能，从结构到功能，从收缩到舒张，从左心到右心，从整体到心肌本身；通过实时、连续、动态地评估，做到对于容量状态及容量反应性的评价及时和准确。

2. 优势和特点

（1）重症超声具有无创、床旁、可快速重复的优势，还可以快速评价治疗效果，实现动态、连续地指导重症患者管理。

（2）依托流程化超声方案则可以显著提高对血流动力学不稳定的病因学或病理生理基础判断的全面性，避免遗漏。

（3）在现有的血流动力学监测手段中，超声是唯一的可以从形态与功能两个方面提供循环系统相关信息的工具。

（4）对绝大多数的 ICU 患者而言，经胸超声(TTE)可以提供足够的心脏结构和功能信息。由于肺组织遮挡，手术切口或操作影响，在 TTE 不理想时，经食管超声(TEE)是一个很好的选择。

3. 重症心脏超声"六步"分析法

我们建议采用"六步"分析法对重症心脏超声的结果进行全面的血流动力学解读。

（1）第一步判断患者是否存在慢性心脏疾病及循环影响。

（2）第二步判断患者的容量状态。

（3）第三步评估右心功能，明确是否存在着慢性或者急性的右心功能不全。

（4）第四步评估左心功能，明确患者是否存在舒张功能障碍或收缩功能障碍，心脏受累的区域是节段还是弥漫。

（5）第五步评估患者的血管张力，通过除外性诊断可以判断患者是否存在着分布性的因素。

（6）最后结合判断患者的组织灌注及器官功能，通过观察肾脏的灌注以及肺部的征象来评估器官受累的情况。

（二）重症心脏超声的应用

1. 心脏形态学快速评估

对于重症患者而言，循环管理首先要明确是否存在严重的形态学或结构异常而导致的血液动力学不稳定，并充分考虑这些特定情况的血流动力学特点，给予针对性的处理甚至对因治疗。快速形态学评估包括判断心腔大小、室壁厚度、心脏收缩舒张功能以及结构性改变等多个方面。心腔大小和室壁厚度的异常可提示患者存在慢性心脏基础疾病，心脏收缩功能的判断可提示患者是否存在心源性的血流动力学异常。

2. 前负荷的评估

（1）容量指标分类　容量状态的指标分为静态和动态两部分。静态指标指心脏、腔静脉内径大小以及单次测定的流量数值，包括：左、右心室舒张末内径，上、下腔静脉直径，左心室流出道流速等。肺部超声以 A 线表现为主，通常提示血管外肺水没有增加（应注意与慢性阻塞性肺气肿、气胸相鉴别）。动态指标则用来反映液体反应性，即通过上述数据在动态干预条件下的变化（自主或机械通气时呼吸负荷的变化、被动抬腿试验、容量负荷试验等）来观察可否通过输液提高心输出量。

（2）静态指标　下腔静脉（IVC）的形态和内径可以用于评估重症患者的容量状态，其形态和内径与腹腔内压与静脉压差，也就是腔静脉跨壁压差相关。腹压正常时通过下腔静脉的内径可粗略地估计前负荷情况。研究显示，低血容量患者下腔静脉内径要小于正常血容量患者，而扩张、固定的下腔静脉通常提示患者处于容量过负荷状态。下腔静脉的测量部位包括剑突下和右侧经腹腋后线，不同部位的下腔静脉内径和变异度存在差异，无法相互替代。通常在静脉心房连接点下 2cm 处测量直径，正常下腔静脉直径为 1.5～2cm。直径小于 1.5cm 与低前负荷相关，如果直径大于 2cm 提示血管内容量过负荷。IVC 短轴切面可以作为长轴切面的补充，而下腔静脉内径形变指数则可用于下腔静脉内径的综合立体评估。

下腔静脉评估容量状态也存在局限性。Feissel 等人研究发现机械通气患者的下腔静脉内径大小与中心静脉压（CVP）的相关性较低，除明显狭窄、塌陷（直径小于 1cm）或扩大固定外（直径大于 2cm），IVC 直径无法预测感染性休克机械通气患者的输液反应性。因此，应注意区别自主呼吸或机械通气患者。此外，临床合并右心功能不全、急性肺动脉高压、腹腔高压综合征等多种情况下也应联合多种指标综合评价，避免误导。

左、右心室舒张末期内径、面积和体积是前负荷的可靠指标。如果患者心功能正常，低血容量状态突出表现为小而高动力的快速心脏搏动。无论舒张末期还是收缩末期，所有心腔的尺寸均减小，甚至出现左心室收缩期乳头肌亲吻征。与之相对应，如果患者存在左心收缩或舒张功能障碍，心脏超声表现主要包括：左心房扩大，二尖瓣多普勒血流的 E/A 比大于 1.5，减速时间小于 150m/s，E/E'（或 E/Ea）比率大于 15，脉冲多普勒肺静脉血流的 S<D 波。重症患者右心室功能受累常见。炎症、肺部疾病、机械通气都增加右心室后

负荷，导致右心室明显扩大，通过心室间的相互作用而影响左心室功能。心尖四腔心水平右心室面积大于或者等于左心室，间隔僵直或矛盾运动，朝向左心室移位和(或)左心室"D字征"表现可以考虑存在右心室过负荷。

RV 和 LV 的功能参数以及多普勒血流表现必须在液体复苏前评估，在每次快速推注之后或快速补液过程中应重复评估，以便及早发现心脏功能障碍以及充盈压力升高。总之，以流程指导，顺序评估腔静脉直径、心包、双心房、心室面积，以及多普勒血流等指标可以显著提高容量状态评估的可靠性。

(3) 动态指标　容量反应性通常是指心脏的前负荷反应性。生理状态下心输出量与前负荷间的关系符合 Frank-Starling 曲线关系，即增加左心室舒张末容积可以增加心室每搏量。液体反应性的动态参数用于评估患者的容量状态是否在 Frank-Starling 曲线上升部分。临床上有多种方法可以用于液体反应性评估，如机械通气带来的心肺交互作用、被动抬腿试验、吸气末压力阻断法以及 mini 容量负荷试验。其中，机械通气的影响和被动抬腿试验常被用于预测 ICU 患者液体反应性，尤其是感染性休克患者。

①机械通气的影响：机械通气对胸腔内压力和 SV 的影响是多种容量反应性动态测量方法的基础。机械通气导致胸腔内压的周期性变化可以引起左心室前负荷的周期性变化。如果患者容量状态处于 Frank-Starling 曲线的上升部分，这就导致左心室每搏量随呼吸发生周期性改变。心脏超声可以测量心脏每搏量。通过脉冲多普勒测量主动脉流出道流速，可以非常容易地计算出速度时间积分(VTI)，其与主动脉流出道的横截面积的乘积即为每搏输出量。在完全被动呼吸状态下，左心室的搏出量在吸气期间增大而在呼气期间减小。在临床研究中，通过 TEE 测定最大主动脉血流速度和速度时间积分(VTI)变异预测休克患者输液后心输出量的增加有很好的灵敏度、特异度以及精确性。主动脉呼吸周期的速度变异率大于 12%或速度时间积分变异率大于 20%被认为患者存在输液反应性。

呼吸变异率预测液体反应性受多种因素的影响。一些研究表明，由于潮气量的变化不足以引发足够的心脏前负荷改变，急性呼吸窘迫综合征(ARDS)机械通气的潮气量低于7ml/kg 可能造成假阴性。在存在右心室功能障碍的患者中，机械通气引发的心脏搏出量改变判断液体反应性存在假阳性可能。此时心搏出量随呼吸周期改变主要是由于右心室后负荷的变化而非左心室前负荷改变的结果，所以不提示患者存在液体复苏的需求。

下腔静脉和上腔静脉(SVC)机械通气时的内径变化也可以作为预测液体反应性的方法。对于完全机械通气患者，吸气相时胸腔内压增加，静脉回流受阻，使得下腔静脉扩张。研究表明，感染性休克及蛛网膜下隙出血的机械通气患者中，下腔静脉吸气扩张率的变化(扩张指数)可准确预测容量反应性。与此相反，上腔静脉位于胸腔内，呼吸导致的胸腔压力变化同步作用于 SVC，因此吸气导致上腔静脉塌陷(直径减少)，呼气期静脉内径增加。下腔静脉的扩张指数可以预测液体反应，其阈值为 12%(使用(最大 - 最小)/平均值)和18%(使用(最大 - 最小)/最小)。上腔静脉塌陷指数作为容量状态的评估指标优于 IVC。塌陷指数可以通过呼气相 SVC 的最大值减去吸气相 SVC 的最小值的差值除以 SVC 的最大值进行计算。在用经食管超声进行测量时，容量有反应与无反应的临界值为 36%。

辅助通气模式的机械通气过程中由于自主呼吸参与，胸腔内压变化受多种因素影响，下腔静脉的超声评估很难精确判断容量反应性。此时通常采用下腔静脉塌陷率来粗略评估容量状态，塌陷率大于 40%~50%可以考虑存在补液空间。此外，当患者存在导致右心压力升高的因素时，下腔静脉会表现为扩张、固定。此时，下腔静脉的形态可作为临床上支持或除外肺栓塞、心包填塞及肺动脉高压等导致右心压力升高疾病的重要证据。

②被动抬腿试验：所有先前描述的参数都无法准确预测自主呼吸患者的液体反应性。因此，被动抬腿试验（PLR）被提出作为容量负荷试验的替代方法来预测液体反应性。被动抬腿试验是评估 ICU 患者液体需求的最通用技术之一，且简单，很容易在床边执行。其操作步骤包括将患者置于半卧位，头部在水平线上方 45°，之后快速调整床板角度位置将下肢提升到水平线以上 45°，同时将床头降低使患者从半卧位转为平卧位。在 PLR 操作之前和大约 1 分钟之后测量 SV 和心输出量并比较其变化。通过被动抬腿可以快速将 300~450ml 血液从下肢和腹腔器官转移到胸腔心血管系统，快速增加前负荷，从而测试心脏的液体反应性。由于该方法只是通过体位调整改变血液在体内的分布，因此其效果可逆，也避免了补液过量的风险。

一项包含 1013 名患者、23 个研究的 Meta 分析表明 PLR 的整体预测灵敏度为 86%、特异性为 92%，总体 AUROC 为 0.95，可靠性良好。Lamia 等的临床研究显示 PLR 诱导 SV 增加≥12.5%预示容量复苏后心搏量至少增加 15%。相同研究中测定的静态前负荷指标，如左心室舒张末期面积、E/Ea 均与液体反应性无关。由 PLR 诱导的心输出量或每搏量的变化幅度与液体复苏后心输出量变化密切相关。换句话说，PLR 期间心输出量和搏出量的增加越大，液体输注后这些参数的增加越大。特别值得指出的是，这些研究还证明 PLR 可以用于预测房颤患者的液体反应性。此外，PLR 也可以用于评估机械通气患者和自主呼吸患者的容量反应性，其机制可能在于 PLR 试验的效应时间达 1~2 分钟，期间包含了多次心跳和呼吸，因此可以在很大程度上抵消心律失常和呼吸的混杂影响。

有些情况下，PLR 试验可能出现假阴性结果。在极度血容量不足的情况下，腿部血管塌陷，几乎没有血液。此时抬腿无法动员足够的血液回流，也不足以测试液体反应性。同样，腿部绷带包扎导致的静脉挤压作用也可能导致 PLR 的假阴性结果。在被动抬腿试验过程中，患者体位变化所动员的血液不仅仅来自腿部血管，也有腹部血液回流的参与。单独被动抬腿会增加 PLR 试验假阴性结果的可能性。PLR 试验还受腹腔压力影响，腹内压越高，PLR 假阴性的可能性越大。

3. 右心功能评估

右心是静脉回流的终点，所有血液均需经过右心克服肺动脉阻力后才能递呈至左心。右心与左心共用一个室间隔，右心的容积增大或压力升高均通过室间隔传递给左心，从而影响左心射血。因此，首先评估右心功能，明确右心对左心的影响乃至对整个循环系统的影响尤为重要。急性压力过负荷、急性容量过负荷、急性收缩功能下降及急性舒张充盈减低均会导致急性右心功能不全。右心室缺血或右心室梗死也是右心室收缩功能障碍的重要原因，心尖四腔平面右心室射血分数的测量有助于评价右心室收缩功能。值得注意的是，ARDS 是导致 ICU 患者右心功能不全的重要原因。研究表明，高达 20%的中重度 ARDS 患者合并急性右心功能不全。除了肺塌陷所引起的肺动脉阻力增加外，高呼气末正压水平也会通过减少静脉回流及增加右心室后负荷来影响右心功能。另外，感染性休克也从多个方面影响右心，若合并急性肾损伤，易出现容量过负荷，从而进一步影响右心功能。

与左心室不同，右心室的游离壁由横行肌纤维构成，明显薄于左心室。这种独特的解剖结构使得右心室对压力和容量的负荷均比较敏感，前负荷和后负荷的增加均会导致右心室内压力升高，使得右心室体积增加。正因如此，右心室舒张末面积(RVEDA)与左心室舒张末面积(LVEDA)的比值可作为右心功能不全的指标。通常情况下，心脏超声下的心尖四腔心切面 RVEDA/LVEDA<0.6，当 RVEDA/LVEDA>0.6 时，已出现了右心室扩张，而当 RVEDA/LVEDA>1 时，即可认为右心室存在重度扩张。有很多学者将 RVEDA/LVEDA 比值与室间隔的矛盾运动一起作为急性肺源性心脏病的超声诊断指标。当患者出现 RVEDA/LVEDA>0.6 并存在室间隔矛盾运动时，即可诊断肺源性心脏病。而当右心室的压力进一步增加并超过左心室压力时，在胸骨旁短轴超声即可看到"D"字征。

而在经典的心包填塞时，右心又常因被压而缩小，右侧局灶胸腔填塞或气胸时也会压迫右心室，使其变小，此时下腔静脉内径是增宽的，中心静脉压是增高的。故右心室增大或缩小均是右心受累的表现。

4. 左心功能评估

(1) 左心室舒张功能的评估　心脏作为一个泵血的器官，相对于收缩功能，舒张功能很容易被忽视。然而在感染性休克的心功能衰竭中，超声发现的左心室舒张功能不全的比例可高达 50%。此外，任何心脏病变的早期都会出现舒张功能异常，即所有心脏疾病均会导致某种程度的舒张功能不全，超声能够检测到时已处于相对较晚的阶段。而舒张性心力衰竭与收缩性心力衰竭的治疗存在很大差异，因此，首先判断患者是否存在舒张功能不全具有重要意义。

心脏超声可通过定性的方法来快速识别患者是否存在舒张功能不全，并做出初步评价。首先，存在心肌肥厚的患者通常伴有舒张功能不全；其次，心房颤动患者由于缺乏规律的心房收缩，通常也会合并舒张功能障碍；另外，当左心室出现了收缩功能障碍时，其舒张功能通常也受累。上述几种情况下，左心房经常是增大的。另外，LAP 可以用来评估患者舒张功能障碍程度，E/e'是最常用的评估充盈压的指标，当 E/e'>15 时提示左心房的充盈压升高。研究表明，E/e'的绝对值与肺动脉嵌顿压有一定的相关性，因此其也可以用于指导呼吸机的撤离。当 E/e'小于 8 时，提示患者的左心房充盈压正常，当 E/e'>15 时，患者出现心源性脱机失败的可能性增加。

(2) 左心室收缩功能的评估　重症患者心功能抑制的原因多种多样，严重的感染、酸中毒、心跳骤停、急性心血管事件以及负性肌力药物的应用都会对患者的收缩功能产生影响。根据受累区域的不同，左心室的收缩功能障碍可以分为弥漫性与节段性收缩功能障碍两种类型。感染、药物、酸中毒等全身因素所导致的收缩功能障碍常表现为弥漫性的心功能抑制，而节段性的收缩功能障碍一般常见于急性冠脉综合征。

但值得注意的是，应激性心肌病在 ICU 中也并不少见。作为一种节段性收缩功能障碍，应激性心肌病的发病机制和临床表现与急性冠脉综合征并不相同。目前考虑应激性心肌病的发病可能与各种重症、创伤及神经或精神异常有关，可以表现为心尖型(81.7%)、心室中段受累型(14.6%)、基底型(2.2%)以及局灶型(1.5%)四种类型，甚至有右心室应激型。由于应激性心肌病可能会合并左心室流出道梗阻、可逆性的中到重度的二尖瓣反流、右心功能不全、血栓形成等并发症，早期对应激性心肌病的诊断与分类对于重症患者有着重要意义。

尽管有很多参数可以用来评价左心室的收缩功能，但有研究表明，经过培训的医师仅仅通过目测即可以判断左心室收缩功能是严重抑制、轻度抑制还是正常。测量时，通常可以用左心室缩短分数(FS)和射血分数(EF)来评价左心收缩功能。有研究报道，在感染性休克患者中，左心室收缩面积分数（LVFAC）与左心室射血分数密切相关，也可以用于左心室收缩功能的判断。

5. 体循环阻力评估

心脏多普勒超声可以直接测量外周血管阻力，因此在临床工作中，经常根据临床的检查情况和心脏超声检查结果除外左、右心室收缩功能和心脏前负荷，如在心脏足够负荷的同时，左、右心脏收缩功能均满意的情况下仍然存在低血压，提示外周血管阻力减低。

二、目标导向的呼吸管理

由于没有放射线损害，可以在床旁快速完成检查且不受患者呼吸状态的影响，肺部超声在鉴别急性呼吸衰竭的病因方面比传统方法具有明显的优越性。Lichtenstein 医生在国际上首先提出了超声可以用于急性呼吸困难的病因学诊断，在气胸、心源性肺水肿、COPD和哮喘、肺栓塞、肺炎等疾病鉴别方面显示了极佳的结果。

重症患者的呼吸问题往往表现为伴或不伴有呼吸困难的低氧血症。从病理生理的角度分类，可以分为通气障碍和换气障碍。通气障碍涉及气道、中枢驱动、呼吸泵功能、胸腔占位、胸壁及腹腔高压局限，以及肺脏疾病（如 COPD、哮喘等）。换气障碍与肺内通气血流比例以及弥散功能相关，涉及肺实质、肺间质以及肺血管的结构和功能改变。重症超声通过对气道、胸腔、肺组织以及膈肌结构，肺以及膈肌呼吸运动征象，气道、肺组织以及膈肌的病理改变进行系统性评估；结合心脏超声对影响肺血管压力及血流的左心和右心进行功能评估，可以快速、准确地确认呼吸困难的病因学。通过对呼吸系统从结构、运动到功能的动态评价，我们可以实现对重症呼吸患者从病因学诊断到治疗的连续管理，真正做到有的放矢，系统性地准确救治。

（一）超声用于急重患者的气道管理

与其他影像技术和内镜相比，上呼吸道的超声影像在危重患者气道管理中具有很多优势。超声是一种便携、易用、可重复、无损、无痛、安全并且相对廉价的工具。在学习掌握正常上呼吸道超声影像结构以后，通过与肺部超声以及膈肌运动状态评价相结合，我们可以快速完成以下工作：插管前气道评估辅助插管型号选择、插管位置确认、拔管预后判断和超声引导下经皮气管切开术。超声还可以用于指导喉罩气道管理以及上气道麻醉局部神经阻滞。

1. 插管正确位置确认

在进行气管插管的同时监测食管超声影像可以快速判断插入深度超过 22cm 的气管插管是否误入食管。这种方法通常可以在几秒钟之内完成。一旦出现插管过深导致的单肺通气，可以观察到无通气侧的肺脉征象。如果监测膈肌运动，还可以发现无通气侧膈肌固定或显著运动减弱而对侧出现膈肌运动幅度显著增加，这是单肺通气的重要超声征象。

2. 气管切开前评估和术中操作引导

超声可以用于引导经皮气管切开和环甲膜切开的手术操作。超声检查可以定位甲状软骨、环状软骨、环甲膜以及气管软骨环。此外，超声还可以发现穿刺部位的异常组织结构如血管或组织占位。超声实时引导气管穿刺过程可以有效避免如动脉破裂大出血等严重的并发症。通过准确定位手术切开位置，还可以提高手术操作的效率。

（二）急性呼吸困难的快速诊断和管理

呼吸困难是急重症患者呼吸循环受累的共同表现，是影响重症患者预后的独立危险因素。急性呼吸困难的快速诊断和处理具有很大的挑战性，常伴随误诊和漏诊的可能。其中，困扰临床医生的主要问题就是快速准确鉴别肺源性或心源性呼吸障碍。由于常合并其他器官功能紊乱以及不典型的临床表现，急诊病例和高龄患者尤其难以处理。鉴别限制性、阻塞性或是心源性肺疾病主要依赖于多种检查及不同诊断信息的整合，包括体征、病史以及各种传统诊断试验（胸片、心电图和实验室检查）的结果，但体检和病史无足够的诊断特异性。放射学征象如血流向肺尖再分布、肺血管影像模糊及心脏扩大具有较好的预测价值，然而其结果的准确性依赖于胸片的质量以及临床医师的能力和经验。尿钠肽（BNP and NT－pro BNP）近期被提出可以用于诊断心力衰竭，但其在高龄和急诊领域的诊断精确性还需要更多的验证。经胸心脏超声可以提供左心室功能障碍、右心过负荷及舒张功能的诊断信息。

静水压性肺水肿存在重力依赖性，所以在肺部超声可以表现为从 B7 线到融合 B 线甚至是肺实变，其中 B 线的表现比较具有代表性且通常是对称存在。静水压性肺水肿引起的漏出液一般不会减弱肺部的运动，也就不会影响肺滑动征。

静水压和血管通透性增加导致的肺水肿有明显差别。通透性增加导致的肺水肿如 ARDS 会有以下几点和静水压引起的肺水肿如心源性肺水肿相区别：①前胸壁会出现胸膜下的小实变；②胸膜滑动征会减弱或者消失；③正常和异常的肺部超声图像区域混杂；④胸膜异常，会发现胸膜出现不规则地增厚；⑤B 线不均匀地分布。这些都是和病理生理相关，ARDS 的肺水肿在病理上通常是不均一分布的，所以反映到超声上也是存在着很多的不均一性。

床边肺部超声检查草案（BLUE）在国际上首先提出了超声可以用于急性呼吸困难的病因学诊断，并在气胸、心源性肺水肿、COPD 和哮喘、肺栓塞、肺炎等疾病鉴别方面显示了极好的结果。更多的文献则证实了以 B 线出现为监测目标，肺部超声可以很容易被普通放射科医生以及临床医生如心脏科、重症医学科和急诊科医生实施。与传统方法相比，肺部超声在鉴别急性呼吸衰竭的病因学方面已经显示了更好的诊断精确性。与放射技术相比，超声技术没有放射线损害，可以快速完成检查并且不受患者屏气或躁动的影响。另外，超声技术还可以鉴别肺组织实变或胸腔积液，提供可以实时监测的组织结构运动状态的动态信息。2012 年发表的世界急重症超声联盟（WINFOCUS）国际共识为肺部超声用于呼吸疾病的诊断和监测提供了重要的理论依据。目前，肺部超声已经从肺部疾病诊断工具发展成可视化的床旁呼吸监测工具。

（三）肺部超声用于肺部感染评估

就目前而言，肺炎诊断绝大多数是通过胸片。但是由于胸片将近 20cm 厚的胸腔内组织压缩至一个平面，导致大量信息丢失。CT 可以提供更多诊断信息，但却存在大量放射线暴露和花费的限制。经胸肺部超声显示了一系列的优势，如易用性、低花费、可用于监测疾病进程等特点。胸部超声既可以用于疾病诊断、监测疾病的恢复过程；也可以用于检测并发症，如肺脓肿、肺炎旁的胸腔积液、脓胸及胸膜纤维化。此外，经胸超声还可以作为引导胸腔积液、脓胸、紧邻胸膜腔的肺脓肿等疾病的穿刺引流方法，在感染性肺疾病及并发症的诊断和处理方面起着非常重要的作用。经胸超声在检测儿童局灶性胸腔积液和源于肺炎并发症的肺组织坏死和脓肿方面具有与 CT 相似的效果。由于经胸超声有效、可靠并且可以减少放射线暴露，该方法已经被英国胸科学会指南推荐为儿童脓胸管理的一线方法，用于检测胸腔积液以及引导胸腔积液引流。

超声可以通过显示多种结构性或功能性信息(如液性或实体性病变、肺组织解剖结构是否改变以及伴或不伴随灌注改变等)，更好地鉴别放射影像所难以确定的疾病信息。

1. 肺炎

肺炎常表现为低回声的实变区域，其大小和形状多变且边界不规则。其回声特性可以是均一的，也可以是不均一性的。肺炎最常见的超声表现是空气支气管征，其特征为在低回声区域内的点状强回声表现或树状回声表现，与包含空气或空气充盈的细支气管和支气管相对应。相反，液体支气管征的特征为与支气管树解剖结构相一致的无回声或低回声管状结构，彩色超声检查无血流灌注征象。多项研究证实动态空气支气管征可以鉴别肺炎或肺不张。在肺炎浸润侵及的区域，胸膜线可以表现为间断的、碎片样的和低回声的。在肺炎患者中，局灶性胸腔积液发生率约为9%，基底部胸腔积液发生率约为60%。肺炎的血管超声表现为与支气管节段肺动脉解剖结构一致的分支状血管显影增强。

2. 肺脓肿

肺脓肿的典型表现为圆形或椭圆形，较大的无回声影像。在肺脓肿的早期阶段，小型的脓肿表现为一些不规则分布在类肝样浸润的实变肺组织区域的病理性液体聚集。微脓肿则常表现为肺炎性实变内的无回声区。由于脓肿壁形成状态的差异，脓肿的边缘可以是平滑的或是回声密集的。增强超声检查显示肺脓肿区域造影剂显影缺乏，而此现象尤其适用于微小脓肿检查以及肺脓肿与恶性肿瘤的鉴别诊断。如果脓肿腔内存在空气可以产生强烈的回声。有时可以观察到强回声的小气泡随呼吸在液体中移动的现象，在由产气微生物导致的肺脓肿或脓肿与气管相通等情况下尤为多见。如果在脓肿中存在间隔，它们常表现为低回声区域内的浮动线状影像。在部分肺炎患者当中，炎性实变区域在胸片上也表现为圆形的模糊影，难以与肿瘤相鉴别。

3. 其他

超声还可以鉴别胸片难以区别的肺实质损伤和胸膜异常。在肿瘤团块中，正常的肺血管可能发生扭曲和移位，实变肺组织内无回声的肺血管也可能难以与液体支气管征相鉴别。彩色血流影像可以帮助鉴别血管或液体充盈的支气管影。应用胸部超声直接检测实变区域的超声学特征可以明显提高诊断的准确率和速度，从而避免进行 CT 检查，减少放射线的暴露风险。

通过连续监测肺部超声的形态学改变，我们还可以监测肺炎治疗过程的治疗反应。已经有文献报告了超声气化评分变化与抗感染导致的肺组织通气恢复之间具有很好的相关性。超声监测肺炎患者肺部形态学变化可以不受场地和频次的限制，能够更及时发现疾病变化趋势，可能成为未来标准的诊断工具。

(四) 超声指导下的机械通气

肺部超声已经成为一种非常有前景的 ARDS 机械通气的动态评价和反馈指导工具。肺部通气状态的超声表现可能变化在四种状态之间：正常(肺滑动征和水平 A 线)、间质综合征(7mm 间距 B 线)、肺泡-间质综合征(3mm 以下间距 B 线)和肺泡实变。已经有文献报告应用 CT 扫描测定经 PEEP 调整、大量胸腔积液引流以及呼吸机相关性肺炎抗生素治疗等各种治疗干预后肺部通气状态变化与肺部超声评分改变之间具有良好的相关性。弥漫性肺通气丧失的患者超声表现常见 3mm 间距的彗尾征和/或肺实变，可以分布在前、侧、后胸壁的任意区域。局灶性肺通气丧失的病例在上部的前、侧肺区域表现为正常肺滑动征和水平 A 线，而较低位的侧、后肺区域则表现为超声肺实变征象或多发的 B 线。因此，建立以前、侧、后胸壁上下区域肺部通气状态评价为基础的床边超声影像学评分可以用于评价全肺的通气改变。利用肺部超声在床边进行肺部形态学检查，甚至可以部分替代肺部 CT 扫描，而避免转运的风险和大剂量的放射线暴露。

70%的 ALI/ARDS 患者会发生局灶性肺通气丧失，只有 25%患者发生弥漫性通气丧失。目前临床常用静态或低流速压力容积曲线指导机械通气调整及 PEEP 应用。但对于局灶性肺损伤患者，静态压力容积曲线并不能反映肺组织的实际通气特性，此时肺过度膨胀和复张之间的最佳平衡才是 PEEP 的设定目标。因此，通过肺部超声的形态学检查鉴别弥漫性肺损伤或局灶性肺损伤可以更准确地指导机械通气。在肺部超声指导下进行肺复张、最佳 PEEP 选择以及对复张时机选择都可能是很有前景的领域。此外，与心脏超声结合还可以发现正压通气对右心后负荷以及整体循环系统功能的影响，及时调整治疗策略。然而必须要说明的是：超声不能用于检测胸腔内压增加所导致的肺组织过度膨胀。

（五）脱机相关呼吸功能监测，膈肌功能评价

机械通气患者脱机过程中常常会出现拔管失败，因此准确预测拔管预后非常重要。拔管预后直接与呼吸肌肉的耐受性相关，膈肌功能在其中有着举足轻重的作用。膈肌、肝脏、脾脏随呼吸运动的移动距离、收缩速度及呼吸肌肉强度相关，这些移动可以通过超声直接检测。

膈肌在超声下常表现为紧邻肝脏或脾脏膈面的低回声层，当存在胸腔积液时膈肌更容易显示。超声实时监测可以准确监测膈肌运动情况，且可以对双侧膈肌运动进行比较，因此常被用于评价膈肌功能。已经有文献证实通过 M 超声模式监测膈肌运动情况可以很好地预测脱机预后。

在脱机之前和过程中监测肺部超声形态学可以发现多种易被床边胸片漏诊的情况，如弥漫性间质改变（液体过量或炎性改变）、胸腔积液、肺泡实变、气胸、膈肌动力障碍、静脉血栓、腹腔高压膈肌移动受限、上颌窦炎、声带水肿。拔管后喘鸣发生率为 2%～15%，喉头水肿是拔管后喘鸣的主要来源。气囊漏气试验阴性预测价值高但阳性预测价值较差，而超声气影宽度测定可以帮助识别此类高危患者。

对 T 管试验前后进行超声肺组织气化评分监测可以帮助检出部分肺源性脱机失败患者。如果与心脏超声结合，可以更为准确地发现心源性、肺源性以及与膈肌运动功能相关的脱机失败风险患者，提高脱机拔管的成功率。

三、心脏骤停和复苏

心肺复苏时通常不了解病患情况，如果是可逆性原因，如心包填塞、低血容量、心源性休克、肺栓塞、张力性气胸等，针对性抢救治疗的成功率会增加。在心肺复苏中超声可提供一些信息让临床医生认识到这些可逆因素的存在。如果不存在任何室壁运动，明确是心脏停顿，应帮助做出是否继续复苏的决定。室壁运动差预示着心肌抑制，建议应用强心剂或血管活性药物。室壁运动良好提示要寻找心脏外的一些病因。心室收缩良好但充盈不足，提示低血容量，要进行快速地液体灌注。右心室过负荷要考虑肺栓塞的可能。如果存在心包积

液挤压心室就要考虑心包填塞需要急诊的心包穿刺引流术。

目前国际心肺复苏指南均推荐复苏时尽可能减少血流停顿，也就是尽可能降低对胸外按压的干扰，同时建议对可逆病因或复杂因素进行鉴别和治疗，但这样的任务在紧张的抢救过程中很难完成。重症超声能够早期发现心肌供血不足所致的急性全心、左或右心脏衰竭，心脏压塞和显著的血容量不足。此外，重症超声还可以快速识别大块肺栓塞、张力性气胸并辅助进行无脉电活动的鉴别诊断。因此，将超声检查整合进心肺复苏管理过程可以大大提高复苏成功率。Breitkreutz 等提出了超声导向的心肺复苏流程（FEEL），目前已经得到越来越多的专家认同和临床应用。FEEL 的目的是及时发现可治疗的心跳骤停病因，提高复苏效率而不中断复苏过程。流程要求只能在心肺复苏过程中常规用来判断复苏效果的 6～10 秒内实施超声检查，临床医生必须在数秒内完成超声检查并判断病因以及心脏的活动状态。因此，操作医生必须经过严格培训，考核通过才能在高级生命支持的短暂中断时使用超声心动图。此外，团队配合训练也极为重要。

四、心肺联合超声流程在临床实践中的应用

呼吸困难和循环波动是多数重症患者的主要问题。导致呼吸困难或血流动力学不稳定的病因多种多样，甚至同时并存，包括急性呼吸窘迫综合征、急性肺水肿、肺实变/肺炎、急性肺栓塞、分布性休克、心源性休克、梗阻性休克等多种疾病以及病理生理改变。

目标导向经胸心脏超声评估方案（FATE）是重症循环管理代表性的评估方案之一。FATE 方案能够最佳化治疗，优化关键治疗决策。扩展的 FATE（eFATE）方案则加入下腔静脉超声检查，进一步完善了容量状态和液体反应性的评估。BLUE（BLUE-plus）方案则是经典的急性呼吸困难患者重症超声的评估流程，能够早期判断患者呼吸困难的病因，指导治疗。然而，单纯应用 eFATE 或 BLUE-plus 方案均存在局限性，各自强调循环或呼吸问题，无法兼顾。

中国医学科学院北京协和医院的王小亭等将两者相结合，修改形成的全新的重症超声急会诊（CCUE）方案。一方面，将两者紧密结合对呼吸和循环受累的患者尤其对在第一时间判断困难的患者非常有利；另一方面，将 eFATE 方案中的胸肺点变成较为完整的 BLUE-plus 方案，形成操作性强且全面的新方案，临床实施和培训也较容易，具有可行性。CCUE 超声方案的实施流程结合了 eFATE 与 BLUE-plus 方案各自的特点，主要评估重点包括：①除外明显病理状态；②定性评估室壁厚度与腔室内径；③定性评估左心收缩功能；④定性评估容量状态（明显容量不足与容量过负荷）和定性液体反应性；⑤观察双侧胸腔及肺脏，了解各部位有无气胸（P1）、胸腔积液（P2）、正常气化（A）、B 线（B3/B7）、肺实变与不张（C）；⑥结合临床，指导治疗。针对突发呼吸困难或循环波动患者，有经验的医生能够在较短时间（15 分钟左右）内完成 CCUE 方案检查，初步诊断正确率为 93.1%，初始正确治疗时间为 25～30 分钟，显著提高了临床诊疗效率。方案对导致呼吸困难或循环波动的主要病因如急性呼吸窘迫综合征、急性肺水肿、肺实变、分布性休克、心源性休克等判断均有较高的敏感性和特异性，这些对于重症患者的救治至关重要。

下文将举例描述如何在临床工作中应用超声流程来评估病情并指导治疗。

患者，男，77 岁，因"咳嗽，咳痰，喘憋 1 天"入住内科病房。既往左颈动脉狭窄支架置入术后 4 年、右椎动脉狭窄 1 年、冠心病 PCI 术后 3 年、COPD 病史 20 年、睡眠呼吸

暂停低通气综合征 15 年、高血压 20 年、高脂血症 20 年。入院后喘憋进行性加重并出现意识障碍，即给予气管插管后转入 ICU。入 ICU 后给予机械通气，PC-SIMV+PS，PS18cmH$_2$O，PEEP10cmH$_2$O，FiO$_2$ 80%。监护显示心率、血压平稳，但 SPO$_2$ 为 89%，建立中心静脉通道后测 CVP 为 14mmHg。动脉血气：pH 7.13，PCO$_2$ 为 96mmHg，PO$_2$ 为 68mmHg，lac 为 2.3mmHg。给予床旁快速心肺超声检查示：肺部超声检查示双肺上、下蓝点，膈肌点，左 PLAPS 点均为伴随滑动征的 A 线；右 PLAPS 点为滑动征＋B 线表现。患者经胸超声视窗条件差，仅下腔静脉可见，长短轴均为扩大固定表现，其余切面图像质量差。

一线值班医生考虑患者为 COPD 急性加重，其理由：①患者有 COPD 病史，外出受凉后出现咳嗽、少痰，喘憋进行性加重。②呼吸力学监测显示患者气道阻力增加，呼气流速受限，存在内源性 PEEP。③肺部超声双侧上、下蓝点，膈肌点和 PLAPS 点均为 A 或 B 线表现。依据 BLUE 草案，符合 COPD 或哮喘诊断。④CVP 为 14mmHg，下腔静脉扩大固定可以用 COPD 肺动脉高压、右心功能不全来解释，也符合 COPD 病理生理特点。

看起来似乎一切顺理成章，然而二线医生听完汇报并亲自查体后却要求一线医生加做双侧后蓝点的肺部超声检查，结果让一线医生大吃一惊：双后蓝点显示胸腔积液伴肺实变。依据 BLUE 草案，这时临床诊断变成了肺炎。这能解释所有的临床表现吗？患者双侧对称的胸腔积液合并肺部实变，似乎有必要除外左心功能不全导致的肺静水压增加而引发的肺水肿或者容量过负荷。

加做经食管超声心动图检查提示：下腔静脉扩张固定，三尖瓣环间距 4cm，右心房、右心室扩大，右心室壁增厚，游离壁三尖瓣环运动距离为 2.4cm，三尖瓣轻中度反流，跨瓣压差为 46mmHg。左心室壁增厚，LVEF 为 50%，游离壁二尖瓣环运动距离 1.5cm，主动脉瓣轻度反流。E/A＜1，E/e'＝15，提示左心室舒张功能受损。提示患者左心室收缩功能接近正常，舒张功能轻－中度障碍；中度肺动脉高压，右心收缩功能正常。然而我们发现房间隔持续突向右侧，而 CVP 为 14mmHg，证明左心房压持续大于 14mmHg。结合腔静脉扩大固定，右心室扩大，强烈提示患者存在肺静水压增高导致的心源性肺水肿，容量过负荷。患者肺炎、COPD 急性加重合并肺水肿，肺顺应性降低，肺通气及换气障碍，进而导致低氧及二氧化碳潴留。之后完善肺 CT 检查与床旁超声评价结果一致。给予患者利尿、抗感染以及综合支持治疗，负平衡 6500ml，患者氧合明显改善，呼吸机条件下调，4 天后成功脱机拔管，转回普通病房继续治疗。

总结：①在临床实践过程中，应重视重症超声流程实施的完整性。由于漏掉了后蓝点检查，本病例险些出现误诊，给患者带来难以挽回的伤害。②应注意以患者为中心，以临床问题为导向，重视基础临床检查和线索。二线医生在查体过程中发现患者双下肺叩诊呈实音，双下肺背侧可闻及啰音，右下肺背侧呼吸音减低。这与 COPD 诊断相矛盾，进一步追查才发现流程执行中的漏洞。③应重视病理生理学与临床实践相结合。本病例二线医生为鉴别患者双肺实变及胸腔积液的原因，在经胸超声无法提供足够信息时实施经食管超声，最终明确容量过负荷是本病成功治疗的关键因素。

五、少尿原因判断

少尿的原因可分为肾前性、肾性和肾后性。肾后性问题可以通过床旁及时超声检查肾脏和膀胱来排除肾盂积水或由于尿导管问题导致的膀胱膨胀。床旁即时超声检查肾脏时一般采用凸阵探头，患者仰卧位，探头在左或右侧腰部腋后线作冠状切面，找到肾脏声像图后，以肾盂和输尿管为始点，声束向前和向后缓缓摆动，做多切面扫查，观察整个肾脏，必要时扫查角度可作调整或沿肋间、肋下扫查以避开肋骨干扰。床旁即时超声检查膀胱时，患者仰卧位充分暴露下腹部至耻骨联合，膀胱轴位最大切面测量左右径和前后径，正中矢状切面测量上下径，利用 Griffiths 测量公式计算膀胱内尿量 $V = \pi/6 \times$ 左右径 $\times$ 前后径 $\times$ 上下径。引起肾前性少尿的因素可使用 CCUE 流程从评估血流动力学不稳定的原因入手。肾性少尿的原因，如间质性肾炎、肾炎、急性肾小管坏死等床旁超声技术有其局限性。

六、胃内容物评估

随着加速康复外科（ERAS）概念的提出，传统术前禁食、水时间与 ERAS 概念相矛盾，术前两小时可饮清饮料的新理念使我们对反流误吸风险的评估显得更加重要。利用床旁即时超声术前评估患者胃内情况，能够更加准确地评估测定可疑饱胃患者胃内容物的性质和容量，有助于临床医生围手术期采取更适宜的管理策略，进一步降低围手术期反流误吸的风险，保障患者安全。

1989 年 Marzio 等人首先应用胃窦单切面面积检测液体胃排空，与放射性核素法比较有很好的一致性。由于胃窦距离体表较近，位置相对固定，检测过程中影响因素相比全胃体积法小，此方法克服了全胃体积法和胃窦体积法过程繁琐、设备及人员要求高等缺点。以肠系膜上静脉、腹主动脉以及肝左叶作为胃窦切面标志，在中上腹作胃窦切面，胃窦面积可直接描记得出或使用双直径法（分别测量胃窦前后径和头尾径，胃窦面积 $= \pi \times$ 前后径 $\times$ 头尾径/4）计算得出。而一些以健康成人为研究对象的结果显示超声检测胃窦评估胃内容积成功率明显高于胃体及胃底。在另一项研究中安排健康志愿者随机饮用五个预定量的苹果汁（0、100、200、300 或 400 毫升）后，分别由高年资超声医师、高年资麻醉医师、低年资麻醉医师按随机顺序进行胃窦单切面法（直接描记法和双直径法）评估胃内容积，结果显示：直接描记法和双直径法所得胃窦面积组间相关系数为 0.96；两种方法所测面积平均误差为 $0.33m^2$，平均胃容积误差为 3.7ml。目前大多数便携式超声设备均能直接描记面积，不需要使用椭圆的面积公式计算可以更方便日常的临床应用。

七、总结

众所周知，及时、准确地获取患者的即时数据对于诊断治疗的准确性至关重要。最近的研究发现，入住 ICU 的非心脏病诊断的人群中，高达 36% 的患者存在一个或多个隐匿性的心脏异常。因此，部分专家将重症超声用于 ICU 的日常管理过程，建立了强调评估全面性、减少遗漏、系统性、滴定式治疗的重症超声流程，如"ICUsound"方案。这是一种以临床问题为基础，以目标为导向，实时进行的从头到脚的重症超声评估与治疗体系。研究发现该方案能够帮助医生及时发现异常，及时改变治疗方案或进行进一步检查，其中感染性休克患者检测到新的超声异常数量尤为凸显。因此，作为重症患者快速全面评估的一部分，重症超声流程化方案对于提高医疗质量有巨大的潜力。

随着超声设备技术的进步以及临床研究的进展，作为看得见的"听诊器"，重症超声已成为 ICU 患者管理不可或缺的工具，成为重症医学的重要组成部分。重症超声流程化管理不仅有助于临床获得更多有价值的信息，同时显著提升可操作性和临床行为的一致性。通过流程化目标指导治疗做到即时治疗方案调整和动态评估滴定，有助于提高诊断与治疗的效率和结果。由于不同的时间和状态下重症患者的管理目标不同，重症超声的目标也相应改变。初次检查时，明确重症病因是第一要务；而后续过程患者需要精细化调节或基础病因识别判断时，一些完整的精细化流程更显重要。

超声技术的全面推广将带动一种全新的临床诊疗思维，即通过信息化手段，同步整合多种信息，以集束化的流程方式提高疾病诊断、临床监测和动态评价过程的效率和精确性，从而避免因当前信息技术和医疗设备快速进步而导致医生面临数据海洋无从下手的尴尬局面。坚持重症超声的基本原则，会最大程度地减少临床中的误诊和漏诊，降低操作者间的差异性，更好地为重症临床服务。

第三篇
ICU常见危重症诊疗规范

第一章 慢性阻塞性肺病急性加重

慢性阻塞性肺病急性加重(AECOPD)是指 COPD 患者呼吸系统症状急性加重，超出日常变异范围，需要调整药物治疗方案。根据 Anthonisen 诊断标准，有以下三项中的两项即可诊断：①呼吸困难加重；②痰液变脓；③痰量增加。约 80% 的 AECOPD 患者可经调整治疗方案后好转，无需住院治疗。本章主要讨论发生急性呼吸衰竭需要入住 ICU 的重症 AECOPD 患者。

【诊断标准】

1. 诱因

(1) 上呼吸道感染(细菌、病毒)约占 50%，是 AECOPD 最常见的诱因。

(2) 社区获得性肺炎。

(3) 其他部位感染。

(4) 支气管痉挛：接触过敏原。

(5) 胸腔积液、气胸或肺大疱破裂。

(6) 过度镇静或意识不清。

(7) 充血性心力衰竭。

(8) 肺栓塞。

(9) 心律失常。

(10) 空气污染。

(11) 约 1/3 没有明确诱因。

2. 临床表现

(1) 吸烟史或明确 COPD 病史。

(2) 呼吸系统症状　咳嗽、咳痰、喘憋持续加重，咳脓痰，可有胸痛。

(3) 肺性脑病　$PaCO_2 > 60mmHg$ 或急剧上升时，出现睡眠倒错，甚至嗜睡、昏迷，也可表现为烦躁不安、抽搐或惊厥。

(4) 循环系统症状　肺源性心脏病主要表现为右心衰竭，早期表现为双下肢可凹性水肿，晚期可出现尿少、腹胀、胸水、腹水等。

(5) 全身症状　疲惫、乏力，部分患者可伴发热。

(6) 体格检查　①发绀；②肺部体征：肺气肿体征，双肺听诊可有哮鸣音和广泛的湿啰音；③心脏体征：右心衰竭体征，可有颈静脉怒张、双下肢水肿等，部分患者腹部有移动性浊音。

3. 实验室检查

(1) 血气分析　常为Ⅱ型呼吸衰竭，评价 pH 值及 $PaCO_2$ 值。

(2) 血常规　合并呼吸道感染时，白细胞总数及中性粒细胞比例明显升高。

(3) 血生化　重症 AECOPD 患者常有电解质紊乱，包括高钠、高钾、低钾、低镁等。

(4) 血 D-二聚体　阴性可用于除外肺栓塞。

(5) 微生物检查 血培养、痰培养。

4. 辅助检查

(1) 心电图及心脏超声 评价右心室肥厚、心律失常、心肌缺血等。

(2) 肺功能 重症 AECOPD 患者多难以承受肺功能检查。

(3) 胸部影像学 包括胸部 X 线和胸部 CT,可协助鉴别是否合并气胸、胸水或肺炎等。

【严重程度评估】

1. 评估指标及分级

(1) 基础活动耐量、治疗情况、并发症,既往加重频次,基础血气及肺功能。

(2) 呼吸窘迫严重度(说话是否连贯、呼吸频率、三凹征、低氧程度);酸中毒程度(pH 值及 $PaCO_2$、神志状态);心力衰竭严重程度;血流动力学是否稳定。

AECOPD 病情严重程度分级见表 3-1-1。

表 3-1-1 AECOPD 病情严重程度分级

	无呼吸衰竭	急性呼吸衰竭-未危及生命	急性呼吸衰竭-危及生命
呼吸频率(次/分)	20～30	>30	>30
辅助呼吸肌	未参与	参与	参与
意识状态	正常	正常	迅速改变
低氧血症	文丘里面罩 FiO_2 28%～35%可纠正	文丘里面罩 FiO_2 25%～30%可纠正	文丘里面罩不能纠正或需 FiO_2>40%纠正
高碳酸血症	无	$PaCO_2$ 50～60mmHg	$PaCO_2$>60mmHg,或出现酸中毒(pH≤7.25)

2. ICU 入住指征

(1) 呼吸困难严重,且对初始急诊治疗效果不佳。

(2) 尽管辅以氧疗和无创机械通气治疗,仍出现持续或进行性加重的低氧血症(PaO_2<40mmHg)和(或)严重或进行性加重的呼吸性酸中毒(pH<7.25)。

(3) 需要有创机械通气治疗。

(4) 血流动力学不稳定,需要升压药维持。

(5) 意识障碍(精神错乱、嗜睡、昏迷)。

【治疗原则】

1. 药物治疗

(1) 支气管舒张剂

①短效 β 受体激动剂(SABA) 如沙丁胺醇(雾化装置,2.5～5mg 雾化吸入,每 4～6 小时一次;定量吸入器,90μg/吸,每 4～6 小时 2～8 吸)。

②短效胆碱能受体拮抗剂(SAMA) 如异丙托溴铵(雾化装置,0.5mg 雾化吸入,每 4～6 小时一次;定量吸入器,18μg/吸,每 4～6 小时 2～8 吸),可与 SABA 联用。

备注:患者使用机械通气治疗时,由于药物可沉淀在呼吸机管道内,所需药量为正常的 2～4 倍。

(2) 吸入性糖皮质激素 如布地奈德,适用于所有 AECOPD 患者,可改善气道炎症。

(3) 全身性糖皮质激素 可提高治疗成功率,缩短患者机械通气及住院时间。用法:泼尼松 30～40mg/d 口服，或等同剂量甲强龙静脉输注，每日一次或两次使用，总疗程不超过 5～7 天。

(4) 抗生素　根据疾病严重程度决定是否加用抗生素，需要住院治疗甚至机械通气的 AECOPD 患者使用抗生素能够获益。抗生素需覆盖 AECOPD 常见病原体(流感嗜血杆菌、肺炎链球菌、铜绿假单胞菌等)，如左氧氟沙星、哌拉西林/他唑巴坦、亚胺培南、美罗培南，疗程 5～7 天。

2. 纠正缺氧

目标为 SaO_2 88%～92%，同时避免高碳酸血症或酸中毒加重。

(1) 控制性氧疗　首选文丘里面罩(高流量吸氧装置)，使用最低 FiO_2 达到氧疗目标，若 FiO_2 较高需要定期复查血气，警惕二氧化碳潴留或酸中毒加重。

(2) 经鼻高流量吸氧(HFNC)　可用于急性呼吸衰竭的 AECOPD 患者，其 FiO_2 可调节，患者舒适度较高，可用于替代无创正压机械通气，也可降低患者气管插管率及死亡率。

(3) 机械通气

①肺过度充气与内源性呼吸末正压(PEEP)：AECOPD 患者小气道阻塞明显，呼气时间延长，吸入气体不能全部呼出，导致肺过度充气，产生内源性 PEEP，此时需要呼吸肌做功产生更大的跨肺压，才能克服内源性 PEEP，驱动呼吸运动。肺过度充气对机体的影响：a. 导致肺泡过度牵拉，发生肺损伤；b. 胸腔内压增加，影响静脉血液回流。内源性 PEEP 可经呼吸机进行定性及定量评估：患者吸气力量不能触发呼吸机、下一次呼吸开始前呼气气流不能降至 0 提示内源性 PEEP 的存在；食管测压或呼气末暂停可以定量测定其大小，内源性 PEEP 的大小能够反映患者小气道阻塞程度。

②无创机械通气(NIV)：a. 优势：提供正压通气，减少呼吸肌做功，改善呼吸性酸中毒，提高 pH 值，降低气管插管率、住院天数及死亡率，还可以避免气管插管相关的并发症，如医院获得性肺炎等；对初始药物反应不佳的患者应尽早使用，治疗成功率高达 80%～85%。b. 适应证：呼吸性酸中毒($PaCO_2$>45mmHg 或 pH≤7.35)；严重呼吸困难，存在呼吸肌耗竭、辅助呼吸肌参与呼吸、腹部矛盾运动或三凹征；氧疗支持不能纠正的低氧血症。c. 禁忌证：意识障碍、面部创伤、血流动力学不稳定、心脏呼吸骤停、大量气道分泌物、自主咳痰困难。

③有创机械通气：若无创机械通气后患者临床及血气无改善，严重低氧，严重酸中毒(pH<7.25)或高碳酸血症($PaCO_2$>60mmHg)，应尽快气管插管。a. 适应证：不能耐受 NIV 或 NIV 失败；呼吸或心跳骤停；意识障碍，镇静药物不能控制的躁动；大量误吸或持续呕吐；持续排痰障碍；血流动力学不稳定，液体复苏及血管活性药无效；严重室性或室上性心律失常。b. 为减少动态过度充气和内源性 PEEP，可采取以下机械通气的策略：

保护性肺通气策略：小潮气量 6mg/kg；

尽量延长呼气时间：减慢呼气频率，充分镇静，必要时肌松；设置吸呼比≥1:2；

允许性高碳酸血症：维持 pH>7.2；

外源性 PEEP：合适的外源性 PEEP 可防止小气道塌陷，但需要检测气道峰压和平台压，避免外源性 PEEP 过高。

3. 其他治疗

(1) 积极痰液引流。

（2）针对诱因的治疗　如心肌梗死、肺栓塞等。

（3）及时识别并治疗并发症　如休克、肺源性心脏病、上消化道出血等。

（4）预防性抗凝。

（5）维持水、电解质平衡，加强营养支持。

【预后】

AECOPD 患者诱因、病情严重程度、治疗反应等个体差异性较大，治疗成功的患者仍需要充分评估并长期随访，长期规律用药，预防再次出现急性加重。目前已知治疗失败的高危因素包括：高龄，发生呼吸性酸中毒，需要机械通气支持，合并焦虑、抑郁、骨质疏松、肺癌、心血管疾病等并发症。

第二章　重症支气管哮喘

支气管哮喘患者病情个体差异较大，急性哮喘发作可持续数分钟、数小时或数天，根据病情严重程度可分为轻度哮喘发作、中度哮喘发作、重度哮喘发作和危及生命的哮喘发作。其中，危及生命的哮喘发作特征包括：既往曾因急性哮喘发作需要气管插管机械通气，1 年内因哮喘发作需急诊或住院治疗，未使用或未规律使用吸入糖皮质激素(ICS)，正在使用或最近停用口服糖皮质激素(OCS)，过度使用短效 β 受体激动剂(1 月使用超过 1 罐/200吸)，合并精神疾病或心理问题，合并食物过敏，未规律记录哮喘日记。

【诊断标准】

1. 诱因

(1) 上呼吸道感染(病毒、细菌、非典型病原体等)。

(2) 肺部感染。

(3) 接触过敏原或冷空气。

(4) 阿司匹林或其他非甾体抗炎药的使用。

(5) 精神刺激。

(6) ICS 或 OCS 突然减量或停用。

(7) 出现并发症，如气胸、纵隔气肿、肺栓塞、心力衰竭或肺不张等。

(8) 约 30%患者没有明确诱因。

2. 临床表现

(1) 喘息、咳嗽、呼吸困难　以呼气性呼吸困难为主，患者常强迫端坐呼吸，不能讲话，大汗淋漓，焦虑。病情严重者可出现意识障碍甚至昏迷。

(2) 体格检查　①发绀；②肺部体征：辅助呼吸肌参与呼吸运动，出现三凹征及腹部反常运动，双肺听诊可有慢肺哮鸣音，呼气相延长，然而危重患者也可出现"寂静肺"；③心脏体征：心率增快，血压下降，危重患者可出现奇脉。

3. 实验室检查

(1) 血气分析　对初治急诊治疗反应不佳的患者，应完善动脉血气分析，评价患者低氧血症程度，并关注 $PaCO_2$ 和 pH 值。

(2) 血常规、ESR、CRP　提示是否存在感染证据。

(3) 血生化　重症哮喘患者可有 CK 升高，还应警惕电解质紊乱。

4. 辅助检查

(1) 心电图　注意有无心律失常。

(2) 胸部影像学　包括胸部 X 线和胸部 CT，可协助鉴别是否合并气胸、胸水或肺炎等。

(3) 呼出气峰流速(PEF)　可协助判断患者肺功能受损程度及对治疗的反应。

【严重程度评估】

1. 评估指标及分级

(1) 治疗情况、既往发作情况、并发症。

（2）使用药物治疗及氧疗前，评估患者一般状态、活动耐量、说话方式、呼吸频率、心率、辅助呼吸肌、意识状态等。

急性哮喘发作严重程度分级见表3-2-1。

表3-2-1　急性哮喘发作严重程度分级

	轻度	中度	重度	危及生命
说话方式	连续成句	常有中断	单字	不能讲话
呼吸频率（次/分）	20～30	20～30	>30	>30
心率（次/分）	<100	100～120	>120，可有奇脉	>120或不规则，可有奇脉
辅助呼吸肌	未参与	未参与	参与	腹部反常运动
意识状态	尚安静	时有焦虑、烦躁	常有焦虑、烦躁	嗜睡、昏迷
氧饱和度（RA）	>95%	90%～95%	<90%	≤90%
低氧血症（PaO_2）	正常	60～80mmHg	<60mmHg	<60mmHg
高碳酸血症（$PaCO_2$）	<40mmHg	≤45mmHg	>45mmHg	>45mmHg
PEF占预计/最高值（%）	>70%	50%～70%	≤50%	≤50%

2. ICU 入住指征

（1）FiO_2=60%仍不能纠正的低氧血症（PaO_2<60mmHg），或出现"寂静肺"。

（2）$PaCO_2$进行性升高或>45mmHg。

（3）疲乏、困倦、昏迷。

（4）呼吸骤停。

（5）充分治疗后病情无改善。

【治疗原则】

1. 药物治疗

（1）支气管舒张剂

①短效β受体激动剂（SABA）：如沙丁胺醇，用药5分钟起效，作用可持续2～5小时。轻中度哮喘发作患者，推荐沙丁胺醇定量吸入器，90μg/吸，每20分钟4～10吸；重症哮喘发作患者，建议使用沙丁胺醇雾化吸入装置，每20分钟2.5～5mg沙丁胺醇；用药1小时后评估治疗反应，根据病情决定后续用药时间间隔，必要时可持续雾化吸入沙丁胺醇5～15mg/h。

②短效胆碱能受体拮抗剂（SAMA）：如异丙托溴铵（雾化装置，0.5mg 雾化吸入，每20分钟一次；定量吸入器，18μg/吸，每20分钟8吸），可以与SABA联合使用，用药1小时后评估治疗反应，根据病情决定后续用药时间间隔，可延长至每8小时用药一次。

③茶碱：二线药物，对正在使用茶碱类药物的患者，应首先检测茶碱血药浓度，其治疗范围为8～12μg/ml。

④硫酸镁：二线药物，通过阻断钙离子通道，发挥轻度舒张支气管的作用，推荐用于合并低镁血症患者，静脉用药<2g，>20分钟。

对不能耐受雾化治疗的患者，可以尝试皮下注射肾上腺素（每20分钟0.3～0.5mg，3次）和特布他林（每20分钟0.25mg，3次），但是这种用药方式的疗效并不优于雾化治疗，而且副作用更多。

(2) 糖皮质激素　所有急性哮喘发作的患者均推荐使用吸入糖皮质激素(ICS)。对支气管舒张剂反应不佳的患者应该尽早使用全身糖皮质激素。轻中度急性哮喘发作可口服泼尼松，成人 40～50mg，总疗程 5～7 天；儿童 1～2mg/kg（最多 40mg），总疗程 3～5 天。重度哮喘发作及危及生命的哮喘发作建议静脉使用糖皮质激素，可分为每日一次或两次用药。

(3) 抗生素　不作为常规用药，仅在存在指征时使用。

2. 纠正缺氧

青少年及成人目标氧饱和度为 93%～95%，6～12 岁儿童目标氧饱和度为 94%～98%。

(1) 氧疗　急性哮喘发作患者的低氧血症多使用低流量吸氧即可纠正，若患者低氧血症难以纠正，应警惕肺栓塞、肺部感染等其他因素的参与。

(2) 机械通气　重症哮喘患者应尽量避免使用机械通气。无创机械通气能够使重症哮喘患者获益尚缺乏充分的研究，但持续气道正压可以降低呼吸肌做功，增加肺泡通气量，在医务人员严密监测下可尝试应用。若患者呼吸肌疲劳、呼吸频率下降、意识状态下降，应立即气管插管。气管插管机械通气：①适应证：心跳或呼吸骤停、意识水平下降、濒死呼吸，心肌缺血，心律失常，积极药物治疗难以纠正的低氧血症或呼吸性酸中毒($pH < 7.2$)；②通气策略：应评估患者内源性 PEEP，适当镇静，采用保护性肺通气策略(6～8ml/kg 理想体重)，并尽量延长呼气时间(设置较低的呼吸频率 10～15 次/分、较高的固定吸气流量、合适的吸呼比及 PEEP)，避免肺过度膨胀而发生气压伤。

3. 其他治疗

(1) 足量水化，必要时补钾。

(2) 注意酸碱平衡。

【预后】

患者哮喘发作稳定后，应重新评估并制定长期治疗方案，加强患者宣教，要求患者坚持使用支气管舒张剂，记录哮喘日记，并定期随访。长期低剂量 ICS 能够预防重症哮喘急性发作的再次发生。

第三章 重 症 肺 炎

第一节 重症社区获得性肺炎

社区获得性肺炎(CAP)指在社区发生的肺实质急性感染,在入院后 48 小时内发生的肺炎通常也诊断为社区获得性肺炎。CAP 是常见的住院原因之一。重症社区获得性肺炎(SCAP)指需要在重症监护病房接受支持治疗的肺炎,通常累及多个器官系统,住院病死率为 20%~50%。

【诊断标准】

1. 社区获得性肺炎的临床表现

(1)发热、寒战 是最常见的全身表现,同时可伴随大汗、心慌等。

(2)局部症状 咳嗽伴或不伴咳痰、胸痛、呼吸频数快、呼吸困难等。

(3)体格检查 肺部听诊可闻及新出现的湿啰音、痰鸣音和管状呼吸音等。

2. 实验室检查

白细胞计数通常升高,少数患者白细胞降低或淋巴细胞计数减少。

3. 辅助检查

胸部 X 线检查通常表现为新发肺部浸润影或原有浸润影加重,且无法用感染以外的其他病因(如肺不张或肺水肿等)解释。

需要注意的是,上述临床表现可能并不典型,尤其对于老年患者或免疫功能抑制患者。这些患者的心肺基础疾病可能掩盖肺炎的临床表现或导致临床表现不典型。

4. 重症社区获得性肺炎的诊断标准

通常根据疾病严重程度评分诊断重症社区获得性肺炎。常用的重症社区获得性肺炎疾病严重程度评分包括 CURB-65 严重程度评分(表 3-3-1),美国胸科学会(ATS)/美国感染性疾病学会(IDSA)重症社区获得性肺炎评分(表 3-3-2)和肺炎严重程度评分(表 3-3-3)。

表 3-3-1　社区获得性肺炎的 CURB-65 严重程度评分

预后指标(每项指标 1 分)			
意识障碍			
血尿素>7mmol/L			
呼吸频率≥30 次/分			
血压:舒张压≤60mmHg 或收缩压<90mmHg			
年龄≥65 岁			

风险分层	分值	30 天病死率	建议
低危	0~1	1.5%(<3%)	门诊治疗
中危	2	9.2%(3%~15%)	可能需要住院治疗
高危	3~5	22%(>15%)	按照重症社区获得性肺炎住院治疗

表 3-3-2 美国胸科学会(ATS)/美国感染性疾病学会(IDSA)重症社区获得性肺炎评分

主要标准
有创机械通气
需要使用升压药物的感染性休克
次要指标
呼吸频率≥30 次/分*
PaO_2/FiO_2≤250*
多肺叶浸润
意识障碍/定向力障碍
尿素≥7.14mmol/L(20mg/dl)
白细胞缺乏(<4×10⁹/L)
血小板缺乏(<100×10⁹/L)
低体温(核心体温<36℃)
低血压(收缩压<90mmHg；需要积极液体复苏)
需要收入重症监护病房
满足 1 条主要标准或 3 条次要标准

*可用需要无创机械通气替代

表 3-3-3 社区获得性肺炎的肺炎严重程度(PSI)评分

	项 目	评 分
性别	男性	0
	女性	−10
人口统计学因素	年龄	1(每岁 1 分)
	居住安养院	10
基础疾病	肿瘤	30
	肝脏疾病	20
	充血性心力衰竭	10
	脑血管病	10
	肾脏疾病	10
体格检查发现	意识改变	20
	呼吸频率≥30 次/分	20
	收缩压<90mmHg	20
	体温<35℃或≥40℃	15
	脉搏≥125 次/分	10
实验室与影像检查	动脉 pH<7.35	30
	血尿素氮≥30mg/dl(11mmol/L)	20
	血钠<130mmol/L	20
	血糖≥250mg/dl(14mmol/L)	10
	红细胞压积<30%	10

项　目	评　分
$PaO_2 < 60mmHg$ 或 $SaO_2 < 90\%$	10
胸腔积液	10

危险分级	分值范围	病死率
Ⅰ级	见以下说明*	0.1%
Ⅱ级	51～70	0.6%
Ⅲ级	71～90	0.9%
Ⅳ级	91～130	9.3%
Ⅴ级	131～395	27.0%

*年龄<50 岁，没有基础疾病(包括恶性肿瘤、充血性心力衰竭、脑血管病、肾脏或肝脏疾病)，意识清楚，脉搏<125 次/分，呼吸频率<30 次/分，收缩压>90mmHg，体温为 35～40℃

【治疗原则】

一旦诊断重症社区获得性肺炎，应针对最可能的致病微生物(表 3-3-4)，尽快开始积极的经验性抗生素治疗(表 3-3-5)。

表 3-3-4　重症社区获得性肺炎的常见致病微生物

微生物	危险因素	其他特征
肺炎链球菌	酗酒，吸毒，HIV，脾功能减退	胸腔积液，脓胸
金黄色葡萄球菌	结构性肺病，吸毒，流感	气胸，空洞
CA-MRSA	流感	坏死性肺炎，空洞，粒细胞缺乏，皮肤脓疱
军团菌属	吸烟，旅行	神经系统症状，肌酐激酶升高，腹泻，转氨酶升高，相对缓脉
革兰阴性杆菌	结构性肺病，近期使用抗生素，免疫功能抑制	
肺炎克雷伯杆菌	酗酒，误吸	白细胞缺乏，空洞，脓胸
鲍曼不动杆菌	酗酒，误吸	
铜绿假单胞菌	吸烟，误吸，HIV，结构性肺病	
流感嗜血杆菌	误吸，COPD，吸烟，HIV，吸毒	
卡他莫拉菌	COPD，吸烟	
呼吸道病毒	病毒流行	间质浸润或胸片正常
肺炎支原体	周期性流行	头痛，多形性红斑，冷凝集滴度阳性
衣原体		
肺炎	COPD，吸烟	
鹦鹉热	鸟类暴露史	转氨酶升高
厌氧菌	酗酒，误吸，吸毒	空洞
结核分枝杆菌	酗酒，HIV，吸毒	

注：CA-MRSA，社区获得性金黄色葡萄球菌；COPD，慢性阻塞性肺病；HIV，人免疫缺陷病毒

表 3-3-5 重症社区获得性肺炎的经验性抗生素治疗

联合应用广谱β-内酰胺酶稳定的抗生素(如阿莫西林/克拉维酸)和大环内酯类抗生素(如阿奇霉素或克拉霉素)
如果青霉素过敏,可使用二代头孢菌素(如头孢呋辛)或三代头孢菌素(如头孢曲松或头孢噻肟)替代阿莫西林/克拉维酸,并与大环内酯类抗生素联合应用
如果肺炎极为严重且β-内酰胺/大环内酯抗生素联合治疗无效,可加用氟喹诺酮类抗生素
如果可能为铜绿假单胞菌感染,应使用对假单胞菌有效的β-内酰胺或碳青霉烯类抗生素
若为重症军团菌肺炎,推荐使用氟喹诺酮类抗生素,并与大环内酯或利福平联合应用
如果怀疑为坏死性肺炎或形成空洞,在最初经验性抗生素的基础上,加用利奈唑胺 600mg 静滴,2 次/日,克林霉素 1.2 静滴及利福平 600mg 静滴,2 次/日

IV, 静脉输注

第二节　重症医院获得性肺炎

医院获得性肺炎(HAP)指入院 48 小时后发生的肺炎。呼吸机相关肺炎(VAP)是一种特殊类型的医院获得性肺炎,指在气管插管 48～72 小时后发生的肺炎。

【发病机制】

医院获得性肺炎的致病微生物源自医院的仪器设备、病房环境(空气、水和污染物),以及医务人员或其他患者的传播。在医院获得性肺炎/呼吸机相关肺炎的发病机制中,多种宿主及治疗相关因素(如患者基础疾病严重程度,既往手术史,抗生素暴露情况,其他药物,有创呼吸治疗仪器和设备暴露史)至关重要。

口咽部微生物误吸或气管插管套囊周围带有细菌的分泌物泄漏,是细菌进入下呼吸道的主要途径。致病菌吸入下呼吸道或直接种植在下呼吸道,远隔感染灶的血行性播散,以及胃肠道细菌移位也在医院获得性肺炎/呼吸机相关肺炎的发病中起一定作用。

胃和鼻窦作为医院获得性致病菌的储藏库,对口咽部细菌定植的影响尚存争议。

【诊断标准】

医院获得性肺炎/呼吸机相关肺炎的临床表现与社区获得性肺炎相似,通常根据临床症状和体征、实验室及影像学检查进行诊断(表 3-3-6)。

表 3-3-6 医院获得性肺炎的诊断标准

发 热
脓性气道分泌物
白细胞升高
肺部影像学检查提示新发浸润影或原有浸润影加重

1995 年发布的美国胸科学会有关医院获得性肺炎诊疗共识中,推荐根据病情严重程度及器官功能障碍定义重症医院获得性肺炎(表 3-3-7)。但在此后发布的指南和共识中,不再对重症医院获得性肺炎进行单独定义。根据临床实践,通常将合并器官功能障碍的医院获得性肺炎定义为重症医院获得性肺炎。

表 3-3-7　重症医院获得性肺炎的定义

收入重症监护病房
呼吸功能衰竭，定义为需要机械通气或需要 $FiO_2 > 35\%$ 以维持 $SaO_2 > 90\%$
肺部影像迅速进展，多叶受累，或空洞形成
严重全身性感染伴低血压和(或)器官功能障碍
休克(收缩压 < 90mmHg 或舒张压 < 60mmHg)
需要升压药物 > 4 小时
尿量 < 20ml/h 或 4 小时尿量 < 80ml(除非有其他原因)
急性肾功能衰竭需要透析治疗

【治疗原则】

一旦确诊重症医院获得性肺炎，应尽快开始经验性抗生素治疗。与社区获得性肺炎不同，医院获得性肺炎和(或)呼吸机相关肺炎多由耐药细菌引起(表 3-3-8)。由于不同地区及医院的常见致病菌及药敏情况差异较大，因此经验性抗生素的选择不能盲目照搬临床指南和(或)专家共识，应当结合本地具体情况。

表 3-3-8　医院获得性肺炎/呼吸机相关肺炎常见多重耐药菌的抗生素治疗

泛耐药致病菌	推荐抗生素治疗方案
耐碳青霉烯肠杆菌科细菌	基于替加环素的抗生素治疗方案： ● 替加环素 + 氨基糖苷/碳青霉烯/磷霉素/多黏菌素 基于多黏菌素的抗生素治疗方案： ● 多黏菌素 + 碳青霉烯/替加环素/磷霉素 其他抗生素治疗方案： ● 磷霉素 + 氨基糖苷，头孢他啶/头孢吡肟 + 阿莫西林 - 克拉维酸，氨曲南 + 氨基糖苷
耐碳青霉烯鲍曼不动杆菌	基于舒巴坦的抗生素治疗方案： ● 头孢哌酮 - 舒巴坦/氨苄西林 - 舒巴坦 + 替加环素/多西环素，舒巴坦 + 碳青霉烯 基于替加环素的抗生素治疗方案： ● 替加环素 + 头孢哌酮 - 舒巴坦/氨苄西林 - 舒巴坦/碳青霉烯/多黏菌素 基于多黏菌素的抗生素治疗方案： ● 多黏菌素 + 碳青霉烯/替加环素
耐碳青霉烯铜绿假单胞菌	基于多黏菌素的抗生素治疗方案： ● 多黏菌素 + 抗假单胞菌β - 内酰胺/环丙沙星/磷霉素/利福平 基于抗假单胞菌β - 内酰胺的抗生素治疗方案： ● 抗假单胞菌β - 内酰胺 + 氨基糖苷/环丙沙星/磷霉素 基于环丙沙星的抗生素治疗方案： ● 环丙沙星 + 抗假单胞菌β - 内酰胺/氨基糖苷 两种β - 内酰胺联合使用： ● 头孢他啶/氨曲南 + 哌拉西林 - 他唑巴坦，头孢他啶 + 头孢哌酮 - 舒巴坦，氨曲南 + 头孢他啶

第四章　重症结核病

　　重症结核病并没有标准定义。人们通常将结核病的重症或重症结核病的表现泛指与结核病相关联的各种临床危重状态，这些状态对患者疾病预后将会产生重要影响甚至危及生命，其中主要包括各种临床经过凶险的活动性结核病（结核病本身），以及活动性结核病引发的严重合并症或与活动性结核病密切相关的严重疾病三类情况。

　　当前全球面临结核病的巨大挑战。2017 年 WHO 估算全球年新发肺结核 1010 万例，死亡 140 万例。长期以来，结核病都是人类 10 大疾病死因之一，目前排在第 10 位。在所有传染病中，结核病是死亡人数最多的疾病，其数量远大于肝病、艾滋病、疟疾等重要传染病之和。

　　我国结核病的疫情依然比较严重。由于人口基数庞大，即便在疫情逐渐降低的今天，我国在世界结核病排行榜上年发病人数仍紧随印度之后，居第二位。按照 2018 年国家疾病预防控制中心（CDC）发布的报告，当年登记新发和死亡病例分别排在肝炎和艾滋病之后，均位居法定传染病第二位。新发病例数和死亡人数分别达 82.33 万和 3149 例，而 2016 年的数字分别是 83.6 万和 2465 例，发病数略下降，死亡数有所上升。

　　在所有结核病住院患者中，不乏重症病例。相关统计数字显示，危重患者约占全部结核病住院患者的 10%，其中需要 ICU 干预者占 20%以上。

第一节　重症活动性结核病

　　结核病是经呼吸道传播的慢性细菌感染性疾病。如果按照早期、联合、规律、足量、全程的化疗方针进行规范治疗，通常是不会成为重症而需要入住 ICU 的。即便一些多年不愈、需要长期治疗的难治性结核病如耐药、耐多药甚至广泛耐药肺结核，患者依然可以生活自理，不断散布病原体，成为几乎唯一的传染源，甚至普通工作都可以完全或部分胜任。但是，由于发病部位的不同以及诊断和治疗不足等原因，部分患者仍然会成为重症患者。

一、晚期肺结核

　　慢性纤维空洞性肺结核患者由于心肺功能逐渐下降或合并其他慢性肺部疾病等，病变晚期将会发展为肺损毁、慢性呼吸衰竭、肺气肿甚至肺源性心脏病，这一过程往往需要数年甚至数十年。耐药的血行播散性肺结核因治疗无效可以在较短时间内发展成为排菌者演变成为重症肺结核；干酪性肺炎肺损伤面积较大者如果疗效差也可以发展成为重症肺结核伴呼吸衰竭，此种情况比较少见。

　　晚期肺结核一旦发生了呼吸衰竭（通常是 I 型），进行无创或有创机械通气干预治疗往往是徒劳的，抢救成功率极低。这是由于肺组织结构被大量侵蚀、破坏，肺损毁严重，气体交换面积严重不足且呈进行性下降，空气或氧气无法在肺内交换，即便有创通气并给予很高的呼气末正压通气（PEEP）也不能达到有效的治疗目的，最终不得不放弃治疗。

二、无反应性结核病

无反应性结核病也被称作结核性败血症，是 20 世纪 50 年代由英国人 Obrien 命名的。尸解发现结核菌广泛播散，病理切片中缺乏反应细胞（如巨噬细胞、朗格汉斯细胞等），无结核病的特征性结核结节甚至缺乏干酪样坏死。取而代之的是病灶中大量中性粒细胞和少量淋巴细胞浸润，伴有大量结核杆菌，病灶的液化特点突出，类似于化脓性炎症。有时在患者的皮下软组织中也会发现富含结核杆菌的稀薄脓液。造成这种现象的原因是肺结核发现过晚或治疗不及时，机体消耗导致免疫功能过度低下，对结核杆菌产生了免疫耐受。该病的临床特征是青壮年患者多见，患者没有明显的呼吸衰竭等并发症，无需机械通气等支持治疗；强力抗结核治疗根本无效，病情仍进行性加重，病灶迅速恶化，机体消耗十分严重，甚至形成恶病质。治疗预后极差，几乎全部死亡而在尸检时确诊。这是真正意义上的不治之症。如果早期大剂量冲击治疗，在尽量短的时间内应用大剂量抗结核药物迅速杀灭结核杆菌，可能尚有希望。

三、血行播散性肺结核或超敏反应性肺结核

播散性肺结核是重症肺结核的主要表现，而其中以血行播散性肺结核最为典型。当机体未曾感染过结核杆菌或未接种卡介苗时，一旦遇见大量结核杆菌一次性入侵，而机体并未建立特异性免疫，单纯的非特异免疫抵抗不住这种侵犯，则会在很短的时间内发生结核杆菌沿血流的播散，这就是血行播散性肺结核，也即急性血行播散性肺结核，是原发性结核病的重要一员。病情严重者可以播散至全身各器官。此时患者动脉血氧分压低，会发生高热等继发性肺结核少见的毒性症状，需要氧疗。如果此时的结核杆菌为耐异烟肼和利福平（耐多药结核，MDR－TB）甚至耐氟喹诺酮类、注射类抗结核药物（广泛耐药，XDR），则治疗难度大增。

一些特异质患者发生血行播散性肺结核时，可能由于机体对于结核杆菌的反应过于强烈，导致结核病灶迅速播散、进展、恶化，出现严重的变态反应甚至高热、超高热，患者迅速发生严重的低氧血症，也可以发生呼吸衰竭甚至 ARDS。单纯抗结核药物治疗反应很差。此类情况女性多见。遇到此类病情可以适量应用类固醇皮质激素结合全身有效抗结核药物治疗改善病情，有望恢复健康。通过减轻炎症反应、减轻毒性症状，可以摆脱重症状态。

四、结核性脑膜炎

结核性脑膜炎是所有结核病中最容易出现重症、死亡率最高、后遗症最多的疾病。结核性脑膜炎也是肺外结核病中最具代表性的疾病，各国统计数字不同，大致为肺外结核病的 1%。它是血行播散性肺结核中最主要和最常见的并发疾病。据统计，至少有三分之一以上的血行播散性肺结核合并有脑膜炎。对于血行播散性肺结核合并的结核性脑膜炎，常规进行腰穿检查，诊断相对容易，治疗也不很困难，病情相对轻，死亡率低。但是，单纯性结核性脑膜炎则相反，诊断和治疗相对都困难。

结核性脑膜炎可以发生在软脑膜、蛛网膜、脑实质、脊髓、软脊膜等整个中枢神经系统，也可以多处同时发生，如脑膜脑炎、脑脊髓膜炎等。结核性脑膜炎常见的鉴别诊断疾

病包括：细菌性脑膜炎（含化脓性脑膜炎）、真菌性脑膜炎（新型隐球菌为主）、病毒性脑膜炎（近年来越发多见）、寄生虫性脑膜炎（广州圆线虫近年最为流行）以及脑膜淋巴瘤等癌性脑病。结核性脑膜炎从来都是临床最重要的鉴别疾病，无论在神经内科还是结核病专科。

由于脑膜受到炎症刺激，大脑皮层被广泛抑制，可以出现昏迷，但躁动、谵妄、锥体束受损等表现较少见。脑脊液生化和常规检测是最为简便和有效的诊断方法，结核性脑膜炎时的脑脊液改变通常均有十分典型的表现，如蛋白质＞1g/L，白细胞＞100/mm³，糖及氯化物降低等，颅压通常＞300mmH$_2$O。结核性脑膜炎时脊神经根（尤其颈部）受到炎症刺激明显，脑膜刺激征非常典型，而病毒和真菌脑膜刺激征不如结核性脑膜炎典型。由于脑膜炎和脑干病灶多位于颅底部位，炎症重时也容易出现局部脑组织肿胀而发生脑疝。病变侵犯延髓会造成中枢性呼吸衰竭，出现潮式呼吸等，需要机械通气支持。脑膜炎症中期以后脑膜广泛增厚、粘连，进而影响脑脊液循环通路，发生不同程度的梗阻性或交通性脑积水甚至脑室扩大。

确诊结核性脑膜炎后必须尽早进行大剂量异烟肼（20mg/kg）诱导治疗一个月，联合利福平、吡嗪酰胺和乙胺丁醇，此时药量必须为足量。如果处置得当，患者意识可以很快恢复正常。禁止对脑膜炎患者采取鞘内注射抗结核药物等治疗，以免加重病情，或因继发感染而影响病情判断。激素通常是短期小量应用，一般按强的松 1mg/kg 计算，不超过一个月。采用沙利度胺可以部分替代激素的作用，效果良好，同时减轻了激素的不良反应。对于高颅压或脑积水，可以采用 20%甘露醇静脉注射，或采用速尿等利尿剂脱水，甘油果糖等脱水利尿剂也是有效的。必要时可以进行侧脑室引流或分流术降低颅内压力。

第二节　结核病的重症合并症

由于肺结核是慢性感染性疾病，通常进展缓慢，治疗时间长，易发生多种合并症是其临床特点，其中包括肺结核病本身的合并症如咯血、气胸等，也包括抗结核药物治疗过程中的一些重要不良反应。有时这些合并症会加重结核病病情，影响其预后，有时会影响治疗用药，甚至导致患者死亡。因此，对于合并症尤其是一些重要的急性合并症和急性药物不良反应的处理不能小视。

一、咯血

咯血是肺结核尤其是空洞性肺结核最严重的急性合并症，也是肺结核的第一死因，其结果一是窒息，二是失血性休克。与呼吸科常见的支气管扩张症合并咯血不同，绝大多数肺结核咯血患者会窒息死亡。咯血的原因主要是结核杆菌破坏空洞壁血管造成肺动、静脉瘘，以及肺结核引发的柱状为主的继发性支气管扩张症。

咯血量可人为分成四档：小量咯血为 100ml/d 以下或20ml/次以内；中量咯血为 100～300ml/d 或 50ml/次；大量咯血为 500ml/d 以上或 100ml/次；致死性大咯血为 800ml/d 以上或 500ml/次。但实际咯血量通常不是很准，且严重程度往往与肺结核病情、肺功能状况、年龄等因素密切相关。如果急性突发咯血，可能数十毫升便可以导致患者窒息死亡。因此，目前的咯血量并非是固定不变的，且均需要紧急止血。近年来，随着止血技术的发展，咯血量的标准已经逐渐降低。

最为快捷有效的治疗方法是血管造影检查发现出血部位并直接针对出血处血管进行选择性栓塞。内科临时处置需要即刻静脉注射或肌内注射垂体后叶素注射液 5～10 单位，随后给予止血芳酸(0.1/h)、氨基己酸(1.0/h)等持续静脉滴注。由于此类药物具有抗纤溶酶作用，可以有效抑制血栓的溶解，维持血栓的状态直至血管壁完全修复。在此过程中如再次咯血可以反复应用垂体后叶素注射液，但不宜持续静脉滴注垂体后叶素，因其可以导致一些不良反应，且不能持续维持血管的收缩状态。患者的呼吸道积血应尽量排出体外，以免发生窒息。对于咯血窒息的抢救主要是保证呼吸道通畅，尽快气管插管或将患者头低俯卧位排血直至呼吸恢复。

自从开展支气管动脉造影和栓塞止血以来，最近 30 余年的时间里肺结核咯血死亡人数至少降低了 90%。术中对于出血部位的判断和血管栓塞部位以及栓塞材料的选择是影响疗效的重要因素。

二、气胸

气胸是肺结核病的另一常见合并症。通常气胸根据发生原因分为外伤性气胸和自发性气胸，肺结核伴发的则是后者。气胸的发生主要是胸膜下肺小疱破裂致使脏层胸膜破裂，随之空气进入胸腔压迫肺组织，使之萎陷不张，气体交换面积下降。如气管、支气管破裂也可以引起纵隔气肿。如气胸同时合并胸水或脓液、血液等时，可分别称为液气胸、脓气胸和血气胸。1931 年 Palme 和 Taft 报道，肺结核引起的气胸占全部气胸的 80%～90%。但随着肺结核的标准化治疗在全球的推行，肺结核的发病率逐渐下降，肺结核在气胸发生率中所占比例也逐渐下降。二十世纪八十年代初，我国肺结核的气胸发生率为 42%～61%。近年来，国内外报道气胸在结核病患者中的发生率为 1.5%～2.4%；在艾滋病患者中，肺结核是继卡氏肺孢子虫病之后并发气胸的重要原因，其发生率为 2%～5%。Tum－barello 等进行的一项 9 年回顾性调查表明：罹患卡氏肺孢子虫病的艾滋病患者气胸发生率为 9.5%；罹患肺结核的艾滋病患者气胸发生率为 6.8%。发生于艾滋病的气胸中，超过 20%者与肺结核有关。

气胸也是 ICU 中肺结核机械通气患者的重要死亡原因。发生气胸后需及时胸腔穿刺抽气或放置胸腔引流管进行胸腔闭式引流术引出气体，使肺组织尽快复张，保证患者气体交换面积。此时应避免正压通气，否则在气道内压力增加的同时可能会增大脏层胸膜破口，使气胸治疗更加困难。机械通气也可以直接导致气胸发生。

单纯气胸可以治愈，但气胸时间过久也会引发瘘口感染，导致支气管胸膜瘘。此时胸腔内会产生脓液，治疗越发困难。气胸的内科治疗主要是：①胸膜粘连，向胸腔内注射高渗葡萄糖等。如果瘘口小，可以很快治愈。②用注射美篮等方法发现瘘口，然后向瘘口相关引流支气管内放置单向支气管活瓣。外科治疗则是瘘口过大、内科治疗无效时的手术修补方法。

三、药物性肝损害

药物性肝损害是指在药物使用过程中，因药物本身及其代谢产物或由于特殊体质对药物的超敏反应或因耐受性降低所导致的肝脏损伤，也称药物性肝病，抗结核性药物导致肝损害(ATB－DILI)发生率为 8%～10%。

药物对肝脏细胞毒性损害是主要类型，其过程与药物逐步积累有关，通常缓慢发生，经过抗结核治疗数月后才出现，吡嗪酰胺和利福布汀最容易发生这种肝损害。

药物的特异质或引发的超敏反应属于变态反应性肝损害，可以伴有皮疹、高热等症状，发生时间早，通常呈急性发作，在抗结核治疗后的1月内出现，与药物剂量和品种无关，以利福霉素类药物多见。虽然为数较少，但后果较严重，是重症DILI的主要来源。

两者可在各种年龄段发病，相对而言，年龄大者多见。根据程度不同，可分成药物性肝炎、肝坏死或肝硬化，按照发生速度分为慢性、急性、速发性。

理论上讲，所有通过肝脏进行代谢的药物都可能导致药物性肝损害，而抗结核药物是其中比较常见的一类，有人将它列在第一位。它也是抗结核治疗过程中最常见和最严重的合并症，部分患者可以死于此不良反应。细胞毒性DILI比较容易预测和发现，只要及时停药并对症处理，肝功能可以很快恢复，通常不会进展为重症结核。老龄、营养不良、AIDS、嗜酒、病毒性肝炎以及重症结核病患者更易发生ATB-DILI，而这些患者通常又是ICU的"常客"，故我们仍应高度警惕该合并症的发生。

容易造成肝损害的一线抗结核药物首先是利福布汀，其次是吡嗪酰胺，随后是利福平、异烟肼；二线口服药物中主要是丙硫异烟胺、乙硫异烟胺、对氨基水杨酸等。

肝损害无法预防，临床随机对照试验证实预服保肝药无效。一旦发生药物性肝损害尤其是伴高胆红素血症、有明显消化道症状者，必须立即停用所有损害肝功能的药物，并给予积极的保肝治疗。应首选抗炎类保肝类药物(甘草类)，其次是细胞膜稳定剂如水飞蓟宾等，严重时可用肝细胞生长因子。尽量避免激素或单纯的降酶药物，以免对结核病的预后产生不良影响。必要时进行人工肝治疗。

严重的药物性肝损害可能会像爆发性丙型肝炎那样，在很短时间内出现大量肝细胞急速坏死、肝脏体积明显缩小，转氨酶和胆红素迅速升高。凝血功能障碍预示着肝脏储备功能异常，预后很差，需要高度警惕，必须及时复查。如果伴有脂肪肝，则肝脏缩小的程度会明显减轻，但预后更差。无论如何，胆红素血症和凝血功能异常是重症肝损害的标志，而单纯转氨酶升高可以很快恢复，不留痕迹，基本不影响抗结核治疗和结核病预后。

四、急性肾功能衰竭

肾病透析本身就是结核病发生的重要因素。对透析人群的调查显示其活动性结核病的发生率是普通人群的6~25倍；透析者合并结核的病死率达17%~75%，以结核病作为独立因素分析，透析者病死率增加42%。

急性肾功能衰竭是抗结核化疗的次要合并症。能够引起急性肾功能衰竭的抗结核药物主要是利福平、氨基糖苷类抗生素，而这些药物都是抗结核治疗必不可少的一线药，利福平更是核心药物。日本的一个结核病中心对1430例采用标准方案抗结核治疗的患者进行回顾性分析，发现共计15例患者发生急性肾功能损害。他们发现，引起急性肾损害(AKI)的主要是利福平，平均年龄是61岁，发生时间是用药后21~54天，中位时间是45天。肾损害发生前肌酐在正常范围内，肾损伤后肌酐可达到4.0mg/dl(3.08~5.12mg/dl)。肾损害类型以急性间质性肾炎为主，其中病理证实5例，临床诊断7例。所有患者均停用抗结核药，其中5例病理证实者(又称肾小管间质性肾炎)及3例临床诊断者经激素治疗后症状缓解，肌酐恢复正常。12例重新开始抗结核治疗者未用利福平或异烟肼，肾功能保持正常；2例重启利福平治疗后因再次肾衰竭死亡。因此，目前氨基糖苷类抗生素（也会引起间质性肾炎）应用很少的情况下，利福平便成为导致急性肾损害的主要药物。

国内研究发现，利福平是一种半抗原抗生素，进入人体后可以与蛋白质结合形成全抗原，刺激机体产生与肾小球基底膜相似的抗体，抗原抗体复合物沉积在肾小球基底膜上从而导致机体的Ⅲ型变态反应，结果发生膜性肾病又称膜性肾小球肾炎。因此，我国利福平引起的急性肾损害主要是膜性肾病，可以通过血清利福平抗体检测得出阳性结果。一旦发生急性肾损害，患者将进入少尿期，部分患者需要经过连续血滤治疗度过少尿期。也有部分患者发生尿崩症。停药和激素的应用是必不可少的，肾功能恢复正常后应当避免使用利福霉素类药物。

第三节　结核病合并其他重症疾病

一、人类免疫缺陷病毒/艾滋病

人类免疫缺陷病毒（HIV）感染或艾滋病无疑是当今世界最有影响力、后果最为严重的疾病，感染 HIV 的结核病又称为 HIV 结核病。在我国，HIV/AIDS 是目前法定传染病中第一死因，肺结核则位居第二位，大约几年前这个顺序是颠倒的，肺结核曾经长期占据传染病死亡原因的首位。2017 年全球 1000 万新发肺结核患者中，HIV 结核病 100 万（10%）；而 HIV 结核病死亡人数为 30 万，占结核病死亡病例 160 万的 18.75%。

HIV 感染者罹患结核病的风险明显增高，普通人一生中有 5%～15%的发病风险，而 HIV 感染者每年都有 10%的结核发病率，且合并肺外结核者明显高于普通患者。结核病也可以加速 HIV 复制，促进 AIDS 恶化，从而加速患者死亡。

南非一项动物实验对 SIV（猴免疫缺陷病毒，等同于人类的 HIV）感染的恒河猴经支气管镜注入 10 菌落的结核杆菌，然后观察它们的临床表现、胃或支气管灌洗液中结核杆菌情况以及 PET/CT 图像。通过对照发现，感染 SIV 的恒河猴，其结核病播散速度明显加快，感染 4～8 周时肺部病灶明显增多，13 周后全部死亡；而 SIV 阴性者的表现则呈明显的两个极端，部分十分轻微。解剖发现 SIV 阴性者细菌量明显大于阴性者，肺外结核也更显突出。这说明 SIV 明显抑制了机体对 MTB（结核分枝杆菌）的控制功能。巴西的一项临床研究表明，ICU 中 HIV/TB 者在入院的第一周里死亡原因的前三位分别是有创机械通气、低蛋白血症和严重的免疫抑制（CD$^+$细胞数＜200）。

HIV 肺结核特点：①肺部病灶更加广泛，空洞比例高，播散明显；②CD4$^+$淋巴细胞数值和功能对结核病影响很大，数值越低结核病预后越差，临床表现越不典型；③理论上痰 AFB（抗酸杆菌）应当有更高的阳性率，但实际上阳性率不如普通肺结核，其原因不详；④HIV/TB 中 MDR/XDR 发生率更高；⑤结核病为 AIDS 患者的首要死因，约 1/3 的 HIV/AIDS 死于结核病，且患结核病的 HIV/AIDS 者存活率降低 1/2。

HIV 感染者无论处于疾病任何阶段都必须接受抗逆转录病毒治疗（ART），这是目前人类能够有效治疗 HIV 的唯一方法。随着药物品种的增多，ART 的疗效已经明显改善了 HIV/AIDS 的预后。对于 HIV 结核病患者，治疗时机的选择也很重要。理论上，只有两种疾病同样重视，同步积极治疗方能取得很好的效果。但是，人们在 ART 过程中却遇到了一个重要的并发症(免疫重建炎症反应综合征)。

免疫重建炎症反应综合征(IRIS)是指机体接受 ART 后在免疫重建过程中发生的以明显炎症反应为主要表现的临床症候群:ART 期间 HIV 载量降低,CD4+淋巴细胞升高,HIV/AIDS 病情指标好转;此时原有感染却突然加重、复发、恶化或发生新的机会感染使得病情急剧加重,发生呼吸衰竭或 ARDS,成为 HIV 的重症,明显增加了治疗难度和死亡率。而这种情况以 HIV 结核病居多,也被称为 TB-IRIS。据统计,HIV-1 结核患者 ART+ATB 时 8%～43%发生 TB-IRIS,国内曾报道高达 61.7%。合并结核病以及 CD4+细胞低都是危险因素,ART 是直接诱因。IRIS 多发生在 ART 数周后,6 个月内死亡率为 0～15%,目前发生机制不明,也无诊断 IRIS 的生物标识。由于有明显的炎症反应,推测 ART 见效后机体细胞免疫功能部分恢复,诱导 T 淋巴细胞、多种细胞因子以及强力的固有免疫系统发生激烈的超敏反应,而 ATB 可能加重 IRIS 或导致死亡。

从 IRIS 现象中,人们对 HIV 结核病 ART 与 ATB 开始时机有了一定的认识,如果按此执行可能会减少 IRIS 的发生。

CD4+T 淋巴细胞计数<50/mm³者,应在抗结核治疗 2 周内开始 ART;

CD4+T 淋巴细胞计数为 50～200/mm³者,建议在抗结核治疗后 2～4 周启动 ART;

CD4+T 淋巴细胞计数>200/mm³者,应在抗结核治疗 8 周内开始 ART。

也有人将 ART 治疗时机简化为:

CD4<50/mm³需在 ATB 两周后开始 ART;

CD4>50/mm³在抗结核治疗 2～8 周后开始 ART。

总之,两种疾病都需要高度重视,积极治疗,不可单一治疗某一种疾病而忽略另一种疾病。原则上,ATB 应先于 ART 开始。但是,临床很多患者是在开始 ART 后才发现结核病的,此时仍应继续维持 ART,同时积极开展 ATB,因为两种疾病间的相互不利影响以及他们共同作用于机体会导致叠加效应。

由于 IRIS 的诊断缺乏标准,故早期应当排除药物不良反应、抗结核不足、新机会感染等情况。对于 ARDS、呼吸衰竭等应积极处理应对。是否用类固醇激素尚没有定论。原则上感染性疾病尽量不用激素,以免感染加重。在选择抗结核药物方面可以考虑以利福布汀替代利福平。随着抗病毒药物的不断出现,治疗 HIV 结核病的 ART 药物选择余地正在逐渐扩大。

二、肺部感染

肺结核患者可以合并各种病原体感染,在我们的住院患者中并发率达 40%之多。肺部细菌或真菌感染可能严重影响肺结核的病程和预后,晚期肺结核合并各种病原体感染更是十分常见,尤其是曲霉菌感染,是肺结核的重要死因。

由于细菌等毒力更强的微生物在肺内生长竞争优势大于结核杆菌,故在同等条件下它们会抑制结核杆菌的生长,导致痰检时出现结核杆菌的假阴性结果,直接干扰到了对肺结核的诊断。严重的肺部感染造成重症肺炎的 X 线表现有时与干酪性肺炎十分相似,甚至难以区分。合并细菌、曲霉菌等感染时血 WBC 明显升高,各项炎症指标(如 CRP 或 PCT 等)也会明显升高,而单纯肺结核不会引起这些炎症反应表现。当细菌感染得到控制后,结核杆菌迅速恢复对数生长状态,大量繁殖,痰 AFB 的结果阳性。曲霉感染则是空洞性或陈旧性肺结核病灶的重要伴发感染，其中以肺结核空洞并发曲霉菌球最为常见，两者往往相互干扰、共存共生，相互影响彼此的预后，吸烟是导致它们预后差的共同影响因素。

由于肺结核空洞和曲霉感染都可以造成咯血，故临床经常会遇见支气管动脉栓塞术后不久患者便再次反复咯血的情况。此时需要根据病情和咯血情况以及其他辅助检查结果来判断咯血原因，以便后续针对病原体的有效治疗。因此，在治疗细菌或真菌感染过程中，始终要注意排查肺结核。由于痰 AFB 的阳性率较高，且检查最为简易，故在抗生素治疗过程中坚持反复查痰抗酸杆菌是最佳策略，尤其对于影像学符合肺结核的患者。

一些慢性肺部疾病如 COPD、肺间质纤维化等也是影响肺结核的重要疾病，其中支气管扩张的影响较为明显。支气管扩张容易合并非结核分枝杆菌(NTM)和结核分枝杆菌(MTB)病，此时两者往往不易鉴别，需要通过临床观察和菌种鉴定确定。

三、糖尿病

糖尿病是结核病的孪生疾病。一项全球调查显示，糖尿病/结核病双负担国以亚洲为甚，其中 40%来自印度和中国。结核病患者中糖尿病合并率达 5%～50%以上，而糖尿病患者中结核病发病率高于普通人群的 1.8～9.5 倍。中国 2011～2012 年的双向筛查表明，糖尿病患者中结核病发病率达 958/10 万，远高于同期普通人群 78/10 万的登记发病率。其中 6%的初治患者和 26%的复治患者合并糖尿病。

糖尿病的发生导致了机体全面的代谢紊乱，这无疑将直接影响机体免疫功能。此时结核杆菌会趁机迅速生长繁殖，兴风作浪，结核杆菌极易播散。两病相加导致机体消耗更加明显，结核毒性症状更加突出，病情迅速加重或久治不愈。结核病的加重反过来也会明显干扰对血糖的控制，血糖不稳，与结核病患者需要增加营养是互相矛盾的，极易出现酮症酸中毒或低血糖昏迷等糖尿病常见重要并发症，且糖尿病患者以老年人居多。两种疾病相互促进，形成恶性循环，部分患者治疗十分困难。因此，肺结核合并糖尿病是重症肺结核的重要来源和组成部分，他们也是结核 ICU 的"常客"。如何调整血糖、应用胰岛素，是结核科医师的重要技能之一。

针对糖尿病肺结核患者，应视同合并其他感染性疾病一样，必须首选胰岛素控制血糖，并要避免发生低血糖。对于此时的结核病，由于病情通常较重、发展迅速，同样应当选择异烟肼、利福平、吡嗪酰胺和乙胺丁醇等四联强化治疗，保证杀菌药物足量应用。总之，两种疾病必须同时治疗，同样重视。

三、妊娠

青年女性结核病患者必然会涉及到妊娠。按照先后顺序，可以是先怀孕，其间发现结核病；也可以是在发生结核病后甚至在抗结核治疗期间意外发现怀孕了。后者发生率较低，因为发生结核病后都要抗结核治疗，通常会主动采取避孕措施防止怀孕。对此处理一般采取继续妊娠同时抗结核治疗便可。当然，如果不打算接受分娩也可以终止妊娠。

妊娠期间发现结核病更多见。类型主要是继发性肺结核或结核性胸膜炎，也有个别发生血行播散性肺结核。这些患者往往没有太多的临床表现，肺结核主要以咯血为首发症状就诊，胸膜炎主要以发热、胸痛为主要症状，而血行播散性肺结核则会有明显的高热甚至呼吸困难表现，是最重的一种妊娠结核病。

　　尽管结核杆菌可能会通过胎盘屏障传播，但在实际工作中发生先天性结核病的胎儿也极少，多数以母亲的血行播散性肺结核垂直传播所致。近年来，随着人工受孕人群的增加，这些孕妇中血行播散性肺结核发生率明显增多，且通常会出现严重的结核性脑膜炎、呼吸衰竭甚至 ARDS 等状况，是典型的重症结核病，值得关注。此种重症结核对母婴的危害极大，应当尽早终止妊娠。造成这一现象的原因不明，推测可能是妊娠导致代谢、免疫状况急剧变化，且通常妊娠者不方便进行放射线检查，病情发现偏晚，细菌在体内迅速增殖、播散，导致病情迅速加重、恶化，死亡率超过 50%。一旦妊娠被终止，膈肌下降，胸腔容积增大，呼吸状况将会有改善。此时，所有的治疗就又恢复至妊娠前，均变得与普通结核一样了；但同时空洞也可以扩大。妊娠的终止并不能缓解结核病带来的重症表现。一旦发生呼吸衰竭或 ARDS 则需要加大抗结核治疗力度甚至机械通气等抢救措施，必要时给予激素抗炎治疗。

　　无论如何，对于孕妇的结核病都必须按照结核病化疗原则尽早开展治疗。国内外观察表明，常规抗结核一线药物如异烟肼、利福平、乙胺丁醇、吡嗪酰胺无论对胎儿还是孕妇均非常安全、有效，且疗效普遍很好。需要注意的是，对孕妇禁止使用氨基糖苷类抗生素，以免对新生儿听力、前庭神经、肾等产生终生难愈的不良反应。氟喹诺酮类药物也不建议使用。

　　国外的数据表明，抗结核治疗对于母婴均有很好的保护作用，包括治疗耐多药结核病的二线药物都是安全的。大部分情况下胎儿可以保留，不必终止妊娠。但在复查胸片时要注意遮挡腹部，保护胎儿。随着孕期的推进，腹压加大，膈肌升高，对于肺部空洞病灶还有加压闭合作用，这有利于肺结核的治疗。

　　分娩过程中如果是积极抗结核治疗后病情明显好转者，自然分娩也无影响。如患者刚刚咯血，则应尽早剖腹产分娩，以免自然分娩时全身用力导致大咯血，或抢救过程中使用垂体后叶素等血管收缩剂对胎儿可能造成的影响。整个治疗过程中应按照常规剂量服用抗结核药，积极监测胎儿。

第五章　急性重症胰腺炎

急性胰腺炎(AP)是多种病因导致胰酶在胰腺内被激活后引起胰腺组织自身消化、水肿、出血甚至坏死的炎症反应,临床以急性上腹痛、恶心、呕吐、发热和血胰酶增高等为特点。病变程度轻重不等,轻者以胰腺水肿为主,临床多见,病情常呈自限性,预后良好,又称为轻症急性胰腺炎;少数重者胰腺出血坏死,常继发感染、腹膜炎和休克等,病死率高,称为重症急性胰腺炎(SAP)。

【病因】

(1)胆道疾病　胆管炎症、结石、寄生虫、水肿、痉挛等,这些原因阻塞胰管均会导致 AP 的发生。

(2)高脂血症　高脂血症性 AP 发病率呈上升态势,我国 10 年间由 8.1%上升至 18.2%,目前已超过酒精成为仅次于胆道疾病的第二大病因。

(3)酒精　轻度饮酒一般不会引起 AP,只有严重酗酒史(饮酒≥50g/d,且>5 年)方可诊断为酒精性 AP。酒精性 AP 在西方国家是第二大病因(占 AP 的 25%～35%)。

(4)其他病因　如药物、病毒感染源、肿瘤以及代谢原因(如高钙血症)等均可引起 AP。此外,逆行胰胆管造影(ERCP)后、腹部手术后等医源性因素诱发的 AP 发病率也呈上升趋势。

(5)特发性急性胰腺炎(IAP)　指最初实验室和影像学检查不能确定病因的胰腺炎,可能与解剖和遗传等因素相关,如胰腺分裂、0ddi 括约肌功能障碍以及遗传缺陷等。

【病理生理】

AP 发生时胰蛋白酶催化胰酶系统、激活补体和激肽系统,产生大量炎症因子如 TNF-α、IL-6 以及 IL-8 等,导致胰腺局部组织炎症反应,引起血管壁损伤、血管渗透性增高、血栓形成和微循环灌注不足;发生 SAP 时,出现明显的胰腺缺血表现,缺血程度与坏死的范围成正比。另外,AP 发生后因为瀑布级联反应引起全身炎症反应综合征(SIRS),导致白细胞趋化、活性物质释放、氧化应激、微循环障碍以及细菌易位等,导致靶器官/组织功能障碍或衰竭,肠屏障功能障碍及肠道衰竭、急性呼吸窘迫综合征(ARDS)、肝肾功能衰竭、循环功能衰竭以及胰性脑病等,一旦发生多器官功能衰竭,病死率显著增加。

【病情评估】

(1)严重度分型　急性胰腺炎根据严重程度的不同分为轻症急性胰腺炎(MAP)、中重症急性胰腺炎(MSAP)和重症急性胰腺炎(SAP)。MAP 是指具备 AP 的临床表现和生物化学改变,但没有多器官功能受累。MSAP 是指存在短暂(<48 小时)的器官衰竭或局部/全身并发症,无持续的器官衰竭。SAP 是指伴有持续的器官功能衰竭(持续 48 小时以上、不能自行恢复的呼吸系统、心脑血管和肾脏功能衰竭,可累及一个或多个器官)。

胰腺炎的早期阶段需动态评估其严重程度,推荐的再次评估点为入院后第 24 小时、48 小时以及 7 天,以及时修正其严重程度并调整治疗方案。

(2)严重程度相关评分系统　根据亚特兰大分类新标准,预计器官衰竭和局部/全身并发症发生相关的这些评分系统有助于 AP 严重度的判断。目前常用的评分系统有 Ranson 评分、改良的 Marshall 评分、Balthazar CT 分级系统(CTSI)、改良的 CT 严重指数评分、AP 严重程度床边指数(BISAP 评分)、无害性胰腺炎评分(HAPS 评分)。最近，有研究认为预计器官衰竭最好的评分系统为日本 AP 严重度评分(JSS)和 BISAP 评分系统。

(3) 腹部并发症评估　腹部并发症评估包括胰腺局部并发症和腹腔间隔室综合征(ACS)的评估。胰腺局部并发症包括急性液体积聚、胰腺及胰周组织坏死、胰腺假性囊肿、胰腺脓肿等，是胰腺局部并发症病变从早期至晚期演进过程中不同时期的表现，可同时存在或相互演变。

SAP 时存在导致腹腔内压升高的所有条件，因此需动态监测腹内压变化。持续腹内压>20mmHg，伴或不伴腹腔灌注压<60mmHg(腹腔灌注压 = 平均动脉压 − 腹内压)可诊断 ACS。ACS 的主要危害在于影响腹腔脏器灌注、抬高膈肌、限制肺扩张、影响呼吸及循环系统功能。

【诊断标准】

据亚特兰大分类新标准共识，符合以下 3 条中的 2 条，即可诊断急性胰腺炎。

(1) 临床表现　典型的腹痛症状，表现为急性发作、上腹部或左上腹持久而严重的疼痛，常放射到背部。

(2) 实验室检查　血清淀粉酶或脂肪酶升高，大于正常值上限的 3 倍。

(3) 辅助检查　增强 CT 或腹部超声/磁共振可见典型的胰腺炎影像学特征性表现。

当存在以下 5 项中任 1 项者即可诊断为重症急性胰腺炎。

(1) 器官衰竭(器官功能评估)和(或)局部并发症：坏死、脓肿、假性囊肿。

(2) Ranson 评分≥3 分。

(3) APACHE Ⅱ 评分≥8 分。

(4) CT 严重指数即 Balthazar CT 分级系统(CTSI)≥Ⅱ级，或改良 CT 严重指数(MCTSI)>4 分。

(5) AP 严重程度床边指数(BISAP 评分)≥3 分。

【治疗原则】

1. 病因治疗

(1) 胆源性　首选 MRCP 或超声内镜评估诊断，有胆道梗阻者应尽早手术或介入治疗解除梗阻。无胆道梗阻者先行非手术治疗，择期再次评估，必要时外科处理(ERCP、腹腔镜)。

(2) 酒精性　积极补充维生素、矿物质。急性期首选静脉补充复合 B 族维生素，直至患者恢复均衡膳食，过渡为口服复合 B 族维生素。

(3) 高脂血症　三酰甘油>11.3mmol/L 易发生 AP，需在短时间内降至 5.65mmol/L 以下。措施包括：①限制脂肪乳剂使用；②低分子肝素 5000U/12h 皮下注射，增加脂蛋白酶的活性，加速乳糜微粒的降解；③对于高三酰甘油引起的 SAP 患者，快速降脂技术、连续肾脏替代疗法(CRRT)、血脂吸附和血浆置换，早期血浆置换可迅速、有效地降低血清三酰甘油浓度。

2. 常规治疗

(1) 常规处理　禁食，胃肠减压，建立补液通道，液体复苏，监测评估病情。

(2) 减少胰酶分泌　生长抑素通过抑制胃泌素、胃酸及胃蛋白酶分泌，减少胰腺内分泌和外分泌，保护胰腺细胞，有助于阻止病情进展。

(3) 抑制已分泌胰酶活性及炎症反应　建议选择乌司他丁 10 万～30 万 IU 静脉滴注，1 日 3 次，或加贝酯 300～600mg 静脉滴注，1 次/日，可抑制胰蛋白酶、磷酯酶、纤溶酶、弹性蛋白酶等的活性，减轻这些酶直接造成的病理损害以及由此启动的继发炎症介质反应和损害。宜早期足量应用，建议持续静脉输注。

血液净化(CBP)可稳定内环境，减轻急性肺、肾等器官功能的负荷，并可以吸附部分炎症介质，有利于减少炎症介质反应。

(4) 抑制胃酸分泌　可使用 H$_2$ 受体拮抗剂或质子泵抑制剂，通过减少胃酸进入十二指肠时对胰腺的刺激作用，减少胰酶的分泌。老年患者应注意过度抑酸。

(5) 纠正内环境紊乱　如糖代谢及水、盐电解质紊乱。

(6) 血流动力学监测及液体复苏　SAP 早期就存在内皮损伤和毛细血管渗漏，血管内容量不足是早期最突出的病理生理变化。但此时大量快速补液可能并发间质性肺水肿、脑水肿和(或)急性 ACS。因此需要在保证血流动力学参数稳定以及微循环灌注良好的情况下尽可能减慢液体复苏的速度，即采取目标导向性策略，避免过度的液体复苏。

(7) 营养支持　在血流动力学稳定后尽早开始。应充分考虑到受损器官的耐受能力，并保持胰腺休息。在急性应激期营养支持应掌握"允许性低热卡"原则，即 20～25kcal/(kg·d)；应激与代谢稳定后，可增加到 30～35kcal/(kg·d)，但要根据患者具体情况个体化调整热量供给。

对于 SAP，推荐常规留置空肠营养管，在肠道通畅、病情缓解后尽早开展空肠营养。早期给予预消化型营养液(如氨基酸及短肽型营养液)，以滋养性喂养为主，逐步过渡到整蛋白及含纤维要素的饮食。口服饮食开始的时间至关重要，必须对患者的全面情况进行综合分析后在条件许可之下再逐步开始进食。

如无法在一周内进行肠内营养或肠内营养无法达到目标量的 60%，应考虑给予胃肠外营养。注意葡萄糖浓度不宜超过 10%，避免影响胰腺相关内分泌。脂源性胰腺炎避免输入脂肪乳制剂。

(8) 抗感染治疗　不推荐预防性应用抗生素，对于合并感染者，选择覆盖肠道杆菌及厌氧菌的广谱抗生素。SAP 引起肠麻痹、腹内压增高，导致肠壁通透性增加，肠道细菌内源性异位感染。同时，水肿渗出甚至出血坏死物为细菌繁殖、感染提供了良好的培养基。为尽快控制感染，首选快速杀菌剂，如早期应用第一类的碳氢酶烯类或第三、四代头孢菌素等抗生素。抗生素使用时需警惕二重真菌感染或难辨梭状杆菌感染。临床症状如器官功能、系统性炎症指标改善，可认为是停用抗生素的指征。

(9) 器官功能保护及支持治疗　包括机械通气、血液净化、维持体液平衡及内环境稳定、改善胃肠道功能等。

3. 手术治疗

SAP 合并坏死、感染时的手术采用"进阶式"治疗策略：第一步，外科引流，减压或缓解腹腔感染；第二步，清创手术，清除坏死组织。两步骤均应遵循微创、有效的原则。

(1) 引流时机　一般在 4 周以后，以便渗出、坏死形成局限性包裹。

(2) 引流方式　经皮穿刺置管引流(CT 或超声引导)或内镜下经胃穿刺置管内引流。适应证：①SAP 早期腹腔积液渐进性增多，压迫周围器官；②有明显症状的急性胰周积液；③包裹性积液有感染证据；④可疑胰腺感染性坏死、胰周脓肿；⑤全身状况差、手术风险大和高龄等原因不适合外科手术。部分患者充分引流后可避免手术。内镜下经胃穿刺置管引流可以减少胰瘘的发生率。

(3) 手术方式　首选视频辅助的腹膜后清创或内镜下经自然孔道腹膜后清创,可充分清除坏死组织;同时,由于借助腹膜后入路,使得感染不会波及腹腔。视频辅助设备多选用后腹腔镜或肾镜,术中可彻底清除坏死组织,出血易处理,引流管放置方便。

4. 并发症的治疗

(1) 急性液体积聚及无菌性胰腺、胰周组织坏死可自行吸收。

(2) 胰腺假性囊肿,直径>6cm 或有压迫症状、体积增大或伴感染时,先行穿刺引流,未达到理想效果可行手术治疗。

(3) 胰周感染、坏死、脓肿等参考上述手术治疗方法。

(4) ACS 应以预防为主,早期积极恢复胃肠动力及功能,可以防止 ACS 的发生。可通过通畅肠道、减轻液体负荷及组织水肿、镇静镇痛、肌松剂、穿刺引流等方法降低腹内压。严重的无法缓解的 ACS 应考虑手术治疗。

(5) 腹腔出血　积极药物止血,无效或大出血可考虑介入止血,必要时手术探查止血。

(6) 消化道瘘　应造影明确瘘的部位、类型。十二指肠瘘可采用三腔管低负压持续灌洗引流,有自愈的可能;结肠瘘宜行近端失功性造瘘或引流以减轻胰周病灶的感染,后期行结肠造瘘。

第六章　器官移植术后监测及处理

　　器官移植手术现已成为医疗领域常规的治疗方法，移植的器官有心脏、肝脏、肺、肾、脾、胰腺、小肠、骨髓、肾上腺、甲状旁腺、睾丸、卵巢、角膜、血管、骨组织、皮肤，以及多器官联合移植。大器官移植手术比较复杂、难度高，目前国内肝移植手术开展较广泛，其术后入 ICU 治疗的需求也比较多。本章节仅对器官移植手术后的 ICU 常规处理及肝移植手术后 ICU 治疗做详细介绍。

（一）成人器官移植术后常规监测及处理

1. 常规处理

　　患者入 ICU 时，应详细了解手术过程及麻醉情况，特别注意手术方式，各种导管及引流管位置，术中出血量、输液量、尿量等情况。

　　入 ICU 后常规检查血常规、血生化、凝血相、心肌酶谱、血气分析、床旁胸片等；应给予持续多功能重症监测，包括：心电图监测、有创/无创动脉血压监测、中心静脉压监测、呼吸频率监测、外周动脉氧饱和度监测、呼末二氧化碳监测，必要时可行肺动脉压监测、心排血量监测、中心体温监测等。

　　患者常规带气管插管回 ICU，要及时正确连接呼吸机管路，设置初始呼吸机参数，根据患者情况及动脉血气分析结果随时调整呼吸机参数的设置。

　　即刻评价患者生命体征，并与移植手术医生一起仔细查看手术区域情况，确认各导管及引流管的通畅及固定状况，对所有管路分别给予清晰标记。

2. 血流动力学监测及处理

　　监测心率、脉搏、血压、外周动脉氧饱和度、每小时尿量、皮肤花斑状况。

　　及时地经胸或经食管超声心动图检查，评估心脏状况；必要时采用有创/无创血流动力学监测，如 PiCCO 等。心脏移植术后、肺移植术后还常常需要肺动脉漂浮导管。

　　容量状况评估：这是 ICU 治疗过程中的关键环节。根据床边证据来进行液体输注，争取达到容量平衡，避免过量输注液体。可根据化验结果，如血生化、血乳酸、血 BNP、血气分析、$S_{CV}O_2$、静 – 动脉二氧化碳分压差 $[P_{(v-a)}CO_2]$，以及超声心动图检查、下腔静脉宽度 B 超检查、有创/无创血流动力学监测指标等，动态综合判断容量状况。需注意的是，CVP 的影响因素较多，不要根据某一次 CVP 测量值来决定是否给予更多或减少液体治疗。血流动力学监测有助于指导纠正休克状态，同时避免容量过负荷。

　　如果需要使用升压药物，去甲肾上腺素可作为首选一线药物。强心药物的使用，建议在超声心动图检查后或连续心排量监测下使用。β–受体拮抗剂的使用，也建议在超声心动图检查指导下或连续心排量监测下使用。

3. 呼吸道管理

　　患者手术后通常带气管插管入 ICU。及时正确连接呼吸机管路，建议使用一次性无菌消毒呼吸机管路。检查呼吸机加湿器工作是否正常，加湿器注入灭菌注射用水。呼吸机参数初始设置：呼吸模式为 SIMV，PEEP 为 5cmH_2O，潮气量为 8～10ml/kg，氧浓度为 50%，呼吸频率为 10～12 次/分。根据血气分析结果调整呼吸机参数。

术后尽早行床旁胸部 X 线片影像学检查，明确肺部病变情况，为呼吸机治疗、脱机、拔气管插管提供依据。胸部 CT 检查常常优于床旁胸部 X 线片检查，尽管需搬动患者外出检查 CT，确实不太方便，但必要时仍可行胸部 CT 检查。

加强气道管理，定时检查气管插管气囊压力，保持恰当气囊内压力。及时吸痰，吸引部位包括口腔、鼻腔、气管插管囊上部位，以及气管、支气管。尽可能争取达到无污染吸痰。

术后第一天，用无菌吸痰管，经气管插管采集气管深部痰液，尽快送痰涂片检查、痰普通细菌培养检查及痰真菌培养检查。

除考虑肺部病变及通气功能恢复情况外，还需根据术后患者全身情况特别是外科手术相关病情，综合评估，决定何时脱机拔管。争取尽早脱机拔管。

患者脱机拔管后，应继续帮助患者咳嗽咳痰。如病情需要，可考虑给予高流量吸氧机或无创呼吸机序贯治疗。

术后定期胸部 B 超检查，监测双侧胸腔积液状况，必要时考虑胸腔穿刺置管引流。

器官移植术后的肺部感染是比较常见的，病原菌以细菌为主，包括 G^+ 菌、G^- 菌、厌氧菌，但真菌(如念珠菌、曲霉菌)、病毒(如 CMV)、肺孢子菌(PCP)等也时有发生。尽早将经验性抗生素治疗转为目标性抗生素治疗是 ICU 医生努力的方向。

4. 肾功能监测及处理

大器官移植手术常常因手术方式直接导致肾功能损害，如肝移植手术中，需要短暂完全夹闭下腔静脉，这样就即刻阻断了双肾静脉回流，导致双肾淤血，出现肾功能损害。下腔静脉阻断时间越长，肾功能损害越重。术中发生大出血、失血性休克，也会损害肾功能。

患者回 ICU 后，应常规检查尿常规、血生化(包括肌酐、尿素氮、尿酸)，记录每小时尿量。根据血肌酐和尿量来判断肾功能损害程度。当出现少尿或无尿症状时，首先应评估血流动力学及容量状况，而不是第一时间使用利尿剂。维持血流动力学稳定和容量平衡对肾功能恢复很重要。利尿剂既不预防肾损害，也不治疗肾损害，仅仅用来清除体内过多液体，减轻液体负荷。当患者处于低血容量状况时使用利尿剂可能损害肾脏。当患者出现液体过负荷而利尿剂又无效时，应考虑肾替代治疗，如床旁持续血滤(CRRT)。

如肾损害已经发生，此时要格外警惕各种药物的肾损害副作用，尽可能选择肾损害较轻的治疗药物。考虑到肾损害会导致某些药物半衰期的改变，受影响的药物要注意减量，延长使用间隔时间，必要时做血药浓度监测(TDM)，根据血药浓度来调节药物剂量和间隔期。

不建议使用小剂量多巴胺来预防或治疗肾损害。

5. 内环境监测及处理

大器官移植手术时间长，液体输注多，体内容量交换大，极易发生水、电解质、酸碱平衡及代谢紊乱，应在维持血流动力学稳定和容量平衡的基础上纠正，但需注意是否合并其他基础疾病。

(1)血清各种离子浓度异常

①低钾血症：血清钾离子浓度＜3.5mmol/L。术后常见，可导致心律失常。根据病情治疗需要，有中心静脉导管的患者可进行高浓度补钾，此方法纠正低钾血症速度快，且输注液体量少。重症患者进行高浓度补钾是可行的，只要进入体内的高浓度氯化钾的速度不超过 1.0g/h 就是安全的。血钾浓度上调至 3.5～4.0mmol/L 即可停止。

有急性肾功能损害或明显少尿时，纠正低钾血症的速度要慢、幅度要低，需要密切监测血钾浓度，警惕因肾功能损害随后出现的高钾血症。

临床上通常将 15%氯化钾 30ml＋生理盐水 20ml，用 50ml 注射器配成 9%高浓度氯化钾溶液，从中心静脉导管用微量泵泵入，速度 10ml/h，进入体内的氯化钾速度为 0.9g/h。

密切监测血钾浓度变化，至少每天复查血钾浓度一次，必要时可间隔 6～8 小时复查一次血钾浓度。

②高钾血症：血清钾离子浓度＞5.5mmol/L。术后不常见，可导致心律失常、心跳骤停。如果术后患者肾功能及尿量正常，通常不必担心高钾血症的风险，因钾离子可随尿液排出体外。当发生肾功能损害及尿量明显减少时，高钾血症的风险就会明显增高。但考虑到大器官移植术后的患者，常常会有胃管进行胃肠减压，导致胃液丢失；且术后创面渗出，各种引流管的引流液丢失；临床治疗上又严格控制钾离子输入；这些因素将导致血钾浓度逐步下降，高钾血症将逐步缓解。

治疗：静脉输注氯化钙或葡萄糖酸钙，纠正低钙血症，通过钙离子来拮抗钾离子作用；静脉输注葡萄糖 25g＋胰岛素 10 U，使钙离子向细胞内转移；将阳离子交换树脂从胃管注入或保留灌肠，减少肠道中的钾离子吸收；这些措施均有助于高钾血症的治疗。当血钾浓度＞6.5mmol/L 且其他治疗措施无效时，可考虑床旁血滤（CRRT）。

③低钠血症：是指血清钠离子浓度＜135mmol/L。临床根据血钠浓度分为：轻度＜130～135mmol/L；中度＜125～130mmol/L；重度＜125mmol/L。根据发生时间分为：急性低钠血症＜48 小时；慢性低钠血症≥48 小时。根据症状分为：中度症状低钠血症（恶心、意识混乱、头痛）；重度症状低钠血症（呕吐、呼吸窘迫、嗜睡、癫痫样发作、昏迷）（Glasgow 评分≤8 分）。

尿渗透压≤100mOsm/kg 几乎总是表明因水摄入过多所导致的最大尿液稀释。测量尿渗透压是低钠血症诊断的第一步，如果尿渗透压＞100 mOsm/kg，则需进一步确定低钠血症为高血容量、等血容量还是低血容量。有研究表明尿钠浓度 30mmol/L 是区分低循环容量与等循环容量和高循环容量的阈值。

附：1. 低钠血症的诊断流程（图 3-6-1）

严重低钠血症可引起脑水肿，危及生命，应及时处理。人们往往认为低钠血症是缺钠，但实为水过多。如果出现血流动力学不稳定，可使用 0.9%氯化钠注射液进行快速液体复苏；低钠血症的治疗一定是在考虑到血流动力学稳定和容量平衡的基础上进行。常规治疗方案是静脉输注高渗盐水，使血钠每 24 小时后增加不超过 10mmol/L，直到血清钠水平恢复至130mmol/L。过度纠正低钠血症可引起渗透性脱髓鞘综合征（ODS），会对大脑造成持续性永久性的损害。治疗过程需密切监测血钠浓度变化。

2. 2014 年低钠血症的欧洲指南推荐治疗意见

A. 严重低钠血症

第 1 个小时，静脉输注 3%高渗盐水 150ml，20 分钟以上；20 分钟后检查血钠浓度并在第 2 个 20 分钟重复静脉输注 3%高渗盐水 150ml；重复以上治疗直到达到血钠浓度增加5mmol/L。1 小时后如血钠浓度已增加 5mmol/L 且症状改善，可停止输注高渗盐水，改输0.9%盐水直到开始针对病因治疗。

第 1 个 24 小时限制血钠升高超过 10mmol/L，随后每 24 小时血钠升高＜8mmol/L，直到血钠达到 130mmol/L；此后间隔 6 小时复查一次血钠，直到血钠浓度稳定后再改为每日复查一次。

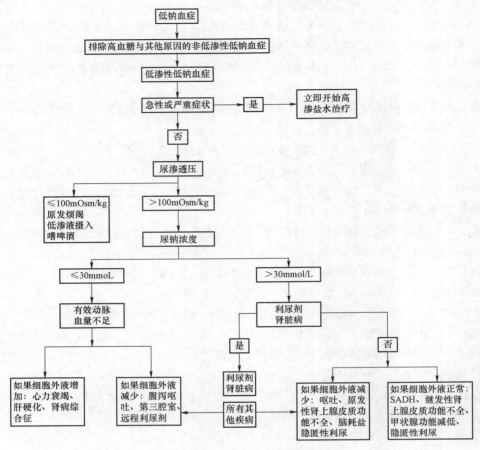

图 3-6-1　低钠血症的诊断流程图

如第 1 个小时治疗后血钠升高 5mmol/L，但症状无改善，应继续静脉输注 3%高渗盐水，使血钠浓度每小时增加 1mmol/L；直到有下列之一者可停止输注高渗盐水：a. 症状改善；b. 血钠升高幅度达 10mmol/L；c. 血钠浓度达到 130mmol/L。

只要继续 3%高渗盐水输注，建议每隔 4 小时检测 1 次血钠。对于体重异常患者，可考虑 2ml/kg 的 3%盐水输注，不拘泥于 150ml。不必要求重度低钠血症患者症状立即恢复，脑功能恢复需待时日，且患者镇静剂应用及插管等均影响判断。血钠纠正幅度过快过大，可导致神经渗透性脱髓鞘。

B. 中重度低钠血症：立即单次输注 3%(或等量)盐水 150ml，20 分钟以上，目标为每 24 小时血钠升高 5mmol/L。限制第 1 个 24 小时血钠升高<10mmol/L，之后每日血钠升高<8mmol/L，直至血钠升至 130mmol/L。

C. 无中重度症状的急性低钠血症：如果急性血钠降低>10mmol/L，单次静脉输注 3%盐水 150ml，4 小时后复查血钠。

D. 无中重度症状的慢性低钠血症：去除诱因，针对病因治疗。第 1 个 24 小时应避免血钠增加>10mmol/L，随后每 24 小时<8mmol/L。

E. 高血容量低钠血症：在高血容量的轻中度低钠血症不宜单纯以增加血钠为唯一治疗目的。限制液体输注，防止进一步液体负荷加重。尿素摄入 0.25～0.5g/d；低剂量袢利尿剂；口服氯化钠。

F. 低血容量低钠血症：输注 0.9%盐水或晶体平衡液，0.5～1ml/（kg·h），以恢复细胞外液容量。快速液体复苏比快速纠正低钠血症更重要。

G. 治疗中注意事项

a. 尿量突然增加＞100ml/h，提示血钠有快速增加危险。若低容量患者经治疗血容量恢复，血管加压素活性突然被抑制，游离水排出会突然增加，则使血钠浓度意外升高。

b. 如尿量突然增加，建议每 2 小时监测血钠。

c. 作为增加溶质摄入的措施，推荐每日摄入 0.25～0.5g/d 尿素，添加甜味物质改善口味。

d. 如低钠血症被过快纠正，应采取以下措施：第 1 个 24 小时血钠增加幅度＞10mmol/L，第 2 个 24 小时＞8mmol/L，建议立即采取措施降低血钠浓度；停止积极的补钠治疗；在严密尿量及液体平衡监测下输注不含电解质液体(如葡萄糖溶液)。

临床实际工作中，不同医院有其各自不同浓度的氯化钠注射液，输注时建议每间隔 60 分钟复查一次血钠浓度，避免血钠过快、过高地上升。

④高钠血症：血清钠离子浓度＞145mmol/L。临床表现与中枢神经系统和肌肉系统的功能有关，包括精神改变、嗜睡、惊厥、昏迷和肌无力。多尿提示存在尿崩症或盐和水的摄取过多。大器官移植术后的高钠血症与术中含钠液体输注过多有关。

治疗应控制钠摄入，补充水。如果患者的血流动力学状态不稳定(血压过低、体位性心动过速或明显心动过速)，在血管内容量恢复之前应输入生理盐水；在血流动力学状态稳定之后，可输注 5%葡萄糖溶液或 0.45%氯化钠溶液。如果血管内容量充足，可少量使用袢利尿剂。如合并急性肾功能衰竭，出现少尿或无尿，则可使用床旁血滤。

病情稳定的患者可经胃肠道补水(即经口或鼻胃管)；中枢性尿崩症患者应考虑采用抗利尿激素或去氨加压素治疗。

治疗期间应经常测量血钠浓度并据此调整治疗方案。如果高钠血症持续超过数小时，则血钠降低速度以 1mmol/（L·h）为宜；如高钠血症持续较久或持续时间不明，建议以较慢的速率，即 0.5mmol/（L·h）纠正血钠浓度。

⑤其他离子浓度异常：大器官移植术后，还有其他离子，如氯、钙、镁、磷等也可发生浓度异常，应及时发现，给予纠正。因手术创伤、失血等因素，术后要注意纠正低钙血症，这对术后止血功能恢复有重要意义。纠正低钙血症的方法：10%氯化钙或 10%葡萄糖酸钙 10～20ml，静脉缓慢推注，必要时可在 1～2 小时内重复一次；补钙后及时复查血钙到 2.22mmol/L（9mg/dl）左右即可。

(2) 酸碱平衡紊乱　大器官移植术后，碱中毒也是比较常见的。碱中毒会阻碍氧输送至组织，继发于碱中毒的低钙血症导致神经肌肉兴奋性增高(癫痫、心律失常、感觉异常、手足痉挛)。呼吸性碱中毒时，CO_2 快速下降诱发脑血管收缩，引起晕厥和癫痫发作。心血管改变包括心率增快、心律失常和心绞痛。

酸中毒的典型征象与呼吸系统相关。比如，深快的 Kussmaul 呼吸常见于机体代偿代谢性酸中毒；糖尿病酮症酸中毒患者可出现非常经典的深大呼吸现象。与酸中毒相关的其他临床表现有心律失常、胰岛素抵抗、高钾血症和凝血功能障碍。严重酸中毒，可以引起循环衰竭。呼吸性酸中毒时，PCO_2 异常升高会导致扑翼样震颤、肌阵挛和癫痫发作。检查还可发现视神经乳头水肿，结膜和面部浅表血管扩张充血。

酸碱平衡紊乱的处理首先需要针对造成酸碱失衡的原发疾病进行治疗。

呼吸机参数对机体酸碱状态影响巨大，它需要根据患者的 pH 值而不单是 PCO_2 随时进行调整。治疗呼吸性酸中毒需要有创或无创机械通气支持。呼吸治疗时需要避免 CO_2 下降过快导致的代谢性碱中毒。这种情况常见于患者慢性呼吸性酸中毒发生代偿后，对其使用呼吸支持将 PCO_2 降到正常或接近正常值。在严重酸中毒，pH<7.15 时，可考虑输注碳酸氢钠，但要警惕输注碳酸氢钠的潜在副作用，如容量过负荷、脑脊液的相反改变/细胞内酸中毒、呼吸性酸中毒、氧输送障碍(组织低氧)、低钾血症、低钙血症、高钠血症、高血浆渗透压，过量导致碱中毒等。

代谢性碱中毒尤其是低氯性碱中毒时，可输注生理盐水甚至 HCl。至于其他造成代谢性碱中毒的原因，需要考虑是否使用了乙酰唑胺类药物(利尿剂)，尤其是当利尿治疗有必要时。乙酰唑胺是一种碳酸酐酶抑制剂，可以促进尿排泄，增加肾脏分泌钠/氯比值。然而，正确使用利尿剂非常重要，因为它会导致碱血症，与之而来的低钾血症将会由于尿钾排泄增多进一步加重。难治性或严重性碱血症(pH>7.6)可通过向中心静脉输注等张 HCl 溶液，维持 8～24 小时进行治疗。

血气分析结果判断

Henderson-Hasselbalch 方法的床旁应用可按如下步骤进行。

1)通过 pH 值来判断机体整体酸碱状态，表现为酸血症还是碱血症；

2)判断原发改变为代谢性($[HCO_3^-]$偏离正常)还是呼吸性(PCO_2偏离正常)；

3)如果为呼吸障碍，判断是慢性还是急性；

4)判断预期代偿是否充分；

5)计算 AG_C；

6)如果为高 AG_C 代谢性酸中毒，计算Δgap；

7)如果为正常 AG_C 代谢性酸中毒，计算 UAG：

AG 为阴离子间隙。$AG=[Na^+]-([Cl^-]+[HCO_3^-])$，AG 正常值为$(12\pm4)$mEq/L；

AGc 为校正的阴离子间隙。

$AG_C=AG+0.25\times[40-Albumin(g/L)]+1.5\times[1-Pi(mM)]$

$[Albumin^-]=0.25\times[Albumin(g/L)]$；

$[Pi^-]=1.5\times[Pi^-(mmol/L)]$；

Δgap 为 Δ阴离子间隙差值。$\Delta gap=(AG_C-12)-(24-[HCO_3^-])$

Pi 为无机酸(单位 mM)；UAG 为尿阴离子间隙。

基于 Henderson-Hasselbalch 方法见表 3-6-1、表 3-6-2、表 3-6-3。

表 3-6-1　基于 Henderson-Hasselbalch 方法的酸碱失衡类型

类　型	pH	PCO_2	HCO_3^-
代谢性酸中毒	↓	↓	↓
代谢性碱中毒	↑	↑	↑
呼吸性酸中毒	↓	↑	↑
呼吸性碱中毒	↑	↓	↓

表 3-6-2　基于 Henderson-Hasselbalch 方法的预期代偿机制

酸碱紊乱类型	原发改变	代偿机制
代谢性酸中毒	$\downarrow[HCO_3^-]$	肺泡通气增加，降低 PCO_2
代谢性碱中毒	$\uparrow[HCO_3^-]$	肺泡通气减少，升高 PCO_2
呼吸性酸中毒	$\uparrow PCO_2$	肾重吸收增加，升高$[HCO_3^-]$
呼吸性碱中毒	$\downarrow PCO_2$	肾重吸收减少，降低$[HCO_3^-]$

表 3-6-3　基于 Henderson-Hasselbalch 方法的预期代偿

酸碱紊乱类型	预期代偿
代谢性酸中毒	$\downarrow PCO_2=1.2\times[HCO_3^-]$ 或 $PaCO_2=1.5\times[HCO_3^-]+8\pm2$
代谢性碱中毒	$\uparrow PCO_2=0.6\times[HCO_3^-]$
急性呼吸性酸中毒	$\uparrow HCO_3^-=0.1\times\uparrow PCO_2$
慢性呼吸性酸中毒	$\uparrow HCO_3^-=0.35\times\uparrow PCO_2$
急性呼吸性碱中毒	$\downarrow HCO_3^-=0.2\times\downarrow PCO_2$
慢性呼吸性碱中毒	$\downarrow HCO_3^-=0.5\times\downarrow PCO_2$

在 PCO_2 正常值 40mmHg 或正常值 24mEq/L 基础上发生的正向和负向改变分别代表上升和下降。

（3）代谢紊乱

①血糖：手术、创伤、感染、药物(皮质激素、免疫抑制剂)、营养支持治疗等各种因素，常常导致高血糖反应。大量有关重症患者的研究表明高血糖症的严重程度与病死率的风险间存在很强的相关性。器官移植术后患者应常规血糖监测，间隔 4 小时一次；如果采取静脉持续泵入胰岛素治疗方法，建议每间隔 1～2 小时监测血糖一次。强化胰岛素治疗，严格将血糖控制在理想范围内，目标血糖控制为 6.1～8.3mmol/L，此时一定要警惕低血糖的发生。临床上实际处理过程中，常常是在血糖＞10mmol/L 再考虑干预。营养液输入应注意持续、匀速，避免血糖波动。

②血氨：肝移植手术后，需要对肝功能及肝性脑病进行评估。目前氨中毒学说仍然是肝性脑病的主要机制。氨对中枢神经系统的毒性作用，主要是干扰脑能量代谢，其次还可影响中枢兴奋性神经递质如谷氨酸及抑制性神经递质如谷氨酰胺、γ-氨基丁酸(GABA)的平衡而产生中枢抑制效应。各种原因所致氨生成增多及清除减少均可引起血氨升高，肝移植术后需密切监测血氨变化。对症处理可口服或胃管注入乳果糖，希望能降低肠道内的 pH 值以减少氨的吸收。控制蛋白质供给。必要时可行人工肝治疗。

③血脂：器官移植手术后的患者刚入 ICU 时，因手术原因导致高脂血症者极少见。但要警惕术后过早过多输注静脉营养，而出现暂时性的高脂血症，这对肝脏是不利的，特别是有可能增加新移植肝脏的代谢负担。器官移植术后患者应尽早恢复肠内营养，避免过早过量输注静脉营养特别是脂肪乳剂。术后血生化监测指标应包括血脂项目。

（4）低蛋白血症　大器官移植术后，发生低蛋白血症比较常见，血清总蛋白和白蛋白均低。血清白蛋白有许多重要的生理功能，如维持血浆胶体渗透压、物质结合和转运、维护血管内皮完整性及通透性、抗氧化作用、抗炎作用、保护血细胞、损伤修复等。严重低蛋白血症对患者恢复是不利的。许多外科医生喜欢给大手术后的患者输注人血白蛋白，且将血清白蛋白的浓度维持在 40g/L 以上，但此输注方式没有高质量证据支持。目前市场上可见各种浓度的人血白蛋白制剂，4%或 5%等渗人血白蛋白制剂多用于有容量复苏需求的低蛋白血症，而 20%或 25%高浓度人血白蛋白制剂(非等渗液体)仅用于纠正低蛋白血症，不作为容量复苏的液体来使用。

6. 凝血功能监测及处理

器官移植术后监测凝血功能是非常重要的，同时也要警惕深静脉血栓形成、肺栓塞的发生。出血与血栓形成总是伴随一起的，在止血的同时要警惕血栓形成，在血栓预防与治疗时，也要同时关注出血的风险。

(1) 凝血功能检查　通常包括凝血酶原时间(PT 参考值：8.8～13.4 秒)，凝血酶原活动度(PTA 参考值：70%～160%)，活化部分凝血活酶时间(APTT 参考值：23.3～38.1 秒)，凝血酶时间(TT 参考值：11.0～17.8 秒)，国际标准化比值(INR 参考值：0.8～1.5)，纤维蛋白原(FIB 参考值：2.00～4.00g/L)，D-二聚体(参考值：<255ng/ml)。

(2) 血栓弹力图检查　目前市场上有 3 种类型，包括 TEG、ROTEM、Sonoclot，国内市场上以 TEG 为主。血栓弹力图反映了除血管因素之外，从凝血到纤溶的整个凝血过程。

TEG 检测项目有：凝血反应时间(R 参考值：5.0～10.0 分钟)、凝血形成时间(K 参考值：1.0～3.0 分钟)、凝固角(参考值：53.0°～72.0°)、最大振幅(MA 参考值：50.0～70.0mm)、纤维蛋白溶解率(参考值：0～8.0%)、凝血指数(CI 参考值：-3.0～3.0)。

(3) 血常规检查　器官移植术后常规进行且需定期复查此项目，主要包括血红蛋白(Hb 参考值：男 120～160g/L，女 110～150g/L)，血小板计数[Pt 参考值：(100～300)×10^9/L]。

(4) 血小板功能检测　目前血小板功能检测都是建立在血小板数量正常的基础上，对低血小板数量(<50×10^9/L)时的血小板功能检测缺乏研究，其意义不明确。器官移植术后的血小板功能检测不常规进行。

(5) 凝血功能障碍的处理　大器官移植手术患者常因手术创伤、术中大量失血、术中大量输液等因素导致术后出现凝血功能障碍。某些患者特别是终末期肝病患者，肝移植术前即已有明显的凝血功能障碍。术后 ICU 处理应常规进行凝血功能检测或血栓弹力图检查，及时发现凝血功能障碍，通过输注各种凝血因子浓缩物、新鲜冰冻血浆来纠正，使凝血功能实验室指标接近正常/或完全正常，并完全控制出血症状。

2019 年欧洲创伤大出血处理指南对输注红细胞、血小板、新鲜冰冻血浆、凝血因子浓缩物、纤维蛋白原、重组人凝血因子Ⅶa，以及止血后的血栓预防等均有推荐意见。

此指南推荐：输注红细胞阈值为血红蛋白<70～90g/L(1C)；输注血小板阈值为血小板计数<50×10^9/L(1C)。但临床实际工作中，是否输注血小板，一定要结合患者出血的实际情况来决定，如无出血症状，无手术、穿刺等有创操作，应尽可能避免不必要的血小板输注。

此指南推荐输注新鲜冰冻血浆的指征：在标准实验室凝血筛查参数(PT 和/或 APTT>正常的 1.5 倍和(或)血栓弹力图提示凝血因子缺乏证据)的指导下进一步使用 FFP(1C)；对于没有大出血的患者，推荐避免输注 FFP(1B)；推荐避免使用 FFP 治疗低纤维蛋白原血症(1C)。

此指南推荐输注凝血因子浓缩物：如果使用基于凝血因子浓缩物的策略，建议基于标准实验室凝血参数和(或)血栓弹力图提示的功能性凝血因子缺乏的情况下使用凝血因子浓缩物进行治疗(1C);如果纤维蛋白原水平正常,推荐根据血栓弹力图中存在的凝血启动延迟的证据给予凝血酶原复合物(PCC)(2C)。

此指南推荐输注纤维蛋白原:如果大出血伴有低纤维蛋白原血症,即血栓弹力图检测提示功能性纤维蛋白原缺乏或血浆纤维蛋白原水平≤1.5g/L,推荐使用纤维蛋白原浓缩物或冷沉淀物进行治疗(1C 级)。但也有文献报道,当血纤维蛋白原浓度<2.29g/L 时,创伤患者的死亡率明显增加;因此针对创伤大出血患者的纤维蛋白原输注,应使其血浓度≥2.30g/L。

此指南推荐输注重组人凝血因子Ⅶa(rFⅦa):建议在尝试了其他所有控制出血与常规止血措施后,大出血及创伤性凝血功能障碍仍持续存在时,可考虑使用 rFⅦa(2C)。

当器官移植术后的凝血功能障碍得以纠正、出血完全控制后,对血栓的预防也就随之而来。2019 年欧洲创伤大出血处理指南推荐:对不能活动并且有出血风险的患者,建议使用间歇性充气加压装置进行早期机械性血栓预防(1C);建议在出血控制后 24 小时内联合药物和间歇性充气加压装置进行血栓预防,直到患者可活动为止(1B);不建议使用梯度弹力袜进行血栓预防(1C);不建议常规放置下腔静脉滤器作为血栓预防(1C)。器官移植术后患者应争取早期下床活动,这有益于预防下肢深静脉血栓形成。术后出血已完全控制或评估无出血风险的患者可预防性使用低分子肝素。

7. 胃肠功能监测及处理

器官移植手术前常规留置鼻胃管,术后可经鼻胃管行胃肠减压,监测胃液性状及量,测胃液 pH 值,做胃液潜血试验。经鼻胃管行胃肠减压,对预防器官移植术后发生急性胃扩张、腹腔高压及腹腔间隔室综合征,以及对术后肠梗阻的治疗有积极意义。

消化道应激性溃疡预防及治疗:因手术创伤、大出血、麻醉、气管插管、机械通气、术前感染、术前脏器功能衰竭等应激因素,针对器官移植术后患者发生消化道应激性溃疡的预防是有必要的。处理上应采取抑制胃酸、提高胃液 pH 值,保护胃黏膜,控制消化道出血,避免使用损害胃黏膜的药物,纠正休克,稳定血流动力学等措施。可使用抑酸剂,如质子泵抑制剂、H_2 受体拮抗剂。抗酸剂可选择氢氧化铝、铝碳酸镁等制剂,口服或胃管注入。口服硫糖铝,保护胃黏膜。针对消化道应激性溃疡出血或难以控制的大出血,可通过凝血功能的调控来止血;必要时可行内镜下止血、血管造影介入栓塞手术止血、外科手术止血等。

8. 神经系统监测及处理

受麻醉、气管插管、机械通气、镇痛镇静等因素影响,器官移植术后患者的神经系统检查评估有一定难度。应详细了解术前神经系统检查评估结果,确认术前是否存在肝性脑病、谵妄、癫痫发作、昏迷等症状,这对术后的神经系统监测有很大帮助。

器官移植术后患者通常带气管插管回 ICU,且伴随有镇痛镇静治疗,需等待全身状态平稳特别是血流动力学稳定后,再适当地减轻或暂时中断镇静以满足基本的神经系统检查评估,检查四肢活动情况,完成部分 Glasgow 评分。神经症状的解释必须考虑镇静、神经肌肉阻滞、疼痛、谵妄、焦虑、代谢和生理障碍,以及气管插管造成的生理限制等因素影响。

欧洲重症医学会(ESICM)危重患者神经系统检查共识,建议应该对所有入住 ICU 的危重患者进行常规神经系统检查,检查内容包括对意识和认知、脑干功能和运动功能的评估。

对 ICU 持续镇静的患者可利用每日唤醒策略来完成必要的神经系统检查。

9. 镇痛镇静处理

目前 ICU 流行多模式镇痛，是指将不同的镇痛药与不同的镇痛机制(如阿片类药物、非甾体抗炎药和局部麻醉)结合起来的一种疼痛管理策略，可有效降低阿片类药物使用剂量，进而减少其副作用。

器官移植术后的镇痛治疗一般采用持续静脉微量泵入给药，以达到持续镇痛和迅速抑制疼痛的目的。常用药物为阿片类药物，如吗啡、芬太尼、舒芬太尼、瑞芬太尼等。

2018 年美国重症医学会(SCCM)发表了 ICU 镇痛镇静更新指南，针对管理疼痛和平衡镇静有三个推荐意见：使用多模式镇痛；在镇静剂前使用阿片类药物；相比深度镇静而言，在重症机械通气患者中应使用轻度镇静。镇静药物首选丙泊酚。

10. 营养支持治疗

器官移植患者术前多伴有营养不良，术后积极的营养支持可以改善患者氮平衡，减少 ICU 停留时间，减少感染风险，加快伤口愈合。

器官移植术后营养支持的方式：肠道功能正常者，首先口服营养补充，不耐受口服营养补充者首选肠内营养。只有在不耐受肠内营养或肠内营养支持不能满足机体需求时，可辅助以肠外营养。在确认吞咽功能恢复后，即可改为流质饮食。部分患者因术前长期伴有营养不良，术后必要时可肠内+肠外联合营养支持。

器官移植术后营养支持的时机：当全身状态稳定下来，尤其是血流动力学稳定后即可开始营养支持治疗。许多营养指南建议术后应在 12～24 小时内开始正常饮食和(或)肠内营养。术后尽快恢复肠道功能是器官移植术后营养支持的重要治疗目标，使用缓泻剂、加强活动等措施有利于肠道功能的恢复。

营养支持治疗过程中需考虑各脏器的耐受能力，要密切监测，预防并发症的发生。对误吸性肺炎要给予高度重视，尽可能避免其发生。经鼻胃管肠内营养时，要注意营养液的能量密度、溶液温度、输注速度。关注胃排空情况及大便状况，评估胃肠道功能，及时调整营养支持策略，警惕过度喂养。

11. 感染评估及处理

器官移植术后感染的预防及治疗是一个非常关键的问题。器官移植手术失败的病例几乎都会涉及到感染问题。患者常常术前因器官衰竭就已发生了较严重的感染，而器官移植手术创伤大、失血多、时间长、难度大、并发症多，以及免疫抑制剂的使用等因素，都会影响着围手术期感染的控制。

为了预防和控制术后感染，重点措施有：严格执行床旁隔离制度，要求所有的医护人员在接触患者前严格执行正确洗手流程；在密切监测移植器官功能前提下，尽可能争取免疫抑制剂使用剂量最小化；及时发现外科手术并发症，给予正确处理；重视器官捐献供体携带的感染。

器官移植术后感染多为细菌感染，常规预防性抗感染治疗应覆盖 G^+ 菌、G^- 菌、厌氧菌。抗生素选择：覆盖 G^- 菌通常可选择头孢菌素类(第三代或第四代)、青霉素类加酶抑制剂、碳氢霉烯类等；针对 G^+ 菌可选择万古霉素、替考拉宁、利奈唑胺等，建议在血药浓度监测下使用万古霉素；覆盖厌氧菌可选择甲硝唑、替硝唑。临床上判断有必要覆盖真菌时，术后也可以预防性使用抗真菌药物，如棘白菌素类。当需要针对预防某些特种病毒(如最常见的巨细胞病毒)感染时，可以使用相应抗病毒药物，如更昔洛韦等。

对于有感染迹象的病例可以在实验室检查结果报告前经验性选用抗生素进行治疗，同时尽快完成 B 超、X 线胸片、CT、核磁等影像学检查，并尽早留取各种标本，进行病原学检查。重视早期反复、多次、多部位的微生物学标本检测，尽快明确病原菌，尽早实现目标性抗感染治疗。抗感染治疗的疗程长短需根据临床具体病情来判断，一旦确认感染得到控制，应及时停用抗生素。

手术操作相关并发症的出现是器官移植术后感染的重要因素，要及早发现，明确诊断，通畅引流，控制病灶。

现实状况是各器官移植中心术后感染预防及治疗的方案差异比较大，临床上还需个体化治疗。

12. 外科情况监测及处理

详细了解手术过程中的困难点，对外科手术相关并发症的预判很有价值。严密观察各导管及引流管，确保各管路通畅，且固定满意，防止意外拔出、脱落、移位、堵塞。随时观察各引流液的性状及量的变化，对引流液给予常规及生化检测(包括血红蛋白、淀粉酶、胆红质、肌酐等项目)，以及微生物学标本检测，这有助于及时发现术后胸腔、腹腔、肠腔内的出血、感染及吻合口瘘。术后 B 超、X 线胸片、CT、核磁、血管造影检查影像学检查，对判断手术相关并发症很有帮助。

器官移植术后体内各种管道的管理：包括鼻胃管、胸腔引流管、心包引流管、腹腔引流管、胆总管 T 型引流管、导尿管，以及各种血管内导管(如颈内静脉导管、锁骨下静脉导管、股静脉导管、PICC 导管、外周动脉导管、肺动脉漂浮导管、股动脉 PiCCO 导管)等，应尽量减少使用或尽早拔除管道。这有助于减少感染并发症，减少对术后活动影响及患者术后康复的心理障碍。

13. 体温监测及处理

如果术中液体治疗发生大容量交换，术后要警惕患者低体温的出现。需要时给予保温处理，可使用暖风机保暖。提高病房室内温度，希望保持在 26~28℃。容量复苏时需加温液体，使输注的液体温度接近 37℃。目标是维持患者中心温度 >36℃。

14. 免疫抑制剂治疗

免疫抑制剂治疗方案通常由外科手术大夫来决定，术中可能就已使用上了。各家医院具体实施的方案都不一样，根据每个器官移植患者的实际情况，免疫抑制剂的选择差别较大。建议 ICU 医生应详细了解每个器官移植术后患者的免疫抑制剂治疗方案，警惕药物副作用！

目前推荐肝移植术后免疫抑制方案应遵循最小化、个体化原则，尽可能实现单克隆抗体诱导下无激素方案。

(二) 肝移植术后

1. 移植新肝脏的功能评估

新肝功能的恢复是大家最关心的事情，通常术中新肝血流再通后，数分钟内肝脏即开始恢复工作，手术台上可见胆汁持续分泌出来，胆汁颜色和量逐步接近正常状态，肝功能将在数天内恢复正常。如果胆汁分泌不满意，肝功能检查持续异常，特别是凝血功能障碍恢复不满意，则必须判断新肝有无功能，需尽快查出原因，迅速正确处理。

移植新肝无功能的常见原因有肝脏缺血损伤，吻合的动静脉血管不通畅，胆道梗阻或胆管吻合口瘘，腹腔出血及感染，药物性肝损害，排异反应等。因供体肝原有疾病导致移植新肝无功能的情况很罕见。

临床表现：主要是肝功能衰竭的表现，胆汁量越来越少，颜色越来越清淡，凝血功能障碍持续加重，腹水明显，严重代谢紊乱，肝功能生化检查严重异常等。

临床处理：查找原因，重点是手术相关并发症，其中血管栓塞是一个突出问题。如果移植新肝无功能不能恢复，只能考虑近期再次肝移植。

2. 手术相关并发症

(1) 血管并发症　术后应对手术重建的所有血管是否通畅做评估，常规腹部 B 超血管血流检查，包括肝动脉、门静脉、肝静脉、下腔静脉。B 超可动态监测，反复多次对比检查。必要时行血管造影检查。

肝动脉狭窄、血栓栓塞是血管问题中最常见的，门静脉栓塞少见，肝静脉栓塞更少见。下腔静脉直径大，通常不会发生堵塞。B 超血管血流检查诊断率比较高，术后第 1 天应常规行腹部 B 超检查，包括各血管血流检查，并动态监测各血管血流情况，可反复多次检查，对比血流状况，尽早发现问题，及时正确处理。

血管造影检查能确诊。

治疗：ICU 医生应时刻警惕，在处理出血、纠正凝血功能障碍的同时，一定要考虑到血栓形成的问题，随时监控凝血相，不要过度纠正凝血功能障碍。特别提出，不要以各种不正当理由输注新鲜冰冻血浆。当出血控制后，就要考虑抗凝，可使用预防剂量低分子肝素来防止血栓形成；如明确诊断血栓形成，低分子肝素应采用治疗剂量。不建议溶栓治疗，因刚刚手术后，溶栓导致大出血的风险极高。是否采取手术取栓，这是个很困难的决定，需与移植外科专业及血管外科专业医生商量。

(2) 胆道相关并发症　胆道并发症也是肝移植术后常见并发症，如：胆瘘、胆管狭窄、胆道感染等，原因多与手术方式、手术操作、胆管血运有关。通过观察腹腔引流管的引流液性状，胆总管及肝内胆管 B 超检查，经胆总管 T 型管行胆道造影或 ERCP 胆管检查等，可明确诊断。

处理：经过积极的保守治疗，如胆道并发症不能解决，应及时手术处理。争取腹腔彻底引流，清除感染灶，消除胆管狭窄，控制胆道感染。如发现胆管广泛多处狭窄，则应考虑再次肝移植。

(3) 腹腔感染　多因腹腔出血、胆瘘、肠瘘导致腹腔感染。需反复多次腹部 B 超、CT 检查，查找腹腔感染灶，彻底引流。首选 B 超、CT 引导下穿刺引流，必要时手术探查，给予腹腔冲洗＋负压引流或腹腔开放。尽可能术中正确获取腹腔感染的微生物学标本，及时送细菌培养(包括需氧及厌氧培养)、真菌培养、脓液涂片检查。根据微生物学标本培养结果调整抗生素，尽快将经验性抗生素治疗转为目标性抗生素治疗，尽可能选用窄谱抗生素。是否需要目标性联合使用抗生素治疗，取决于致病菌是否为多重耐药菌。如果腹腔引流确切，感染灶控制满意，则抗生素疗程通常为 7～10 天。注意抗生素种类合理、剂量要足、疗程要够、间隔适当；某些药物(如万古霉素)最好是在血药浓度监测指导下使用。

3. 药物性肝损害

器官移植术后患者使用各种药物的机会很多，其中抗生素、激素、免疫抑制剂、镇痛镇静药物等都有可能导致肝损害。尽管药物性肝损害是一个排他性诊断，当能除外手术相关并发症后，新移植肝脏发生损害时要高度警惕药物性因素。药物的化学性质、剂量、疗程，以及药物相互作用常可影响药物性肝损害的潜伏期、临床表型、病程和结局。建议肝移植术后患者的 ICU 治疗，应尽可能地减少不必要的药物使用。及时停用可疑的肝损伤药物是最为重要的治疗措施。

国内药物性肝损害诊治指南对一些治疗药物也有推荐，如 N-乙酰半胱氨酸（NAC）、糖皮质激素、异甘草酸镁、双环醇、甘草酸制剂（甘草酸二铵肠溶胶囊、复方甘草酸苷等）、水飞蓟素、熊去氧胆酸（UDCA）、腺苷蛋氨酸（SAMe）等，但均有待高级别的循证医学证据支持。不推荐两种以上保肝抗炎药物联合应用，也不推荐预防性用药来减少药物性肝损害的发生。

急性药物性肝损害患者大多数预后良好。

4. 排斥反应

一般认为，肝脏是移植特惠器官，术后排斥反应远比肾移植轻。临床分为超急性排斥反应、急性排斥反应、慢性排斥反应。诊断及分型有赖于肝穿刺病理组织学检查。

急性排斥反应是最常见类型，病理学特点主要为汇管区单核细胞浸润，门脉或胆管壁也有细胞浸润。超急性排斥反应极少见，当供受体 ABO 血型不匹配时，病理组织免疫荧光检查发现肝血窦中有免疫球蛋白沉淀，即可诊断。慢性排斥反应的病理组织学检查表现为进行性血管结构改变，出现血管内膜增厚、管壁纤维化、管腔闭塞，同时小叶间胆管破坏，后期肝内胆管消失。

排斥反应一旦发生，临床处理比较棘手，只能依赖调整免疫抑制剂来控制排斥反应。如果效果不理想，需再次肝移植。

5. 肝炎病毒的控制

乙型肝炎：国内指南推荐术前即应采用恩替卡韦、替诺福韦等强效、高耐药屏障核苷（酸）类似物（NAs）来治疗。术中无肝期应给予乙型肝炎免疫球蛋白（HBIG）。术后采取 NAs 联合低剂量 HBIG 方案，其中恩替卡韦/替诺福韦联合低剂量 HBIG 是预防移植术后乙型肝炎复发的一线方案。

丙型肝炎：传统的干扰素联合利巴韦林治疗的应答率较低且耐受性较差。国内指南建议术前抗病毒治疗是预防肝移植后 HCV 复发的最好方法。若情况允许，所有肝癌肝移植受者在移植后出现 HCV 复发均应尽早采用直接抗病毒药物（DAAs）治疗，以期获得持续病毒学应答（SVR），阻止肝硬化进展并降低肝癌复发率，治疗时机建议在肝移植术后 3～6 个月。

第七章　严重多发性创伤（颅脑、胸部、骨盆骨折、腹腔间隔室综合征）

多发性创伤指同一致伤因素导致的两个或两个以上解剖部位（如头、胸、腹等）同时发生创伤，且至少一个部位的创伤可能危及生命（表3-7-1）。严重多发性创伤指创伤严重程度评分（ISS）≥16分的多发性创伤。

【诊断标准】

表3-7-1　多发性创伤的诊断标准

部位	脏器
1. 颅脑	颅底骨折、脑挫裂伤及颅内血肿
2. 颈部	颈椎损伤（无论是否神经损伤）
3. 面部	开放性骨折伴大出血
4. 胸部	血胸、气胸、气管和支气管破裂、连枷胸、纵隔气肿、横膈膜疝和心脏大血管损伤（无论是否肋骨骨折）
5. 腹部	腹腔内脏器损伤
6. 骨盆骨折	伴有后腹膜血肿导致休克
7. 上肢	长骨或肩胛骨骨折
8. 下肢	长骨骨折
9. 软组织	广泛的挫伤、出血

注：多发性创伤为两项或两项以上合并存在；仅上肢和下肢骨折合并者，为多发性骨折，不诊断为多发性创伤。

【治疗原则】

(1) 迅速关注神志、面色、呼吸、体位、出血、伤肢姿势、脉搏、血压、大小便、衣物撕裂和血迹、呕吐物情况等。

(2) 呼吸道梗阻、呼吸心跳骤停、休克、大出血等危急征象。

(3) "CRASH PLAN" 抢救检查要点　C，cardiac（心脏）；R，respiration（呼吸）；A，abdomen（腹部）；S，spine（脊柱脊髓）；H，head（头颅）；P，pelvis（骨盆）；L，limb（四肢）；A，arteries（动脉）；N，nerves（神经）。隐蔽及深部损伤需反复检查、动态观察，重点包括颅内出血、胸内出血、腹腔脏器损伤和迟发气胸等。

(4) VIPC 抢救顺序　V，ventilation，保持呼吸道通畅及充分供氧；I，infusion，扩容输液、输血；P，pulsation，监测心脏泵功能；C，control bleeding，控制出血，尽早行包括三阶段的损伤控制外科手术治疗：初始简化手术、复苏和确定性手术。

第一节　严重颅脑创伤

【诊断标准】

颅脑外伤后昏迷6小时以上，Glasgow评分3～7分，或在伤后24小时内病情恶化再次昏迷 6 小时以上者。其中，Glasgow 评分 3～5 分为特重型。

1. 临床表现

（1）生命体征　脑干损伤时早期出现呼吸、循环变化；小脑幕切迹疝时出现心率减慢、血压升高与意识障碍和瞳孔变化同时出现；颅内压增高可出现窦缓、早搏、室速、T 波低平等心电图表现。

（2）意识状态　昏迷是重型颅脑创伤的重要特征。

（3）瞳孔变化　反映动视神经、眼神经及脑干部位的损伤。

（4）神经系统定位体征　伤后出现神经系统定位体征，则提示颅内血肿、脑水肿等。

2. 辅助检查

（1）动态 CT 检查　迟发颅内血肿在伤后 72 小时都是高峰期，伤后 6 小时颅脑 CT 检查结果不能排除迟发颅内血肿可能；应动态检查颅脑 CT，指征包括：意识障碍无好转或加重、血肿清除后意识好转后又加重、新发神经系统阳性体征(一侧瞳孔散大等)、颅内压持续升高、减速性脑损伤或对冲性脑挫裂伤保守治疗无改善等。

（2）颅内压监测　颅内压轻度增高 15～20mmHg；中度增高 20～40mmHg；重度增高 40mmHg 以上。脑灌注压为平均动脉压与颅内压之差。保持颅内压小于 20mmHg，脑灌注压大于 50mmHg。

（3）脑诱发电位　监测皮质、皮质下和脑干等不同部位功能，有助于明确受损部位、判断严重程度和预后。

【治疗原则】

1. 非手术治疗原则

（1）监测生命体征　观察意识、瞳孔及神经系统体征。

（2）呼吸道护理　预防呼吸道感染。

（3）头部升高 15° 体位，定期翻身预防压疮。

（4）预防泌尿系感染　若长期留置尿管者，需行耻骨上膀胱造瘘术。

（5）改善脑血流及供氧　液体复苏，避免低血压、低氧，维持脑灌注压。

（6）降颅内压治疗　①早期防治脑血管痉挛、改善脑血流量；②间歇给予甘露醇 0.25～1g/kg，循环稳定时可甘露醇与呋塞米交替使用，肾功能损害患者将甘露醇改为甘油果糖或白蛋白，颅脑外伤患者避免长期大量使用白蛋白。

（7）亚低温治疗　采用冰帽脑保护。

（8）营养支持。

（9）过度换气　仅短暂适用于脑充血导致的持续性颅内压增高且其他措施无效时。给予患者肌松药后，呼吸机控制性过度通气，使 $PaCO_2$ 降低、脑血管适度收缩、降低颅内压。$PaCO_2$ 应维持为 30～35mmHg，不宜低于 25mmHg，以免引起脑缺血。

（10）催醒治疗　①病情允许可评估行高压氧治疗；②可根据情况使用纳洛酮、左旋多巴、盐酸哌醋甲酯、普罗替林等药物；③患者听喜爱的音乐、亲人谈话声音等。

（11）激素　疗效不确定，不宜常规使用，尤其避免长期使用。

（12）并发症治疗　物理降温及冬眠治疗高热、镇静镇痛治疗躁动、抗癫痫治疗外伤性癫痫、预防消化道出血、防治急性神经源性肺水肿、预防深静脉血栓等。

2．闭合性颅脑损伤手术治疗原则

（1）颅内血肿手术指征　①意识障碍程度逐渐加重；②局灶性脑损害体征；③颅内压超过 273mmHg，并呈进行性升高；④尽管无明显颅内压增高症状或意识障碍，但 CT 检查显示血肿较大（幕上者＞40m，幕下者＞10ml），或中线结构明显移位（＞1cm）、脑室或脑池明显受压者；⑤非手术治疗中病情恶化者；⑥硬膜外血肿不易吸收，手术指征可放宽。

（2）重度脑挫裂伤合并脑水肿的手术指征　①一侧瞳孔散大的脑疝表现或意识障碍进行性加重；②脑 CT 提示中线结构移位明显、脑室受压明显；③在激素、脱水等治疗过程中病情恶化。

3．闭合性颅脑损伤的手术方式

（1）开颅血肿清除术　开颅清除血肿适用于术前 CT 检查颅内血肿部位明确的患者。

（2）去骨瓣减压术　大骨瓣开颅术适用于重度脑挫裂伤合并脑水肿有手术指征者。两侧去骨瓣减压术适用于病情较重的广泛性脑挫裂伤或脑疝晚期已有严重脑水肿存在的患者。

（3）钻孔探查术　钻孔探查术是有效的诊断和抢救措施，适用于：伤后意识障碍进行性加重或出现再昏迷，因条件限制未能作 CT 检查，或就诊时脑疝已经十分明显，病情紧急已无时间作 CT 检查。

（4）脑室引流术　适用于脑室内出血或血肿合并脑室扩大。

（5）钻孔引流术　适用于慢性硬脑膜下血肿。行颅骨钻孔，切开硬脑膜至血肿腔，置管冲洗血肿液。

第二节　严重胸部创伤

胸部创伤是指胸部及其重要脏器受到严重损伤以致循环、呼吸功能障碍，或因出现合并胸部以外损伤且严重威胁生命的创伤。根据暴力性质，胸部创伤可分为钝性伤和穿透伤；根据是否开放，分为闭合性胸部创伤和开放性胸部创伤。

【诊断标准】

1．临床表现

（1）呼吸困难、发绀　原因有：①组织碎片、血块、分泌物等堵塞呼吸道，可迅速致死；②开放性或张力性气胸；③气管、支气管断裂，肺实质严重损伤、创伤性湿肺等；④多发肋骨骨折连枷胸引起的反常呼吸、纵隔摆动等；⑤膈肌损伤、巨大隔疝等；⑥创伤后急性呼吸衰竭等。

（2）休克　原因有：①大出血；②肺实质和胸膜损伤导致呼吸循环功能紊乱；③心脏大血管出血导致的心包填塞。

（3）咯血　多见于肺实质和支气管损伤。

（4）反常呼吸　多发肋骨骨折连枷胸。

（5）胸壁畸形　多发肋骨骨折连枷胸、高压性气胸导致胸廓膨隆畸形。

（6）吸吮伤　开放性气胸，气体进出声如吸吮。

2．实验室检查

（1）血气分析　可见呼吸性酸碱平衡紊乱。

（2）血常规　可见贫血等。

3. 辅助检查

（1）X 线检查　可发现心、肺、膈肌、肋骨骨折等损伤。

（2）超声检查　可发现气胸、胸腔积液、心包填塞等。

（3）条件允许可行 CT 检查，可明确胸部损伤部位情况。

【治疗原则】

1. 非手术治疗

（1）立即解除呼吸道梗阻，迅速清除呼吸道内异物、血块、分泌物；保持呼吸道通畅，必要时行气管插管或气管切开，维持改善呼吸功能。

（2）液体复苏，抗休克治疗，维持循环稳定。

（3）迅速处理开放性气胸和张力性气胸。辅料覆盖创口，将开放性气胸转为闭合性气胸。

（4）针对张力性气胸采用穿刺减压或安置闭式引流。

（5）心脏挫伤　主要靠心电图复极障碍和心律失常判断，一般行保守治疗。

（6）心包填塞　可行心包穿刺进行诊疗，一旦确定为急性严重心包填塞，应及时开胸手术。

（7）胸廓反常运动和连枷胸　先行胸廓外固定和断肋牵引外固定。

2. 手术治疗

（1）开胸手术　适应证：①创伤后胸腔大出血导致持续性低血压，且液体复苏效果差；②胸部锐器伤致心跳骤停，抵达急救或创伤中心时仍有生命活动迹象，如有效心电图、自主活动和瞳孔反射；③胸部创伤后持续性低血压，有证据表明空气栓塞或心包填塞。禁忌证：①在急救中心或创伤中心以外出现的心跳骤停，已行心肺复苏 5 分钟以上，抵达急诊或创伤中心时已经无任何生命活动迹象；②严重胸部锐器伤，抵达急救或创伤中心时已无生命活动迹象；③同时合并严重颅脑外伤，或除胸部损伤外仍有为多部位严重损伤。

（2）心包填塞　可行心包穿刺进行诊疗，一旦确定为急性严重心包填塞，应及时开胸手术。

（3）胸廓反常运动和连枷胸，保守治疗无效可行胸廓重建术。

第三节　骨盆骨折

骨盆骨折常由高能量暴力直接作用骨盆所致，常伴有致命性大出血、多发性创伤、合并症，并可以导致创伤失血性休克及合并损伤盆腔脏器等。

骨盆骨折按照部位分类：①撕脱性骨折；②骶尾骨骨折；③骨盆环单处骨折；④骨盆环双处骨折伴骨盆变形；⑤髋臼骨折并股骨头中心性脱位。

骨盆骨折按照暴力传导途径及骨折发生顺序的 Young－Burgess 分型：①前后压缩；②侧方压缩；③垂直剪切；④混合型损伤挤压。

【诊断标准】

1. 临床表现

（1）暴力外伤史，除骨盆边缘撕脱骨折和骶尾部骨折外。

（2）低血压、休克。

（3）骨盆分离试验与挤压试验阳性。

（4）可有肢体长度不对称。

（5）坐骨和耻骨骨折可见会阴部瘀斑。

(6) 可有严重并发症，包括：腹膜后血肿、腹腔内脏损伤、膀胱或后尿道损伤、直肠损伤、神经损伤。

2. 辅助检查

(1) X 线片　应包括骨盆前后位、入口位、出口位，可显示骨折类型和骨折块移位情况。

(2) CT 联合三维重建可更加清晰、准确、全面、立体地展示骨折情况。

(3) MRI 可显示盆腔脏器情况，但检查时间长，临床应用受限。

【治疗原则】

1. 非手术治疗

(1) 评估伤情　快速全身评估，包括呼吸道、有无合并其他致命伤。

(2) 液体复苏　充分开放输液通道，最好在上肢和颈部。

(3) 嘱患者排尿或行导尿，判断尿道损伤情况。

(4) 尽早完成 X 线及 CT 检查。

(5) 外固定止血　立即使用外固定器(骨盆带或外固定架)暂时骨盆固定止血。

2. 手术治疗

(1) 介入栓塞止血　经积极输血输液后休克仍未纠正，应考虑急诊动脉造影，行单侧或双侧髂内动脉栓塞。

(2) 手术止血　腹盆腔检查怀疑出血，可行诊断性腹腔穿刺，有条件时应紧急开腹探查止血。腹膜后血肿怀疑为静脉或骨折端出血，切勿切开腹膜，避免出血难以控制。

(3) 开放创口　清创引流。

(4) 撕裂会阴及直肠必须及时修补。

(5) 病情稳定后行骨折内固定治疗。

第四节　腹腔间隔室综合征

腹腔内高压(IAH)是指腹腔内压力异常增高，大于 20mmHg。当腹腔内压力持续升高(4～6 小时内 3 次准确测量腹内压，最小值＞20mmHg，或 6 小时内两次测量腹腔灌注压＜50mmHg)，或腹腔内出现新的脏器功能障碍时，称为腹腔间隔室综合征(ACS)。

【诊断标准】

1. 临床表现

(1) 腹内压增高原发病因　重度腹部创伤、严重腹腔内感染、腹主动脉瘤破裂、腹腔内巨大血肿、重症胰腺炎、气腹、腹壁张力性缝合、腹腔内填塞纱布止血、烧伤、内脏和后腹膜水肿、大量输血/液的并发症等。

(2) 急性腹壁紧张和腹胀。

(3) 液体复苏后心率增快、血压下降。

(4) 呼吸机吸气压峰值逐步增加、低氧血症，需要增加吸氧浓度。

(5) 毛细血管楔压和中心静脉压增高。

(6) 少尿或无尿并对复苏后利尿无效。

2. 辅助检查

(1) 采用 Foley 尿管经尿道测膀胱压或直接穿刺膀胱置管测压，根据压力可分为四级：

Ⅰ级 12～15mmHg；Ⅱ级 16～20mmHg；Ⅲ级 21～25mmHg；Ⅳ级＞25mmHg。

(2) 腹部超声检查明确腹腔情况。

(3) 条件允许可行腹部 CT 检查明确腹部情况。

【治疗原则】

1. 非手术治疗

(1) 积极控制原发病因。

(2) 镇静。

(3) 半卧位体位。

(4) 胃肠减压。

(5) 白蛋白加呋塞米脱水。

(6) 胃肠动力药。

(7) 保持肠道通畅。

(8) 避免过度复苏。

(9) 连续性肾脏替代治疗。

(10) 对腹水引起的急性 ACS，行腹腔穿刺置管引流。

2. 手术治疗

腹内压力超过 25～30mmHg 作为开腹减压指标，然而外科手术指征仍存争议。当药物治疗、引流减压不能阻止 ACS 进程时，在出现心血管系统损害和少尿之前、出现腹部膨胀和气道压力增加时，应及时进行开腹减压。可考虑延迟闭合伤口或使用人工材料暂时关闭伤口，后期修复。